U0265490

中医特色疗法操作安全指南丛书

石氏醒脑开窍针刺法
技术操作安全指南

石学敏 ◎ 主 编

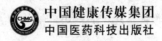

中国健康传媒集团
中国医药科技出版社

内 容 提 要

本书为《中医特色疗法操作安全指南》丛书之一,旨在介绍石氏醒脑开窍针刺法的理论及安全操作方法。上篇主要介绍醒脑开窍针刺法的理论基础、手法量学标准化概念、治疗方法,并对本针法的方穴研究概况及对中风病、中风病并发症的临床研究加以阐述。下篇详述醒脑开窍针刺法治疗多种疾病的安全操作方法,并附有病案,以便读者理解。

本书内容详实,说理深入,案例易懂,适合中医界人士及针灸专业的从业者、护理工作者、学生参阅。

图书在版编目(CIP)数据

石氏醒脑开窍针刺法技术操作安全指南/石学敏主编. —北京:中国医药科技出版社,2023.2(2024.8重印)
(中医特色疗法操作安全指南丛书)
ISBN 978-7-5214-3773-7

Ⅰ.①石… Ⅱ.①石… Ⅲ.①针刺疗法–指南 Ⅳ.①R245.3–62

中国国家版本馆CIP数据核字(2023)第025776号

美术编辑 陈君杞
版式设计 友全图文

出版 **中国健康传媒集团** | 中国医药科技出版社
地址 北京市海淀区文慧园北路甲22号
邮编 100082
电话 发行:010-62227427 邮购:010-62236938
网址 www.cmstp.com
规格 710×1000mm $\frac{1}{16}$
印张 18 $\frac{1}{4}$
字数 307千字
版次 2023年2月第1版
印次 2024年8月第2次印刷
印刷 河北环京美印刷有限公司
经销 全国各地新华书店
书号 ISBN 978-7-5214-3773-7
定价 **59.00元**

获取新书信息、投稿、为图书纠错,请扫码联系我们。

《中医特色疗法操作安全指南丛书》
编委会

学术顾问　（按姓氏笔画排序）

王令习	王海松	车兆勤	卞金玲
石学敏	田维柱	刘　静	李　璟
杨才德	杨伟雄	吴汉卿	吴焕淦
吴绪平	宋钦福	张智龙	陈日新
陈秀华	周　鹏	赵百孝	柯松轩
宣丽华	郭忠福	郭建安	符仲华
雷仲民	滕红丽		

总　主　编　石学敏　陈秀华

常务编委　（按姓氏笔画排序）

王　朋	王　晶	王令习	王成龙
王国书	韦　娟	牛俊明	卞金玲
方　芳	龙顺钦	白伟杰	兰　蕾
庄义杰	刘　展	刘军洋	刘初容
刘春元	刘恩明	许军峰	孙　冰
李　军	李　妍	李　洁	李　颖
李　霞	李滋平	李登科	杨　颖
杨才德	杨光锋	肖　林	吴汉卿
吴军尚	吴军瑞	吴焕淦	吴璐一
汪宗保	张玉忠	陈少禹	陈艳婷
周次利	周　鹏	赵　帅	赵金妹
赵铭峰	赵湘培	胡　斌	奎　瑜
洪　精	莫昊风	卿　鹏	唐华民
唐纯志	黄　振	黄彬城	梁力宇
梁　凯	彭玲梅	傅立新	滕红丽

编委会

　　笔者于20世纪70年代创立"醒脑开窍"理论，经过50余年的临床实践，"醒脑开窍"的理论体系日臻完善，形成了"醒神""调神""安神"等不同的针灸治则，在指导中医脑病及疑难杂症的针灸实践中疗效确切。"醒脑开窍针刺法"获得国家科技进步奖三等奖、天津市科技兴市突出贡献奖、天津市科技进步奖一等奖，被列入"财政部、科技部科技惠民计划推广成果库"，并被写入《针灸学》《针灸治疗学》等多部国家统编教材，《石学敏针灸学》有英文、法文和西班牙文版，在国际上广泛流行。

　　针灸作为一项中医传统治疗方法，在现代不断实现操作规范化。"醒脑开窍针刺法"是针对中风病"窍闭神匿，神不导气"的病机而创立的以"醒脑开窍、滋补肝肾、疏通经络"为治则的针灸特色治疗方法。本针法由三部分构成：其一，是由若干特定腧穴的有机组合而形成的严格的"处方"（方穴）；其二，是方穴刺法科学的手法量学标准；其三，是规范化的腧穴加减应用。针灸医生经过培训后，可以在临床中准确运用该法。本针法治疗中风病疗效显著，很大程度上改善了患者的生存质量，降低了患者的致残率，减轻了家庭和社会的负担。

　　"醒脑开窍针刺法"立论依据源于《内经》，《灵枢·本神》云："凡刺之法，必先本于神。"强调"神"对于人体生命活动和针刺治疗的重要性，即脏腑气血正常活动以"神"为主，"调神"是一切针法的基础。随着醒脑开窍针刺法的不断发展和完善，其疗效受到广大患者的认可。临床工作者在治疗中依据"异病同治"理论的对其加以拓展应用，各种通过调节大脑皮质可以缓解或治疗的疾病，使用醒脑开窍针刺法都能收到一定的疗效。该针法具有广泛的适用范围，具有强大的生命力和实用价值。

　　本书上篇就醒脑开窍针刺法的理论基础、手法量学标准化概念、治疗方法等方面进行了详细介绍，并对本针法的方穴研究概况及对中风病、中风病并发症的临床研究加以阐述。下篇详述醒脑开窍针刺法治疗多种疾病的安全操作方法，并附有病案，以便读者理解。

　　本书适合中医界人士及针灸专业的从业者、护理工作者、学生阅读，希望本书能够使广大读者获益，为针灸事业的发展贡献力量。

石学敏

2023年1月

目录

上篇　总论

下篇　各论

上篇　总论

第一章 概 述

醒脑开窍针刺法是工程院院士、国医大师、著名中医针灸专家、现代针灸学奠基人石学敏教授于20世纪70年代，为中风病（脑卒中）创立的针灸治疗大法。

脑卒中（stroke），又称中风或脑血管意外（cerebrovascular accident），是一组突然起病，以局灶性神经功能缺失为共同特征的急性脑血管疾病。脑血管疾病是由各种血管性病因引起的脑部疾病的总称，过去因其被认为是心血管系统或整体性疾病的脑局部表现，而被归类于心血管疾病之中。近年来，随着对脑血管疾病病因及危险因素的研究日趋深入和神经科学（neuroscience）的发展，脑部血管疾患区别于身体其他部位血管疾患（如冠状动脉疾患）的特点日益被人们所认识。因此，在世界卫生组织（World Health Organization，WHO）编制的国际疾病分类（International Classification of Diseases，ICD）中，在分科较细的临床医疗机构中，脑血管病现均被列为神经系统疾病，是最常见的神经科疾患。

脑卒中是在世界范围内多发、常见的疾病之一，也是"古已有之"达数千年之久的"大病"，是由各种原因引起的脑血管（包括动脉和静脉系统）发生病理性改变，并引起多种临床症状的疾病。1986年中华医学会曾将脑血管病分为12大类，每一类中又包括若干种病，但就其本质而言，不外乎缺血性脑血管病（如短暂性脑缺血发作、脑梗死等）和出血性脑血管病（如脑出血、蛛网膜下腔出血等）两大类。从病理上讲，前者是由于血管狭窄或闭塞导致脑细胞受损；后者则是由于血管破裂出血后血肿及水肿挤压脑组织而引起的一系列临床症状。脑卒中具有高发病率、高死亡率、高致残率、高复发率和多并发症（"四高一多"）的特征，是世界性重大健康问题之一，也是医学界研究和关注的热点之一。在世界范围内，患病人数每年都以惊人的速度递增，且向低龄化发展。

1966年世界卫生组织曾对57个国家进行调查，因脑卒中而死亡人数是这些国家人口总死亡数的11.3%，仅次于心肌梗死和癌肿。很多国家将脑卒中列为高病死率、高发病率、高致残率前三名的疾病。在我国很多地区，脑卒中发病率比冠心病和肿瘤高，是引起我国人口死亡的第一大疾病。

1982年对我国6个城市63195人和1984年我国22省市农村及少数民族地区的神经系统流行病学调查统计，城市脑卒中患病率为620/10万；农村为253/10万。我国各地区的发病趋势为：北方高于南方，东部高于西部，城市高于农村。我国脑卒中的患病率更是高得惊人。以天津市近年统计为例，年龄在35岁以上人群的患病率为1780/10万，几乎每百名35岁以上的人就有2人患中风病。可见，脑卒中已成为当今人类健康的一大敌，积极防治脑卒中已成为医学科学工作者的历史重任。

醒脑开窍针刺法，亦称"醒神开窍针法"，简称"醒法"，是石学敏院士于20世纪70年代初提出创立的，之所以赋予此名，是为了透彻、准确地说明这一针刺大法的作用机制。现就其含义，申明如下。

一、"醒"

本义指睡眠状态的结束，与"睡"相对，其引申义有：

1. **"清醒"** 指思维意识的正常状态。

2. **"苏醒"** 指思维意识昏愦、蒙眬逐渐转为清醒状态。

3. **"复苏"** 指曾经一度受抑、受损、受挫的功能活动的重新恢复。

醒脑开窍针刺法的"醒"字，主要有"复苏"的意义。

二、"脑"

中医学所论述的脑，是奇恒之腑之一，是人体重要的脏腑结构之一，其功能特点，概言之：

1. **为"元神之府"** "元"通"原"，有本始、起始之义。元神，指本始的神气，也即人体与生而来的神气。"府"即处所。"元神之府"，即是指出，脑是贮纳人体与生而来的神气的处所。诸如人体的本能活动，如吸吮、哭笑、各种感官等，即是元神之所为。

2. **为"髓之海"**《灵枢·海论》："脑为髓之海，其输上在于其盖，下在风府。"明确地指出了脑的解剖位置。并在脑的功能上指出："髓海有余，则轻劲多力，自过其度；髓海不足，则脑转耳鸣，胫酸眩冒，目无所见，懈怠安卧。"指明脑与身体的运动功能、感觉功能、视、听、平衡等器官有重要关系。

脑髓的形成是以人体先天之精为物质基础的。《灵枢·经脉》说："人始生，先成精，精成而脑髓生。"

3.为"神明之体" 明代著名医家汪昂指出："人之记性，皆在脑中……凡人外见一物，必有一形影留于脑中。"清代医家王清任更明确指出："灵机记性在脑。"清代王秉衡说："脑为主宰，觉悟动作之司，一身之灵在脑。"这些论述继李时珍倡脑为元神之府之说，而大胆直言脑在人体生命活动中的特殊地位，这对于几千年来"心主神明"之说，是一种冲击和进步。近代临床医家张锡纯为了弥合脑、心与神明之争，巧妙提出："盖神明之体藏于脑，神明之用发于心。"尽管言辞曲折迂回，还是承认了脑为神明之体，即脑是精神意识思维活动的物质结构。

明清以来，越来越多的中医学家肯定了脑在人体生理、病理方面的重要作用。我们认为应该充分肯定在中医脏腑学说中这一重大发展，继承关于脑的理论，并进一步提高完善。

由于脑与神的密切关系，所以"醒脑"亦可称为"醒神"。

三、"开"

有"启闭、开发"之义。

四、"窍"

《内经》中"窍"有二义：其一，如《素问·至真要大论》所言"窍泄无度"；《素问·阴阳应象大论》所言"清阳出上窍，浊阴出下窍"等。此窍，皆指"孔窍"而言，如口鼻、前后阴等。其二，多为后世医论中如"心窍""脑窍""神窍"。有"通路""关口"之义。多指人体中具有重要作用的脑、心、肺、神的通路，用"窍"之开闭说明其传导、支配作用通畅与否。

总之，醒脑开窍法，从字词含义理解，是指通过针刺以复苏人体脑窍及其连属组织的受抑、受损、受挫的功能，开发、恢复其具有主宰传导、联络和支配作用的治疗方法。

"醒法"是一个针刺大法。它的理论渊源于《内经》，汲取古代医家之精华，是经过长期医疗实践，不断总结，不断完善的。

"醒法"由3个部分构成。其一，是由若干特定腧穴的有机组合而形成的严格的"处方"（方穴）；其二，是方穴刺法科学的手法量学标准；其三，是有规范化的腧穴加减应用。这三个方面共同构成醒脑开窍法，缺一则不能命名为本法。

"醒法"首先应用于脑卒中。据不完全统计，近50年来应用本法治疗国内外脑卒中患者已超过200万人次，资料完整、有统计意义的患者已超过万例，它的临床效果、实验可重复性及实用价值受到国内外同道一致好评。本法适用于脑卒中先兆、急性期（包括出血及梗死）、稳定期、后遗症期，并对脑卒中多种并发症，如吞咽障碍、失语、失明等也具有很好疗效。其后，我们又将"醒法"应用于脊髓疾患、精神心理疾患、周围血管病，多种急症及痛证临床，也收到满意效果。因此，对本法的研究，继血液流变学、血脂、脑血流、常压耐缺氧、微循环、动脉血压等的观察、研究之后，又开展了更为深入的基础研究，如对实验性动脉血栓形成的影响；对实验性脑缺血及再灌注家兔红细胞变形性的影响；对兔脑钙离子及微量元素的影响；对自由基病理学及脑水肿的影响；对脑细胞核糖核酸的影响；对脑表面缺血区内代偿血管的影响；对脑内部缺血组织超微结构及形态学的影响等。与此相应的也观察分析了心功能、脑电地形图、经颅超声多普勒等数据。近年来，我们又开展了针刺对蛋白质组学及基因表达的影响的研究，同时，还对针刺在钙离子超载状态下，脑内、外基因传导的机制进行探讨，并取得了大量的科学依据。因此，多次获得国家、部、市级奖励。

近50年来，国外医学专家认识到脑卒中是一种复杂的疾病，由于脑细胞的损害引起一系列脏器、组织、器官的功能障碍，仅用一种治疗手段难以得到良好的治疗效果。故而，对该病进行了大规模的循证医学的研究，临床证据无可辩驳地表明：在4种治疗脑卒中均被证实有效的方法中（卒中单元、溶栓治疗、抗血小板治疗和抗凝疗法），卒中单元的效果是最好的，可以明显降低死亡率，提高存活者生活质量，且能明显缩短住院时间，减少医疗费用。这无疑是对传统概念的冲击，它意味着治疗脑卒中最有效的方法并非一种药物或一种手段，而是一种全新的病房管理模式——卒中单元。但是，国内外设立卒中单元的基本上是从事西医学的学者。将针灸、中药、推拿、药浴等传统医学手段拒之门外，而针灸、中药是脑卒中治疗中非常重要的手段。尤其是在脑卒中稳定期和后遗症阶段，中医学手段在脑卒中康复治疗中起主要作用。即使是从事西医学工作的专家学者，对此也无可非议。近年来，卒中单元加入了康复医学手段、心理医学治疗，且在脑卒中康复方面配合中医学手段疗效倍增。当然，这里不是单纯指醒脑开窍针刺法，也包括头针、耳针、传统针刺、推拿、中药洗浴、中药熏蒸等。因此，完成组建具有中国特色的卒中单元，使更多的脑卒中患者得到最佳的治疗，取得最好的疗效，是我国医务工作者的重要职责。

醒脑开窍针刺法是石学敏院士于1972年设立的治疗脑卒中的大法。历经50余年的临床与基础研究，已经形成以醒脑开窍针刺法为主的脑卒中综合诊疗体系。该体系充分得到业内专家的肯定，被国家中医药管理局列为重点科研成果推广项目之一。在国内外百余家医疗机构广泛应用，为脑卒中患者创造了更优越的治疗方案。随着醒脑开窍针刺法临床的推广应用，其治疗病种也在不断地扩大。现在醒脑开窍针刺治疗不仅对所有的中医脑病有效，对脑外伤恢复期后遗症、脑肿瘤术后恢复期、锥体外系病变、多发性硬化、多系统萎缩、小儿脑瘫等均有良效。对诸多心理精神类疾病也有较理想的疗效，比如：抑郁症、焦虑症、围绝经期综合征、睡眠障碍等。同时，醒脑开窍针刺法在针刺镇痛方面也收到非常理想的临床疗效。总之，一切通过调节大脑皮层可以缓解或治疗的疾病，醒脑开窍针刺法都能收到一定的疗效。醒脑开窍针刺法已经形成针刺调神、醒神的一系列治法，在很多疾病中已经成为不可短缺的重要治疗手段。

石学敏院士自提出了醒脑开窍针刺法之后，对脑卒中的诊断及治疗开展了系统的临床研究，先后承担了国家"七五"及"八五"攻关课题，共诊治患者达200万余人次，形成了一套以针灸治疗为中心的脑卒中诊疗体系。近年来，应用严格的、统一的诊断标准对临床9005例各期脑卒中患者采用以醒脑开窍针刺法治疗为主，根据病情需要，辅以降颅压、抗感染、降血压的西药进行治疗，采用国际公认的爱丁堡斯堪的纳维亚疗效评定标准对疗效进行评价，其中脑出血3077例，脑梗死5928例，总有效率达98%以上，急性期患者4728例，总有效率95.44%，后遗症期773例，总有效率98.84%，回顾性研究表明，其疗效明显优于中药、西药及其他针刺法。与此同时，通过配穴，开展了应用该针法治疗脑卒中并发症的研究，如加风池、完骨、天柱、翳风治疗假球麻痹；加外水道、外归来、丰隆治疗便秘；加双侧气舍治疗中枢性呼吸衰竭；加中极、关元、曲骨治疗尿失禁、尿潴留；加风府、哑门、颈夹脊治疗共济失调；加大陵、鸠尾、风池治疗癫痫；加肩中俞、肩外俞、肩贞、肩内陵、肩髃、肩髎治疗肩周炎；加上星、百会治疗睡眠倒错，同样取得了很好的疗效。

醒脑开窍针刺法治疗脑卒中取得辉煌的成绩，形成了一套科学、系统、规范的治疗体系。并且，石学敏院士在此基础上进一步拓展了该针法的应用范围。醒脑开窍针刺法的根本在于调神，因而适用于各种失神的病证，如神机失调、心神失主、筋脉肢体失控的振掉；情志不舒、气机郁滞、心神抑郁的郁证；元神失控、意识丧失的痫疾；脏器不平、阴阳失调、神机逆乱的癫狂；气机突然逆乱、升降失常的厥证；心窍闭阻、心神郁逆的百合病；以及痹证、痿证、呃逆、胸痹等病证。

第二章　理论基础

一、醒脑开窍针刺法的相关理论

（一）论神与脑的关系

1.神的概念　神是指人体精神活动、思维意识、感知闻嗅、躯体运动等功能活动的能力，也是脏腑功能盛衰、气血津液盈亏的外露征象。因此，它是人体整个生命活动的主宰。

神之本义，正如《周易·系辞》中所云："阴阳不测之谓神。"神这一概念引用到医学理论，则又有了多种含义，用以解释人体生命活动的复杂功能以及与自然界的密切联系。神有广义和狭义之分，广义的神，泛指自然界物质变化的功能，在人体生命科学中即指人体生命的一切功能活动的能力，以及通过各种功能活动而产生的有形物质的外部征象。狭义的神，专指人的精神意识活动，归纳起来，主要有以下三类。

（1）指自然界物质运动变化的本能和规律：《素问·天元纪大论》云："神在天为风，在地为木；在天为热，在地为火；在天为湿，在地为土；在天为燥，在地为金；在天为寒，在地为水。故在天为气，在地成形，形气相感而化生万物矣。"《素问·阴阳应象大论》云："阴阳者，天地之道也，万物之纲纪，变化之父母，生杀之本始，神明之府也。"风、热、温、燥、寒是五种自然气候，属无形之气；木、火、土、金、水是自然界的五种物质元素，属有形之物。无形之气和有形之物相互通融交感，则万物由此化生。古人把这种莫测的变化称之为"神"。又如《荀子·天论》云："万物各得其和以生，各得其养以成，不见其事而见其功，夫是之谓神。"《淮南子·泰族训》亦云："莫见其所养而物长；其杀物也，莫见其所丧而物亡，此之谓神明。"这些均与《内经》中所述之神的含义是一致的。一方面，《素问·天元纪大论》中提出："阴阳不测谓之神。"另一方面，却又在《素问·移精变气论》中提出：

"理色脉而通神明，合之金木水火土、四时、八风、六合，不离其常。"这说明物质世界的复杂运动变化和规律，都是神支配的。

（2）指主宰人体生命活动的能力：《素问·五常政大论》云："根于中者，命曰神机，神去则机息。"《素问·六微旨大论》云："出入废，则神机化灭；升降息，则气立孤危。"很明显，这里把人体的生命活动称为神机，而神则是主宰人体生命活动的动力性物质。在中医临床医学中诸如人体形象、面色、眼光、言语、反应、动作及姿态等都是神的外现。人体的生、长、存、亡又无不依赖于人体之神的功能作用。可以说在人体整个生命活动的全部过程中，一切精神意识、思维活动以及各个组织器官的功能活动，无一不是神在发挥其作用，如目之所以能视，耳之所以能闻，鼻之所以能嗅，口之所以能言，体之所以能动等，均属神的功能活动的表现形式。神气充足，则脏腑的功能旺盛而协调，精神活动强健，言语洪亮，听视清晰，嗅觉灵敏，行动敏捷，生命也就有了活力。相反，如果神气不充，则脏腑功能紊乱而失调，组织器官衰弱而不用，耳不聪，目不明，精神错乱，反应迟钝，体动不利，假使神气荡然无存，生命随即告终。故《素问·移精变气论》云："得神者昌，失神者亡。"

值得注意的是，五脏所藏之神——神、魄、魂、意、志。虽然属于思维意识和精神活动的范畴，但这种功能活动又与人体的四肢、肌肉、骨骼的运动发生着紧密的联系。《素问·宣明五气》说："五脏所藏，心藏神、肺藏魄、肝藏魂、脾藏意、肾藏志，是谓五脏所藏。"五脏所藏之神称为五脏神。五脏神总为一体，分而不同，各有其生理功能而又相互为用，相互制约，在病理上，如果神有所伤，固然要出现各种精神意识活动方面的改变，如惊恐不安、脏气竭绝，甚至昏厥猝倒，神迷不治，同时，神被伤又会影响到人体各种功能活动，《灵枢·本神》云："神伤则……破䐃脱肉"；"意伤则……四肢不举"；"魂伤则……当人阴缩而挛筋，两胁骨不举"；"魄伤则……皮革焦"；"志伤则……腰脊不可以俯仰屈伸"。明确指出神伤不但可直接产生神志方面的变化，而且也可以直接影响各种器官、肢体、筋肉的功能，一言以蔽之，机体表现于外的"形征"及功能活动都由神所主宰。

（3）指人的精神、意识、思维活动：神是人体各部功能活动的最高主宰，因此，精神活动的各个方面，无处不在显示着神的作用。人体的精神、意识、思维活动，包括了两个方面的内容：①神志活动，诸如意、志、思、虑、智等。《灵枢·本神》云："所以任物者谓之心，心有所忆谓之意，意之所存谓之志，因志而存变谓之思，因思而远慕谓之虑，因虑而处物谓之智。"在生理上，神的功能正常，则精神振奋，神志清楚、思维敏锐、反应灵活、记忆清晰，在病理上，则出现精神、意识、思维的异常，临床可见失眠、多梦、谵妄、健忘、愚昧乏识、反应迟钝，甚或神魂颠倒、精神恍惚、意识模糊或丧失而见昏迷、晕厥、不省人事等，正如经文所说，"神伤则恐惧自失""意伤则悗乱""魂伤则狂妄不精""魄伤则狂，狂者意不存人""志伤则喜忘其前言"；②五志或七情的变化，前者为喜、怒、思、忧、恐，后者为喜、怒、忧、思、悲、恐、惊，后世医家把悲和惊分别隶属于忧和恐。情志是人的精神意识对外界事物的情绪反应，人们喜怒哀乐，愁思恐骇的情志变化，是精神活动的重要组成部分和功能体现，而精神活动又是整个生命活动的重要方面，因此，五志的功能活动和七情的变化与其他功能活动一样，必然受到神的调节和控制。中医学认为，情动于外而神舍于内，情志的变化依赖于神的运握，二者在生理上互相寄托，互相为用，神气有余，内舍职守，则哀愁喜怒因事而至，随时而消；在病理上又互为因果，互相累及，情伤是病变的基因，神伤则是病变的归宿，当情志伤郁，化邪内淫，舍及神空时，则神离其位，揆度失灵，运筹无度，从而出现哭笑无常，恐惧悲哀，忧思气结或骂詈叫嚷，伤人毁物，正如《素问·调经论》所云："神有余则笑不休，神不足则悲。"

由于心神、肝魂、肺魄、脾意、肾志皆属于人体神的一部分，而神又主司五脏功能活动的平衡协调，所以神通过调节五脏功能以调节情志，《灵枢·本脏》说："志意者，所以御精神，收魂魄，适寒温，和喜怒者也……志意和则精神专直，魂魄不散，悔怒不起，五脏不受邪矣。"即指出了神与情志的关系。"情"与"志"，在中医学的词汇中每多并称，寓于一理，实则二者又有其不同之处。"情"往往流露于外表，而"志"则潜蛰于体内，五志为正常的精神活动，而外情则多为致病的因素。如内志忧伤，则外情抑郁；内志喜乐，则表情兴奋，二者密切相关，内外协调，情应其志，志能度情。

在少数情况下，神亦被用来指巧妙、高明和正气，前者如《灵枢·邪气脏腑病形》所云："知一则为工，知二则为神，知三则神且明矣。"《难经·六十一难》云："经言，望而知之谓之神，闻而知之谓之圣……"后者如《灵枢·小针解》所说："神客者，正邪共会也，神者正气也，客者邪气也。"

然而，神虽有广义与狭义之分，二者又不可截然分开，一般而言，狭义之神蕴含在广义之神中，而广义之神，又必须通过狭义之神来体现。总之，中医理论中的"神"主要是指人体生命活动的能力，它主宰着包括精神意识思维活动在内的人体一切生命运动及变化，同时也是脏腑气血盛衰显露于外的征象。

2. 神的生成　神生于先天之精，随父母之精的结合而孕育。《灵枢·本神》中"故生之来谓之精，两精相搏谓之神"的精辟论述，即从根本上揭示了神产生于原始生命物质。随神而来的魂、魄、意、志、思、虑、智，也一无不产生于父母之精，故生之后人的形体类似父母，就连神情、气质也受先天影响。然神之所生，虽源于先天，禀于父母，但又必须赖后天脾胃所化生的水谷精微的长养，五脏六腑精气之充实，方能保持神的昌明旺盛。《灵枢·平人绝谷》云："神者，水谷之精气也。"《素问·生气通天论》也指出："阳气者，精则养神。"即是说明神的长养，必须依赖于后天水谷之精气的不断补充。《灵枢·本神》云："肝藏血，血舍魂……脾藏营，营舍意……心藏脉，脉舍神……肺藏气，气舍魄……肾藏精，精舍志。"由于神、魂、魄、意、志分别由五脏所藏，故神的昌明还必须依靠于五脏功能的旺盛。《素问·阴阳应象大论》说："人有五脏化五气，以生喜、怒、悲、忧、恐。"肝在志为怒，心在志为喜，脾在志为思，肺在志为忧，肾在志为恐，这些神志的活动各依附于不同的脏腑，脏腑精气充实，则神气充沛其活动正常；脏腑精气空虚，就会出现易怒、健忘、悲伤、恐惧，甚至精神失常等一系列证候。此外，神的生成还有赖于气血的充实，两者关系极为密切。《脾胃论·省言箴》认为："气乃神之祖……气者，精神之根蒂也。"《灵枢·平人绝谷》指出："血脉和利，精神乃居。"即说明气血也是神志活动的物质基础之一。

综上所述，神由先天之精化生而来，赖后天水谷之精的营养，舍于五脏，集藏于脑海，布行于气血，依附于身形，从而主持人的生命活动。

3. 神的功能　神不仅主持人体精神意识思维活动，又为身形之主，而脏腑的功能活动，气血的运行，形体的运动也无不受到神的控制，在神的统一调节下进行着规律性活动。神的作用既向内，又向外，"具众理而应万事"，协调脏腑，调整形神，通关窍，泽肌肤。神具有独特而复杂的功能。

（1）神对阴阳变化的调节：形体的动与静；精神的兴奋与抑制；情绪的喜与怒，哀与乐，爱与恶；个性的刚与柔，静与躁；气体交换的呼与吸；身体动作的出与入，屈与伸，进与退……这些之所以能对立统一而处于相时稳定状态，正是因为神的作用，是神平秘阴阳的结果。《鬼谷子》曰："神为之长，心为之舍，德为之人，养神之所归诸道。道者，天地之始，一其纪也，物之所造，天之所生，包容无形，化气先天地而成……五气得养，务在舍神，此之谓化。化有五气者，志也、思也、神也、德也。神其一长也。静和者养气，养气得其和，四者不衰，四边威势，无不为，存而舍之，是谓神。化归于身，谓之真人。"说明神调节矛盾双方，养和五气，维持一身的集中统一，平秘身之阴阳。由此可见，在正常生理情况下，身体没有动而不止、静而不动的；没有只呼不吸、只吸不呼的；也没有只纳不泄、只泄不纳的。身体总是处在阴阳变化之中，对立的双方得到适当的调节，调节的枢机是神。

（2）神对形体的协调平衡：神指精神活动，是形体活动的枢机；形体是构成身体的各部分组织。形生神，有形体而后生精神；神御形，精神支配形体，是形体各部分组织活动、感觉的中心，形体的任何运动，都是在神的作用下平衡协调。故晋代嵇康曰："精神之于形骸，犹国之有君也。神躁于中而形丧于外，犹君昏于上，国乱于下也。"（《嵇中散集·养生主》卷三）说明形神相互为用，但神起主导作用，神调节形体的功能作用，保持形体自身的协调与稳定。

（3）神对内脏的协调平衡：以全身来说，形体与精神各是一个方面；以内脏来说，五脏实体与五脏所藏之神又各居一方。矛盾双方的对立统一是身体稳定的关键。形神的协调与平衡是神的作用；而五脏实体与五脏所藏之神的协调平衡同样也是神的作用，是人体神作用于五脏神的结果，故《黄庭中景经》说神"下和六腑绍五宫"，认为神有调和脏腑功能的作用。神调于心，则心神内羁，帷幄有度，神识清爽，表情欣喜，语言清晰；神离职守，则君昏臣败，精神错乱，表情呆板，语无伦次。神调于肺，则肺魄不散，助君得力，悲愁易解，嗅觉灵敏；魄离肺体，则金侮君体，善悲易哭，甚或妄闻嗅异。神调于肝，则魂舍其内，气机畅通，逢怒而解，遇气而消，视物清晰；魂不附体，则易怒不解，决断不力，歧视妄见。神调于脾，则意藏于脾，四肢强劲，思维敏锐；脾意不藏，则四肢不举，思维迟钝。神调于肾，则肾志坚毅，志意坚忍，耐惊无恐，记忆犹新，听力健敏，二便如常；肾志脆弱，善惊易恐，记忆力减退，耳聋耳鸣，甚则二便失禁，两耳妄闻等。由于神的作用，五脏之间，相互为用，相互制约，协调一致，保持相对稳定状态。从临床治疗学的观点来看，促进神对五脏的协调平衡是防治五脏疾病的方向。

4.脑

（1）脑的内部结构：脑为身体的特殊器官，颅内有两个半球，左右对称，独立起作用而控制精神和意识思维活动，并调节和主宰着人体一切功能活动。脑由160亿个神经细胞结合而成，每个神经细胞都与邻近的神经细胞相联系，形成复杂的系统。中医学研究人脑最早，以抽象而朴素的认识观点对脑的内部结构进行了形象的描述，认为脑内有九宫。五代时内丹家（即今气功家）烟萝子曾著图说明其内部结构，即"眉间入三分为双丹田，入骨际三分为台阙，左青房，右紫户。眉间却入一寸为明堂，却入二寸为洞房，却入三寸为丹田，亦名泥丸宫，却入四寸曰流珠宫，却入五寸为玉帝宫，明堂上一寸曰天庭宫，洞房上一寸曰极真宫，丹田上一寸曰丹玄宫，流珠上一寸曰太皇宫。九宫各有神居之。"（《彻腾八编·内镜》）。将现代解剖学关于颅内有两个脑半球，左右对称，包括延脑、桥脑、中脑、小脑、间脑、脑室、大脑皮层等内部结构进行了形象的描述。

泥丸乃一身之祖窍，诸阳之会，万神汇集之都。《修真十书》说泥丸为天脑，曰："天脑者，一身之宗，百神之会，道合太玄，故曰泥丸。"泥丸为脑之中心，是全身精神意识活动的枢纽。故陈泥丸说："是以头有九宫，上应九天，中间一宫谓之泥丸。又曰黄庭，又名昆仑，又名天谷。其名颇多，乃元神所住之宫，其空如谷，而神居之，故谓之谷神，神存则生，神去则死。日则接于物，夜则接于梦，神不能安其居也。"（《指玄篇·辨惑论》）说明泥丸为脑之中心，脑的核心，在人体生命活动中有极为重要的地位。

脑与髓合称脑髓。《灵枢·海论》说："脑为髓之海，其输上在于其盖，下在风府。"指出脑与髓相连，合为一体，分而称脑称髓。脑髓以脑为主，髓为次，故明代李梴曰："脑者，髓之海，诸髓皆属于脑，故上至脑，下至骨骶，皆精髓升降之道也。"（《医部全录》卷一百二十三）。清代王清任也说："精汁之清者，化而为髓，由脊骨上行入脑，名曰脑髓，盛脑髓者，名曰髓海。"(《医林改错》)髓不仅连脑养神，还与五脏六腑、四肢百骸相通，为脑与全身各部连结的要约。

（2）脑与全身各部的关系：脑与全身各部有密切联系。五官为眼耳鼻口，在头面部，是脑的外窍。脑赖五官的作用而视物、听声、嗅气、辨味。《医林改错》曰："两耳通脑，所听之声归于脑……两目即脑汁所生，两目系如线，长于脑，所见之物归于脑……鼻通于脑，所闻香臭归于脑。"清代王惠源也说："耳目口鼻之所导入，最近于脑，必以脑先受其象而觉之，而寄之，而存之。"认为五官是脑的感觉器官，为脑所生所主，而有味觉、听觉、视觉、嗅觉等，对保持身体的稳定与平衡有一定的作用。

脑与躯干、四肢、内脏的联系，从组织结构上讲，是脑"散动觉之气"，通过脊髓而达到的。《彻滕八编·内镜》曰："脑散动觉之气，厥用在筋，第脑距身远，不及引筋以达百肢，复得颈节脊髓，连脑为一，因遍及焉。脑之皮分内外层，内柔而外坚，既以保存身气，又以启始诸筋，筋自脑出者六偶，独一偶逾颈至胸，下垂胃口之前，余悉存顶内，导气于五官，或令之动，或令之觉。又从脊脊出筋十三偶，各有细络旁分，无肤不及。其以皮肤接处，稍变似肤，始缘以引气入肤，充满周身，无弗达矣。筋之体，瓢其里，皮其表，类于脑，以脑与周身联系之要约。"说明脑与全身相连，联系的结构是筋，以脑为中心而达皮肤、四肢，乃至全身各部。从气血运行上看，脑是通过经络联系全身四肢百骸的。经络是人体气血运行的通路，五脏六腑之气血，曾循经络而上荣于脑，并在脑的作用下，通过心灌注全身。人体十二经脉中手三阳经、足三阳经循行头面，其中手阳明、手少阳、手太阳经脉从手走头，终在头脑；足阳明、足少阳、足太阳经脉从头脑走足，起在头脑。另外，任督二脉也运行于头面，而手足三阴经又通过其经别而上抵头面，可以说十四经脉之气血都与脑有关，运行、灌注、荣养都与脑有联系。从功能作用上讲，内在脏腑，外在肢节，均在脑的作用下进行正常生理活动，在脑的支配下互相协调。脑髓充盈，身体则轻劲有力，思维正常，能胜任体力和脑力的各种劳动；反之，脑髓不足，身体则见头晕眼花，耳鸣心悸，颈酸无力，精神振作，运动受限，骨萎肌缩，甚则昏迷谵妄。正如《灵枢·海论》所述："脑为髓之海……髓海有余则轻劲多力，自过其度；髓海不足，则脑转耳鸣，胫酸眩冒，目无所见，懈怠安卧。"

由于脑与全身组织结构相联系，并与人体功能作用有关，因此，全身形成了以脑为核心，内脏四肢皮肉为次的整体。脑总摄全身，全身各部之精华亦荣脑神，即"脑为髓之海，凡太阳经入络于脑，故五谷之精津，和合而为骨者，内渗于骨孔，补益于脑髓"。

（3）脑主神明、脑藏神：西医学随着人体解剖学和生理学的研究进展，已经充分证实脑所控制的神经系统在调节机体内所有生理过程中，起着很重大的作用，不但保证了机体内部各器官之间的协调，亦保证了整个机体与外界环境之间的统一，同时，由于感受器的功能，使脑获得了外界环境以及机体内部的各种情况。脑主宰着人体的一切思维、意识、语言、知觉，支配人体的一切内在和外在的功能活动。

由于在中国古代，人们对于脑的认识是建立在质朴的、抽象的、比类取象的天人合一的认识论上，因此对脑这样一个极为重要器官的认识没有达到非常精细的程度。但是，正由于中医学理论体系是建立在人体生理、病理反应的外征上，在客观上已认定人体内有一司控精神、意识、思维、情感及协调脏腑功能和肢体运动的物质系统，加之后来古代医家也常常在凌迟处死犯人或解剖尸体时了解了脑的解剖及脑的生理，因而将这一司控系统与脑紧密联系起来。通过对古代经典文献的研究发现，中医学理论中已认识到神明由脑所主宰，由脑所藏，即脑主神明、脑藏神，主要体现在以下几个方面。

①脑是机体全部精神意识思维活动的物质基础，是精神作用的控制系统，是精神意识活动的枢纽。《素问·脉要精微论》曰："头者，精明之府。"《类经》认为："五脏六腑之精气，皆上升于头，以成七窍之用，故为精明之府。"说明头脑主神明，为精神、意识、思维、聪明之府。明代李时珍明确指出："脑为元神之府。"明代金正希也认为："人之记性皆在脑中。"清代汪切庵还举例证明之，他说："今人每记忆往事，必闭目上瞪而思索之。"态度最为鲜明的莫过于清代的王清任了，他在《医林改错》中专门叙述了脑的功能，在"脑髓说"中开宗明义："灵机记性不在心在脑。"他对过去医家的认识进行了纠正，他说道："不但医书论病，言灵机发于心，即儒家谈道德，言性理，亦未有不言灵机在心者。因创始之人，不知心在胸中所办何事。"王清任在这里明确提出，将脑主灵机的功能误认为是心的功能，是因为始创"心主神明"的人当时还不完全了解位于胸腔的心的作用。心既不能生灵机，也不能贮记

性，只是一个输送气血的器官，他说："气之出入，由心所过，心乃出入气之道路，何能生灵机，贮记性？"他认为，盛脑髓的髓海，才具有生灵机、贮记性的功能，例如："小儿无记性者，脑髓未满；高年无记性者，脑髓渐空。"而人之所以能够视、听、嗅，也是因为五官通于脑；两耳通于脑，脑气与耳相接，故能听；目系长于脑，连于眼，所见之物由此传入脑，故能视；两鼻通于脑，故闻香臭。他还特别强调指出："脑髓中一时无气，不但无灵机，必死一时，一刻无气，必死一刻。"为了证实这一论点，特别举了痫证发作的例子，他说："抽时正是活人死脑袋……岂不是灵机在脑之证据乎！"由此说明，脑为精神、意识、思维、聪明之府。

②脑为诸阳之会。头为诸阳之会，十二经之阳会聚于头，五脏六腑之清阳也汇聚于头脑，《灵枢·邪气脏腑病形》云："十二经脉，三百六十五络，其血气皆上于面而走空窍。其精阳气上走于目而为睛；其别气走于耳而为听；其宗气上出于鼻而为臭；其浊气出于胃，走唇舌而为味。"故唐代孙思邈曰"头者，身之元首，人神之所法，气口精明，三百六十五络，皆上归于头。头者，诸阳之会也。"（《备急千金要方》）清代张石顽在《张氏医通》中也说"头者，天之象，阳之分也。六腑清阳之气，五脏精华之血，皆朝会于高巅。"说明头脑为阳气之所聚，故一身清窍在上。智慧技巧、认识思维、分析决断、情绪情感、感觉联想等精神活动都是脑的生理功能。

③脑为诸神之聚，脑藏神。脑主神明，是机体行为、情性的物质基础；神、魂、魄、意、志，为脑的生理功能；喜、怒、哀、乐、爱、恶及忧、思、悲、恐、惊等是脑受到各种刺激反应于外的表现。昔谓之曰："太一帝君在头，曰泥丸君。总众神也，照生识神，人之魂也。司命处心，纳生元也；无英居左，制三魂也；白元居右，拘七魄也；照诸百节，生百神也。所以周身神不空也。元气入鼻，灌泥丸也。所以神明，形固安也。运动住止，关其心也。所以谓生有由然也。子内观之，历历分也。"（《内观经》）可见，五脏神上归于脑，脑是元首，为诸神之所聚。晋代魏华存对此多见论述，曰："泥丸百节皆有神"，"一面之神宗泥丸，泥丸九真皆有房，方圆一寸处此中"，"但思一部寿无穷"，"非名别住处此中"。说明脑藏神，主精神意识思维活动。后世在此基础上又有发挥，而有"脑为一身之祖窍，万神汇集之都"，"一身之宗，百神之会"的论述。

④脑为身之元首。头脑为一身精华之所在，协调内在脏腑功能，联系全身各部，稳定自身，拒邪于外，安神于内，故《云笈七签·元气论》说："脑实则神全，神全则气全，气全则形全，形全则百关调于内，八邪消于外。"说明脑实神全，脑神作用于全身，内外上下，前后左右，稳定协调。

综上所述，说明脑司控一切精神意识思维活动及脏腑功能和肢体运动，人体精神意识藏之于脑，从脑发出，以认识世界，维持人体与自然、社会的相对稳定状态，和调情绪，促进形体和精神健康。

通过对古代经典文献的深入分析，我们不难发现，中医学在一方面论述神与脑的关系，另一方面论及心藏神这一概念的同时，未曾直接述及心主神明这一概念，而所谓"心主神明""心藏神"的传统认识，皆源于《灵枢·邪客》："心者，五脏六腑之大主也，精神之所舍也。"《素问·灵兰秘典论》："心者，君主之官，神明出焉。"《素问·宣明五气》："心藏神。"这些是《内经》中关于心与神关系的经典语句，所谓"大主"乃指心脏功能之重要地位，而"精神之所舍也""神明出焉"与"心藏神"同义。实际上，《灵枢·本神》在论及神的分类时指出："肝藏血，血舍魂……脾藏营，营舍意……心藏脉，脉舍神……肺藏气，气舍魄……肾藏精，精舍志。"可见，皆未涉及神由心所主，而"心藏神"是与"心主身之血脉"（《素问·痿论》）紧密相连的，即是通过"心藏脉，脉舍神"达到的，也就是说，心脏由于主持全身气血的运行，而气血又与神的生成和功能活动的关系极为密切，故心脏是通过调整气血运行而达到调神的作用，而心的一些变化自然要对神产生影响，甚至是极为重要的影响，这一点与现代研究中关于"脑心耦联"的学说是一致的。在临床上，一般说来，心脏本身的病变，不影响精神、神志、肢体运动的变化，只有在心所主的血大量丢失或异常时（如失血性休克）才出现神的变化，可见，心脏所藏之神，实为血脉之神。从前述神的分类原文中可以看出，血、脉、营、气、精皆为人体精微，皆藏舍人体神的一部分，故有肝魂、脾意、心神、肺魄、肾志之分类。

综上所述，过去认为"将脑的功能从属于五脏，特别是心"，是限于当时历史条件，缺乏对脑的结构和功能的充分认识，而谓之"心主神明""心藏神"以解释人体的一切功能活动都由神所司控，而这种神又是一具体的物质器官所化生。而今，我们已经认识到，神实由脑所主宰，由脑所藏。

（4）脑与心的关系：脑是整体的元首，而心是在脑作用下具体行其生理功能的内脏之一，所谓心藏神，是藏心脏自身之神，即血脉之神，为五脏神之一，并非指精神意识思维活动。以临床所见，心病如未损及脑，一般不见神明损伤之征。而脑的损伤，却可见精神异常，狂叫奔跑，思维破裂，谵语昏迷及肢体功能障碍等。

人身总括而为一个大系统。但系统之中又有系统，脑为全身这个大系统的中心，心仅是大系统中的一个局部系统，或谓之曰小系统，而心神仅是这个小系统的中心，二者是有区别的。清代林珮琴曰："夫人之神宅于心，心之精依于肾。而脑为元神之府，精髓之海，实记性所凭也。"说明脑神与心神不同。"头为一身之元首"，总摄众神，也包括心神在内。

值得强调的是，血是神志活动的主要物质基础，而血为心所主，因此，心血的充盈与否，与神的活动关系最为密切，故心脏在调节和影响脑所主宰的神的功能活动方面，较之其他脏器，具有更为重要的地位和作用。

（二）再论中医辨病与辨证观

1.证候、症状与疾病 中医对病、证、症的认识构成了中医疾病认识的三要素，因此，明确定义病、证、症的内涵和外延，对于探讨"辨病"与"辨证"的关系极为重要。

"证"（证候）概念形成已有漫长的历史，但由于中国古典文学有"多义""通假"的特点，加以各医家理解的不一致，长期以来"证"这一术语的使用极不规范，在不同的场合"证"还代表"症状"（如近代大多数中医书籍所述的"主证"），或疾病（如"痹证""淋证""痫证"等），甚至作为疾病预后的用语（如"顺证""逆证"等），从而造成了病、证、症三者概念的混乱，最新的研究结果对三者的概念进行了较为完整的、科学的界定。

证候：疾病发生和演变过程中某阶段本质的反映。它以某些相关的脉证，不同程度地揭示病因、病机、病位、病性、病势等，为论治提供依据。

疾病：在病因作用和正虚邪凑的条件下，体内出现的具有一定发展规律的邪正交争、阴阳失调的全部演变过程，具体表现在若干特定的症状和各阶段相应的证候。

症状：患者自觉的身体异常变化及医者通过四诊等诊察手段获得的形体上的异常特征，是疾病和证候的表现。

在中医诊断学中，三者之间有着有机的联系，假如把疾病看作是中医诊断模式的经线，证候便是这一模式的纬线，而症状则是构成这些经、纬线的无数个点。

2.辨证观

（1）传统辨证观：从中医理论发展的历史进程看，辨证概念并不是偶然产生的，也不是某一代人单独的认识成果，它实际上标志着我国往昔医学工作者和疾病作斗争的长期实践和创造性的思维劳动。《五十二病方》记载了内、外、妇、儿、五官等科的103个"病"名，而无"证"的记述，但已孕育着证候的胚芽。《内经》在诊断学上虽然仍沿用"病"的概念，但已开始向证候诊断的方向过渡，如《素问·至真要大论》云："治诸胜复，寒者热之，热者寒之，温者清之……"即较好地体现了辨证论治的思想。汉代张仲景在《内经》的基础上更有所发展，明确地提出"观其脉证，知犯何逆，随证治之"的证候理论与辨证论治精神。随着辨证理论的发展，证候作为一个特有的诊断学概念已逐步定形，同时，在伤寒六经辨证之后，后世又发展了各种辨证方法，如经络辨证、脏腑辨证、病因辨证、痰浊食瘀辨证、气血津液辨证、八纲辨证、卫气营血辨证、三焦辨证等，极大地丰富了中医辨证理论，在临床实践中指导着中医治疗。

辨证论治，是中医临床学的特点，是中医认识疾病的基本原则。辨证是根据四诊所收集的病情资料，从症状和体征入手，通过分析、综合，辨别其属于何"证"，并以此作为治疗的依据。论治又称施治，就是根据所辨出的"证"，拟定治疗原则和方法，施以相应的方药、针灸、按摩、汤浴等的治疗。辨证是施治的前提和依据；施治是治疗疾病的原则和方法。如果同一疾病出现不同的"证"，治疗也就不同。例如同是痢疾，有属湿热或虚寒等不同的"证"，治疗时就不可能运用同一治法，这就称为同病异治。如果不同的疾病，出现相同的证，治疗也就可以相同。例如脱肛、子宫下垂等，是不同的病，由于都是中气下陷证，就可采用同一方法进行治疗，这就称为异病同治。由此可见，中医运用辨证施治规律，不在于病的异同，而在于"证"的区别，相同的证，有相同的治法；不同的证，有不同的治法。这种针对疾病发展过程中不同的矛盾用不同的方法去解决的指导思想，是辨证施治的精髓，也是中医学的特点所在。

（2）辨证观问题思考：辨证论治是中医学的基本特点之一，中医临床治疗的关键在于辨"证"。但是，近年来在中医现代化（包括中西医结合）的理论和临床研究中，传统"证"概念的实际运用遇到了困难。首先是证候概念的完善和规范，包括三个方面的内容，即证候概念的规范；证候命名的规范；证候诊断标准的规范。由于存在上述问题，故中医中多见因思考的角度、辨证方法的差异，对同一疾病症、证的主次程度认识的不同而出现不同辨证结论，严重干扰了对疾病的正确认识。即使辨证结论一致，但辨证命名也可五花八门，如脾气不足、脾不健运、脾失健运、脾运失健、中州不运、中气不足等，莫衷一是，使辨证结论捉摸不定，从而使辨证的意义大打折扣。其次是辨证并不是中医指导治疗的唯一指征，而只是部分地揭示了疾病的本质。前文已经谈到，证是机体在疾病发展过程中的某一阶段的病理概括，只有把处于不同阶段的病与"证"相结合，才能更深刻地把握疾病某一阶段的病理变化的本质，从而给予有效的治疗。再次是辨证的微观化问题。近年来，随着中医实践的不断发展，许多疾病的发生发展，并不表现出典型的"证"。"证"的症状有时全部显露，有时则部分显露而不易分辨，或尚处于潜伏状态，到一定阶段才显现出来，于是便产生了"无证可辨"现象，使得中医治疗无从下手，而此时患者体内的变化已经存在。因此，涉及"宏观辨证"与"微观辨证"问题。

辨证论治是中医的精华，它的存在使认识疾病时多一个揭示疾病本质的手段和方法，但它并不是认识疾病的唯一指征和全部方法。我们之所以详尽地分析中医辨证理论，关键在于我们在临床实践中，特别是对中风病的认识过程中，注意了"辨病"与"辨证"的相结合。

3. 辨病观

（1）传统辨病观：由于中医学发展的历史性原因，中医学中的四分之三疾病是以主证命名的，如咳嗽、泄泻、水肿病等，主证仅仅反映疾病过程中的主要矛盾或主要现象，未能反映出疾病的本质，不能为临床治疗提供依据，这便是中医历来重辨"证"而不重辨"病"的主要原因。故有人产生一种误解，似乎中医只讲辨证，不讲辨病。其实不然，早在殷商甲骨文里既有疾首、疾身、蛊、疟等病的记载，在《山海经》中亦有瘿、瘕、痔等病的记述，《内经》对疾病辨识的阐述，更是屡见不鲜，如《素问·评热病论》中说："有病温者，汗出辄复热，而脉躁疾不为汗衰，狂言不能食，病名为何？岐伯对曰：病名阴阳交。"而且晋、隋、唐已在多种疾病的辨识与诊断上走在世界前列，明、清亦出现不少只论述一两种病的专书，如《白喉治法忌表抉微》《痘疹心法》《鼠疫全书》等。此外，临床各科，尤其是骨伤、眼、耳、鼻、喉等专科辨病的水平亦不断提高。但不容否认的事实是，在总体上，辨病的理论发展是极为缓慢的，特别是金元之后，随着辨证理论的日益发展，辨病的意识日渐淡薄，对比之下，中医辨病就像一个后天失养的体弱儿。但值得注意的是，中医学的发展是从识病起步，辨病有着久远的历史。

中医辨病基于"既有这样的病，便有这样的证"的原因，因而要求对患者表现的各种症状，逐一进行查对，看看有没有这种或那种疾病的特征，最后把类似的疾病一一排除掉，而得出"病"的诊断结论，在得出结论之后，对该病今后病机的演变已有一个梗概，以指导临床治疗。

（2）辨病观的新认识：对疾病进行科学的划分和规定是中医辨病发展的前提。西医采用现代先进的科学手段，从对人体实质形态功能的分析着眼进行研究，其侧重于引起疾病的实质病因和疾病对机体内在的实体形态功能改变；而中医学由于历史条件的限制，对疾病的认识只能依据人体的外在症状、体征。前者便于对疾病进行深入细致地分析研究，但随着新的科学手段的引入，会不断发现新的病理变化，这样，疾病的种类会以相当快的速度增加，越来越难于把握，且与治疗明显脱节；而后者易于把握，且与治疗方法吻合较好，即确定了疾病种属，相应对病（症）治疗便随之确定了，但由于对疾病规定较粗糙、含糊，而不便于对疾病的深入认识。目前对疾病的辨析是趋于越来越精细、越来越明确的，而从分析与综合的角度来看，疾病种属越少越容易把握。因此，我们主张结合中西医在疾病划分和规定上的优势，从有利于从研究和治疗两个角度出发，制订中医病种，以提高中医辨病水平，这是一项十分复杂而艰巨的工作，目前有不少进行中医辨病研究的专家耕耘于此。我们认为在中医辨病研究中，可以从那些中西医重合度较高的疾病开始，而中风病便是众多疾病中的一个。

辨病与辨证都是认识疾病的方法，从某种意义上说，辨病对中医学发展跟上时代的步伐更为重要。任何一种疾病内部都存在多种矛盾，疾病的发生发展是由多方面规律决定的，矛盾的多样性决定了疾病的复杂性。影响病症的因素虽多，但不外乎两类，一类是普遍性矛盾、一般规律，即疾病的共性因素；一类是特殊性矛盾、特殊规律，即疾病的个性因素。中医的病名反映了疾病的普遍矛盾，它决定了这种疾病必然出现的局部病理变化和由此产生的典型症状，在辨病基础上的"辨病论治"可称为特效疗法或局部疗法，它主要解决病症的一般矛盾，是直接针对病源、病灶的疗法，或者说是直接针对同一疾病在不同病理阶段普遍存在的病理变化和典型症状，即疾病的本质，由于它能直接作用于病变部位，所以虽不强调精细辨证与整体调节，而获效仍甚迅速。由于辨病抓住了疾病的共性和本质，因此辨病理论受到中医学家的高度重视。从中医发展的历史来看，专方专药的临床运用即是基于辨病这一基础。专方专药的治法早已在《五十二病方》和《内经》中体现，到唐代孙思邈则以《备急千金要方》等巨著建立了这一独特治法体系，其后唐代王焘的《外台秘要》、宋代王怀隐的《太平圣惠方》、明代朱棣的《普济方》及近代的各地验方集都基本属于专方专药治法体系，例如鹅不食草治鼻炎，老鹤草祛风治麻木等。其长处首先在于它是针对病症的普遍规律，只要是该病就用该方，因此具有广泛的应用价值；其次专方专药一般具有组方简便廉验的特点，有规律可循，便于学习和使用。另外，在中医现代化研究中，中医急症的研究异军突起，占有越来越重要的地位。中医中药、针灸以其独特的理论和治疗手段，不仅在慢性病中有所作为，在危急重症的抢救治疗中也发挥其特殊作用。当然，中药剂型的改革是需要解决的问题，而更为重要的是应抓住急症的本质，采用固定配方的方法，既然诊断是这种病，则无论何种证型都必须具备这个病的特征，即共性。因此，采用专方治疗，如"排石汤"治疗胆石症，"柴胡注射液"治疗高热，"速效救心丸"治疗心绞痛，都取得良好急救作用，而这些皆立足于辨病，可见辨病观不是可有可无的，而是关系到中医对病是否能达到深刻认识而提高临床疗效的大问题，当然辨病与辨证有机的结合意义更为重大。

4.辨病与辨证相结合 临床诊疗工作中必须处理好辨病与辨证的关系，既要辨证，又要辨病，辨病又为更精确地辨证服务。有曰："治病难，难在识病。"此语毫不夸张，正好说明辨识疾病的重要性。朱肱在《南阳活人书》中说："因名识病，因病识证，如暗得明，胸中晓然，无复疑虑而处病不差矣。"如果说"辨证"既包括四诊检查所得，又包括致病机制、病位所在、邪正消长、演变趋势，全面而又具体地判断疾病在这个阶段的特殊性质和主要矛盾的话，那么"辨病"的目的在于把握不同疾病各自不同的发展变化规律，进行准确的预测，并把适应不同治疗方法的疾病区别开来，而得出"病"的诊断结论。在得出结论之后，对该病今后病机的演变已有一个梗概，在这个基础上进一步辨证，便能预料顺逆吉凶；而更重要的是，经过辨病之后，使辨证更为精确，认识到同一证候在不同疾病中的个性差异及不同证候在同一疾病中的共同点，从而使治疗措施、立法、选方、用药（穴）更为贴切，以达到提高疗效、少走弯路的目的。例如，便血与痔疮都可出现胃肠积热的证候，若再通过辨病，确认患者得的是痔疮，那么在内服清热解毒、凉血止血治法的同时结合枯痔或结扎等外治法，疗效则更理想；又如麻疹与其他温病同样具有卫气营血各阶段证候的演变过程，但确认为麻疹之后，针对麻毒致病特点，各阶段的治疗始终把握"透疹"这一宗旨遣方用药，必然事半功倍。倘若临床时不辨病，只辨证，医者胸中无全局观念，则辨证也将是漫无边际，顺逆吉凶难以预测，对疾病有效专方专药（穴）也无法选用。如"见肝之病，知肝传脾，当先实脾"的整体治疗观，也无法发挥其指导作用。

当然，也不能只讲辨病，而不讲辨证。《温病条辨》说："是书着眼处，全在认证无差……不求识证之真而妄议药之可否，不可与言医也。"由于病处在相对"静态"，而证处于相对的"动态"之中，只有通过辨证，才能抓住疾病某阶段的主要矛盾，论治才有依据。徐灵胎说得精当："凡病之总者谓之病，而一病必有数症。"不难看出，"病"与"证"是总体与局部、共性与个性、纲与目的关系，而在此基础上的辨证施治主要是针对疾病的特殊矛盾、个性因素；辨病施治则针对疾病的一般矛盾、共性因素。它们都是侧重于一个角度、一个方面，通过一种途径来治疗，所以虽然都能获效，但作用却有限。两者如果结合使用，就可以同时针对两方面的规律和矛盾，双管齐下，增强疗效。

张仲景的《伤寒论》用"辨某病脉证治"为篇之名，示人先辨病，再辨证，然后论治。如其首辨"太阳之为病，脉浮，头项强痛而恶寒"的太阳病，继之再辨太阳病中风证、伤寒证……这不仅创立了理法方药融为一体的辨证论治体系，还确立了辨病与辨证相结合的辨证方法，使后世对疾病的认识能有较全面的整体观念。两者的结合可以根据不同的病种特点采取不同的方式。有些病种可以采取辨证组方加专方专药（穴）的方法治疗，这类病的分型通常比较复杂，致病因素多而不清，比如胃痛、眩晕、咳嗽、心悸等；有些病种可以采取辨病专方专药（穴）随证加减的形式，这类病的共性较明显，证型较单纯且致病因素与机制相对恒定，如腰腿痛、噎膈、臌胀、癫痫、偏头痛、中风等。针对已经确诊的西医病名，两种方法的结合有更广泛的使用价值。通常可以用专方专药（穴）针对西医病理，配合辨证施治解决整体病理反应及其表现出的症状体征。现代研究已发现许多诸如降压、升压、降血糖、升血糖、扩张冠脉、消尿蛋白、降脂等作用的中草药及腧穴，用这些药物、穴位组成的专方配合辨证施治既能针对病，又能针对证，具有较好的疗效。

总之，辨证施治中经常含有对症治疗、局部治疗、针对性疗法的意义；专方、专药、专穴的随证加减也体现了辨证施治的因素，两者是不可分割的统一体，故曰：辨证必须与辨病相结合。

（三）中风病病因病机新论

中风病病因病机的发展，经历了一个长期过程，早在两千多年前的《内经》中即有论述，唐宋以前多以外因立论，主张"内虚邪中"；金元时期主以内因说，力倡"火、虚、痰"致病；明清时期则进一步认为是"元气亏损""肝阳化风"而成；近代医家认识到本病发生主要在于肝阳化风，气血并逆，直冲犯脑。这种对中风病病因病机由浅入深、由表及里的认识，对后世临床实践有很大的指导意义。

现代医家认为，中风病之发生，主要因素在于平素气血亏虚，心、肝、肾三脏阴阳失调，加之忧思恼怒，或饮酒饱食，或房室劳累，或外邪侵袭等诱因，以致气血运行受阻，肌肤筋脉失于濡养；或阴亏于下，肝阳暴亢，阳化风动，血随气逆，挟痰挟火，横窜经隧，蒙蔽清窍而致，归纳起来，主要表现为以下几个方面。

（1）积损正衰：年老体衰，肝肾阴虚，肝阳偏亢；或思虑烦劳过度，气血亏损，真气耗散，复因将息失宜，致使阴亏于下，肝阳鸱张阳化风动，气血上逆，上蒙元神，突发本病。

（2）饮食不节：嗜酒肥甘，饥饱失宜，或形盛气弱，中气亏虚，脾失健运，聚湿生痰，痰郁化热，阻滞经络，蒙蔽清窍。或肝阳素旺，横逆犯脾，脾运失司，内生痰浊；或肝火内炽炼液成痰，以致肝风夹杂痰火，横窜经络，蒙蔽清窍，突然昏仆，喎僻不遂。

（3）情志所伤：五志过极，心火暴盛，或素体阴虚，水不涵木，复因情志所伤，肝阳暴动，引动心火，风火相煽，气血上逆，心神昏冒，遂至卒倒无知。

（4）气虚邪中：气血不足，脉络空虚，风邪乘虚入中经络，气血痹阻，肌肉筋脉失于濡养；或形盛气衰，痰湿素盛，外风引动痰湿，闭阻经络，而致喎僻不遂。

众所周知，中风病是以猝然昏仆、不省人事，伴口眼喎斜，半身不遂，语言不利，或不经昏仆而仅以喎僻不遂为主证的一种疾病，之所以发生中风病而不是其他疾病，则必然存在形成这一疾病的关键病理基础，从认识和辨别疾病的目的出发，这一最终病理机转是直接引发中风病一系列症状的关键所在。反过来，则必然是无论何种病因，其发生发展都最终要引动这一最终病理机转，我们称之为总病机，而引起中风病。在此基础上，通过对上述目前权威教科书中关于中风病病因病机认识的深刻分析，我们发现这四条病因病机的最终病机分别为：气血上逆，上蒙元神；阻滞经络，蒙闭清窍；气血上逆，心神昏冒；外风引动痰湿，闭阻经络。

前文已经述及，神由脑所主宰，即脑主神明，脑藏神，而第三条中所谓"心神昏冒"，则实际上是指脑所主宰的神昏冒不明，正如《素问·玉机真脏论》所云，"忽忽眩冒而巅疾"。至于"气血上逆"，《素问·调经论》有云："血之与气，并走于上，则为大厥，厥则暴死，气复反则生，不反则死。"即指出了气血上逆是上逆巅顶之意。另外，从中风病病因病机认识的发展看，中风病的发生发展不是外风所致，其临床表现亦非外风传变过程中由表入里的阶段证候，临床治疗也鲜有用祛风散表剂而奏效者，可见外风致病的特点在中风病形成过程中从始至终都未能得以体现，但外风作为一种诱因，对中风病病理过程的运转有一定的影响，故第四条病因病机中之"外风引动"，至于痰湿闭阻经络，则当有疼痛，乃属痹证，而中风病的半身不遂者，无疼痛之症。可见痰涎闭阻经络并不是形成中风病的最终病理机转，结合古代医家对中风病病变部位的认识，如"血菀于上，使人薄厥"（《素问·生气通天论》），"血之与气，并走于上"（《素问·调经论》），"忽忽眩冒而巅疾"（《素问·玉机真脏论》），显然，中风病的病变部位在头脑，因此，我们认为"痰湿闭阻经络"，当进一步发展为"痰湿闭阻脑部经络"，而致清窍不利，神明受扰而发病。

综上所述，通过在辨病与辨证相结合基础上对中风病病因病机的深刻认识，我们认为形成中风病的关键病机，最终都要造成清窍蒙闭，脑神匿乱。因此，我们提出"窍闭神匿，神不导气"是形成中风病的总病机。值得进一步说明的是，部分患者仅单纯表现为半身不遂，而无突然昏仆，不省人事的症状；另外在中风后期，其神志已清，缘何仍以"窍闭神匿，神不导气"的总病机概括之？实际上前文对神的生理与病理进行了详尽的分析与论述中，明确指出神伤不仅可直接产生神志方面的变化，而且也可以直接影响各种器官、肢体及筋肉的功能活动。可见，神志昏迷的中风病与神志不昏迷的中风病都可由脑神清窍的蒙闭、神不导气导致，只是存在轻重程度的不同罢了。

根据以上的论述，可以充分地认为中风病的病因病机是患者平素存在下焦肝、肾诸脏阴阳失调，又受到外界各种诱因的影响，以致积损正衰，气血运行不畅，挟痰浊上阻清窍；或精血不足，阴虚阳亢，阳化风动，血随气逆，挟痰挟火，横窜经隧，上蒙清窍；或外伤跌仆，气血逆乱，上冲巅顶，闭阻清窍，窍闭神匿，则神志愦乱，突然昏仆，不省人事；神不使（导）气，则筋肉、肢体活动不利，故现喎僻不遂。日久气血涣散，筋肉失濡，故肢体痿软废用，经脉偏盛偏衰，故挛急僵硬。

（四）醒脑针刺法的诞生

1.针刺法则的确立　通过对中风病病因病机的深刻分析，很显然，形成中风病的总病机是"窍闭神匿，神不导气"，因此，无论何种证型的中风，其病因病机发展都最终要通过这一总病机，方可形成中风病。可见，"窍闭神匿，神不导气"是中风这一疾病的根本病理基础和关键环节，那么，从辨病论治的角度看，切断这一关键环节，是治疗中风病的关键，故我们确立"醒神（脑）开窍"这一首要治则；同时，我们在认识中风病病因病机发展过程中充分注意到，虽然其起病突然，发病迅速，但其病理基础的形成则绝非一朝一夕之变故，而是长期起居失宜、情志不调、饮食不节、劳逸无度而造成下焦肝肾亏虚，阴阳失调。在此基础上，或有积损正衰，或有阴虚阳亢，并进一步发展至"窍闭神匿，神不导气"而成中风病。因此，从辨证论治的观点出发，我们又十分注重肝肾亏损这一最常见、最重要的证型基础，从而同时确立"滋补肝肾"这一治则；另外，通过对中风病临床症状的分析，虽然中风病之半身不遂并非外邪直接侵袭半侧肢体而成，但脑窍闭塞或昏仆或瘫痪后，患侧肢体功能活动受限，必然导致气血运行不畅，经络阻滞。因此，为了加快患者复苏和肢体功能恢复，也应当同时确立疏通经络的治则。由上所述，根据辨病论治与辨证论治相结合的原则，我们确立了中风病的治疗法则，即"醒脑开窍、滋补肝肾为主，疏通经络为辅"。

2. 针刺腧穴的选择　传统治疗中风病多宗散风活络之法，明显受外风致病说及"治痿独取阳明"的理论影响，选穴时以阳经穴为主，特别是多气多血之阳明经，选用肩髃、曲池、合谷、环跳、绝骨、解溪、足三里等。而我们在取穴配方上，根据新的针刺治疗法则及中风病病情重、并发症多、病程长、病位深的特点，选择有开窍启闭作用的腧穴，即以阴经穴为主，阳经穴为辅，改变了过去常规取穴，选用内关、水沟、三阴交为主穴，极泉、尺泽、委中等为副穴的配方，并随证加减。

3. 针刺手法的确定　"虚则补之，实则泻之"是中医治疗大法，也是针刺手法的基本原则。由于针刺治疗的特殊性，同一选穴配方的进针方向、深度及施术手法的不同，其针刺效应也有差异。历代医家在漫长的临床实践中，不断总结创立了很多古典的针刺手法及对穴位深浅、方向的具体要求，大多数至今仍为针灸临证所沿用，但是，应当看到，由于历史条件的限制和各种因素的影响，有些内容还不尽完善。我们通过对中风病之特点、所选腧穴的特异性的分析和临床实践的不断探索，对这一针刺治疗方法的穴位，在进针方向、针刺深度和施术手法等方面做了重大创新，使之操作严格规范，有量学相应指标，临床可重复性极强。这样有补有泻，补泻兼施，可标本兼顾而明显提高临床疗效。

这种以"醒脑开窍、滋补肝肾为主，疏通经络为辅"的治疗法则，具有科学的针刺配方和手法量学操作，主要用以治疗中风病的针刺大法，简称"醒脑开窍针刺法"，就这样诞生了，它是1972年由石学敏院士首先提出和创立的，经过20多年从临床实践到基础实验，多层次、多方位、多角度的验证，完善发展而成为一整套科学的、系统的、规范的治疗中风病为主的针刺方法。

值得强调的是，醒脑包括醒神、调神的含义。而"醒脑开窍"即是"醒神开窍"，之所以不以"醒神开窍"名之，主要是因为"神"由脑所主，由脑所藏，命名为"醒脑开窍"，即在"醒神"的基础上增加了定位的含义，又避免了传统认为"心主神明"而带来的干扰，故谓之"醒脑开窍针刺法"。

二、窍闭神匿中风病总病机的确立

石学敏院士根据自己多年来的临床实践，提出中风病的总病机为"窍闭神匿"，此乃继承发扬中医基础理论，并结合西医学理论的一大创新。窍闭指脑窍闭塞，为神之大府受罹，风夹火、痰、瘀血，上扰神窍（脑），致脑络阻遏，窍闭神匿，神不导气，发为中风。关于"窍闭神匿"总病机的确立，主要从下列三个方面进行阐述。

（一）建立在中医学对中风病的认识和临床实践基础上

《内经》根据不同的症状表现和发病的不同阶段，在半身不遂和卒中昏迷期间，均有许多不同的载述，在中风病病因的认识上，既重视外风，又强调内在病因在发病中的重要性，特别是在中风病的病变部位上，根据《素问·调经论》"血之与气并走于上，则为大厥，厥则暴死，气复反则生，不反则死"及《素问·玉机真脏论》所云之"忽忽眩冒而巅疾"也可以看出，头脑是中风病病变的主要部位。

其后的《金匮要略》，对其病因、脉证论述较详，并有中经、中腑、中脏概念，但均从外感立论。且将痫、狂并入中风论述，足见认识不清。唐宋医家，不乏英才，但对中风病无不以"脉络空虚，外邪入侵"立论，治则仍囿于"补益气血，祛风散邪"。金元时期医家对中风病病机的认识出现了重大转折，一扫"内虚邪中"之认识，倡人体"脏腑气血阴阳失调"之内因学说，成为病机学上的分水岭。最具代表者当推金元四大家，内因立论，各有不同，河间倡"心火暴盛"之说；东垣持"木气自病"之论，丹溪立"湿痰生热"之理。

明清时代，医家对中风病的内因认识已有发展，并且已经能够分期辨证论治；尤其晚清时代，由于西医学的传入，中风病的病位在脑已明确无疑。这都使中风病的研究有了长足的发展。

这些对中风病病因病机由浅入深、由表及里的认识，对后世临床实践有很大的指导意义。

（二）建立在《内经》对神的认识及西医学解剖、生理知识的基础上

《灵枢·经脉》云："人始生，先成精，精成而脑髓生。"《灵枢·海论》谓："脑为髓之海……髓海有余，则轻劲多力，自过其度。"《灵枢·本神》言："两精相搏谓之神。"可见神之源于精，从生理上主宰人体生命活动，同时《灵枢·本神》又指出："神伤则恐惧自失，破䐃脱肉"，"意伤则悗乱，四肢不举"，"魂伤则狂妄不精，不精则不正，当人阴缩而挛筋"。从而在病理上阐述了神受损不仅表现为精神、意识的障碍，也包括了各种器官、筋骨、肌肉、肢体功能的障碍，因此"醒脑开窍"不仅适用于神志昏迷之中风病患者，而且对于脑之神受损后所表现的肢体功障碍也有效。实际上，《灵枢·本神》开宗明义，指出："凡刺之法，先必本于神。"即是强调必须全面了解患者的精神状态，才根据具体情况拟定法则，施以针刺治疗。显然，针刺疗法，以治神为首要。

西医学之解剖学和生理学成就，充分证实"神"与大脑的联系，脑主宰着人体的一切思维、意识、语言、知觉，支配人体的一切外在功能活动。

（三）建立在中医辨病与辨证相结合的认识上

中医辨病早于辨证，在甲骨文已有疟、疥、蛊等疾病；《内经》以辨病为主，辨证为辅，为辨病辨证奠定基础；东汉张仲景《伤寒论》更是确立了在辨病基础上的辨证，病位纲，证为目。现代医者传承祖先理论，如赵锡武言："有疾病而后又症状，病者为本，为体；证者为标，为象。病不变而证常变，病有定而证无定，故辨证不能离开病之本质。"由此可知，医者应该继承在辨病基础上的辨证原则，但在西医诊断不明的情况下，笔者认为也可以坚持中医"异病同治"的方法进行治病。中医认为"正气存内，邪不可干"，任何疾病的产生都是源于自身正气虚损，正不胜邪，而肾阴阳为一身阴阳之根本，故补肾益气法对于许多疾病与状态具有良好的抑制作用，这也体现了中医"整体观念"思想。

　　传统中医对于人体的五脏六腑界定不清。相对而言，在正常解剖结构基础上的西医病理将人体的脏器、神经、血管形象地描述并且可以以清晰的图像呈现在医者面前，为疾病的定位、预后及转归提供依据。由此，现代的"辨病与辨证"是科学的、可行的，可以弥补中医之缺陷。例如，针灸作为中医的诊疗技术之一，在借助西医形态结构知识，使病因病位及疾病诊断明确的情况下，可以提高临床疗效。

（四）论醒脑开窍针刺法处方之内涵

　　醒脑开窍针刺法治疗中风，是1972年由石学敏院士首先提出和创立的。本法以传统中医理论为基础，结合西医学有关理论，加之临床实践三者的综合而形成，它经过了设想、实验、成熟、完善的漫长过程。"醒脑开窍"作为一种治疗大法，是中医学中常用术语之一，泛指治疗神昏谵语、昏厥不知人事的重要治疗原则，但在中风病的治疗中，无论昏迷与否，都可运用"醒脑开窍"法治之，这与我们对神的理解，以及神之所主的更新认识有关，而"醒脑"包括醒神、调神的双重含义，醒神、调神为"使"，开窍启闭为"用"，下面想从几个方面对醒脑开窍针刺法加以论证。

1.醒脑开窍针刺法的特点

　　（1）在病因病机上的继承与发展：上至岐黄，下至明清，两千多年对中风病的病因病机认识发展历经沧桑，胶着于"风"之一字上，莫衷一是。从"虚邪偏中"到仲景之"外中于风"，至金元的"虚风内动"，河间主火，丹溪主痰，东垣主气，各有灼见。然有相类中风之谈，如中气、中暑、中寒、中恶、食厥、痰厥，其暴病暴死，另当别论，不得强与中风相引。气、火、痰纵为本，然风为标，正如喻嘉言所云："然一人之身，每多兼三者而有之，曷不曰阳虚邪害空窍为本，而风从外入者，必挟身中素有之邪，或火或气或痰而为标耶？"明清乃至近代之肝肾阴虚，肝阳上亢，肝风内动，挟气、血、痰、火上冲之中风辨证，成为"内风妄动"内因论之内核，而外风仅为诱因而已。我们遵循中风病发病的内因说认识到"证是上实，而上实由于下虚"，再结合对脑与神的更新认识，提出"窍闭神匿"为中风病的总病机，窍闭乃脑窍闭塞神之大府受罹，其病机在于阳化风动，血随气逆，冲脑达巅，或挟痰、火、血、气，上扰清窍，窍闭神匿，神不导气发为中风。而日久气不帅血，筋肉失濡，故肢体痿软为用或筋脉挛急僵硬（中风后遗症），手足麻木，胫膝酸软，眩冒昏花，乃中风之渐也。这均责之脑窍闭塞对神的失导，神伤不能使气，致意识精神溃乱，全身各种功能活动失常。针对关键性病机"窍闭神匿"而制订以"醒脑开窍，滋补肝肾"为主，"疏通经络"为辅的治疗法则。

（2）在选穴与配方上的继承与发展："凡刺之真，必先治神"，"凡刺之法，必先本于神"，这也是我们治疗中风病针刺配方的宗旨。配方中的主穴内关、水沟即为醒脑调神之要穴，在主治功能上强调"开窍启闭调神"，以改善元神之府——大脑之生理功能。历代文献所载，中风病多责之于肝肾，"肾主骨生髓通于脑，开窍于耳"的生理，反应了肾与脑密切相关。而肾又与肝同源，肝开窍于目，目系，耳窍入脑络，加之脾为后天生化之源，故取三阴交为主穴，结合"上实由于下虚"的理论运用补法，可达滋补肝肾，补精填髓之目的。以上三个主穴的组合体现了"醒脑开窍针刺法"治则中"醒脑开窍为主"的基调。本法在选穴、配方的另一个特点是以取阴经穴为主，阳经穴为辅，改变了历代沿用的以"阳经穴为主，阴经穴为辅"的治疗方法。历代治疗中风病多宗散风活络之法，常循阳明多气多血之经取之，即从"阳明主一身之宗筋"及"治痿独取阳明"的理论。而选用肩髃、曲池、合谷、环跳、足三里、绝骨、解溪等，这一治法仍载于现代中医教科书中，并为医家广泛采用，称常规取穴，我们言之为传统取穴。而醒脑开窍针刺法的主、副穴中，内关、水沟、三阴交、极泉、曲泽、委中等是以阴经穴为主，而副穴主要达到疏通经络之目的。

总之，本配方选穴合理、精炼，有主有次，紧扣治则，成为醒脑开窍法的精髓。本法中的配穴如手指握固取合谷；语言謇涩点刺金津、玉液；吞咽困难取风池、翳风等也是在醒神调神的前提下实施的。

（3）在针刺方向、深度、施针手法及其量学要求的继承与发展："虚则补之，实则泻之"，是中医学辨证论治之大法，即"损其有余，益其不足"，针刺治疗亦宗其理。由于针刺疗法的特殊性，同一选穴配方、进针方向、深度、施行手法及其手法量学的不同，其效果也有差异。如《素问·宝命全形论》云："刺实者须其虚，刺虚者须其实。"《素问·刺要论》云："病有浮沉，刺有浅深，各至其理，无过其道……浅深不得，反为大贼。"所以醒脑开窍针刺法对其配方组穴从进针方向、深度以及所要采用的手法，通过实验确定了相应规定，并且从手法量学上提出所要达到的指标。如水沟向鼻中隔方向斜刺0.5寸施雀啄手法，使患者眼球湿润或流泪为其量学标准；内关直刺0.5~1寸予捻转提插相结合的泻法，施术1分钟，针感向指尖放射；三阴交沿胫骨后缘斜刺1~1.5寸，针体与皮肤呈45°角，采用提插补法使下肢抽动3次为度；极泉、尺泽、委中等也有其具体针刺部位、方向、深度、取穴时患者体位以及量学标准的规定，这样使本法的操作趋于科学化、规范化及实用化。这种规范操作临床可重复性极强，也是提高临床疗效的关键。根据我们对进修临床医生实地考察，没有半年以上的临床实际操作，是很难达到本法规范操作水平的，这一发展与创新，无疑也是醒脑开窍针刺法的重要组成部分。

2.醒脑开窍针刺处方

（1）水沟：水沟穴作为醒脑开窍法之主穴，也是醒神急救之要穴。水沟正居督脉，督脉为阳脉之海，主一身之阳，它与脑及其他脏腑有着密切联系。《难经·二十八难》曰："督脉者，起于下极之俞，并于脊里，上至风府，入属于脑。"《素问·骨空论》曰："督脉者……与太阳起于目内眦，上额交巅上，入络脑，还出别下项……夹脊抵腰中，入循膂络肾……其少腹直上者，贯脐中央，上贯心。"另外冲、任、督三脉起于胞中，一源而三歧。可见督脉与膀胱经、冲任二脉及心、肾经等在经络上有广泛的联系，其中尤以膀胱经更为密切。督脉不仅别络太阳，而且有一部分与太阳经并行，在膀胱经上有各脏腑精气输注之所，即脏腑背俞穴。体内各脏腑通过其经背部的脏腑俞而受督脉的支配，由此可知，督脉几乎与所有脏腑经络均有直接或间接的联系。日本学者石井陶自从胚胎发生学，指出任督二脉共同构成人体的"经络中枢""脏腑中枢"，认为督脉是由神经系统及皮肤的外胚叶所构成。现代神经生理研究证明，针刺身体（可能是剧烈的痛刺激）能直接兴奋上行激活系统，解除脑细胞的抑制状态（特别对于那些处于间生状态的神经细胞），并特异性地增加颈总动脉的血流，纠正血流动力学紊乱，改善脑循环。所以采用雀啄法以泻水沟可开窍启闭，醒元神，调脏腑。

（2）内关：内关穴作为醒脑开窍之主穴，具有宁心安神之效。内关为心包经之络，又通阴维，系八脉交会穴之一。中医认为心主神明，实际上指心脏功能对元神具有重要影响，与脑之关系密切。心主神明主要是通过心主血脉这一功能实现的。正如《灵枢·本神》之"心藏神，脉舍神"；《灵枢·营卫生会》之"血者，神气也"所云。西医学认为，生命是以脑死亡而告终，心跳呼吸停止之后，仍能记录到脑细胞电位变化，直到这一电位变化消失，这才是人体生命结束的指征。但心肺功能又直接影响代谢最旺盛的脑组织，脑本身几乎无能量储备，它的氧耗以及能量供给，完全依靠血液循环的补充，血供一旦减少或停止，便会引起脑功能及实质的损害，如肺脑综合征、脑心综合征。相反，脑功能的损害又损害心肺功能（呼吸、循环调节中枢均在脑）。急性脑血管循环障碍造成呼吸、循环衰竭正说明这一问题。故二者在生理上相互维系，在病理上相互影响。实践证明，在治疗中风病的同时，能改善患者的心肺功能。针刺内关穴是在调整心脏功能的同时，增加脑血氧供应的需要，体现了心包经代心行令，主一身之血脉之理，可达宁心调血安神之目的。

（3）三阴交：三阴交作为醒脑开窍主穴，可补三阴，益脑髓，调气血，安神志。脑髓是脑功能的物质和结构基础，它由先天之精所化生，又赖后天之水谷精微濡养。即"先成精，精成而脑髓生"，"五谷之津液，和合而为膏者，内渗于骨空，补益于脑髓"之意。水谷精微之代谢与诸脏有关，然肝、脾、肾。在其中的作用尤为突出。盖中风病常与此三脏之阴阳失调有关，故针补三阴交会之所，对于肝、脾、肾三脏均有调节作用，三脏功能得调，脑髓化生有源。

从以上对主穴的分析，加之副穴极泉、尺泽、委中等司疏通经络之效，说明运用醒脑开窍法治疗中风病之立法、处方、治则是相互吻合的。水沟为君，内关、三阴交为臣，极泉、尺泽、委中等为佐使，体现"以醒脑开窍、滋补肝肾为主，疏通经络为辅"的治疗原则，所以调元神，使之明达；顺阴阳，使之平衡；理气血，使之冲和；通经脉、穴道，使之遏制，虚实有别，兼而顾之。

总之，上文论述了醒脑开窍针刺法的几个特点，并对处方之主穴进行了相应剖析。从中风病的总病机"窍闭神匿"，兼之笔者对脑与神的认识深化，特别突出脑与神的密切关系。所以当脑窍闭塞，神不导气，中风病以神志障碍及肢体不用为主证时，"醒脑开窍"四字，为治疗中风病的大法。

三、醒脑开窍针刺法对中医学理论的贡献

(一)还原中医诊断学全貌

辨证施治确实是中医宝库中的奇葩,很多疾病在辨证施治的指导下获得良好的疗效。近年来西医学也提出"个体化医疗"的观点来丰富自身的医学理论。但是,单纯的"辨证施治"也存在一定的缺陷,如:临床重复性差;不利于总结;不利于传授;非常不利于中医针灸临床研究。

中医的"证"是指症候群,相当于西医学的"病";中医的"症"是指症状。因此,中医诊断学应该是辨病与辨证相结合的整体诊疗观。中风病是病因、病机非常复杂的一种疾病。痰浊、肝风、瘀血等病理因素均可导致中风病的发生。但是,无论什么病因,无论什么体质均出现共同的临床症状,即㖞僻不遂。石学敏院士认为既然有共同的病症表现,必定存在共同的病理机转。结合多年的临床经验及深厚的理论基础,归纳出中风病的基本病机为瘀血、肝风、痰浊等病理因素蒙蔽脑窍,导致"窍闭神匿,神不导气",发为中风。

(二)阐述中医"神"的概念

1.中医的"神"有狭义和广义之分 狭义之"神",仅指思维、意识、精神状态、认知能力等;广义之"神",则泛指一切生命活动的外在表现,同时,广义之"神",也主宰一切生命活动的正常运转。

2.石学敏院士确定的中风病基本病机 "窍闭神匿,神不导气"之"神"即为广义之"神",因此,中风病无论有无神志障碍均可视为"窍闭神匿,神不导气"所致。

3.中风病病机中"神"的定位 明代李时珍曰:"脑为元神之府。"元者,气始也。说明古人已经认识到脑与神的关系密切。中风病从西医学角度已经确定为脑神经细胞迟发性坏死所造成的病症。因此,中风病病机中之"神"是"元神""脑神"。石学敏院士在治疗中风病的主要治法即为"醒脑开窍"。

(三)对中风病针刺治疗原则的创新

中风病传统针刺治疗原则是急性期"平肝潜阳,镇肝息风";稳定期及后

遗症期"疏通经络"。取穴方面多沿用"风取三阳""治痿独取阳明"的理论，以取阳经穴为主。大量的临床对比研究和基础实验证实，传统针刺法治疗中风病确实对稳定病情，改善肢体功能有一定的疗效。但是，在改善脑循环、保护脑细胞、改变脑功能等方面作用则不明显。石学敏院士设立的"醒脑开窍"针刺法则以阴经穴为主，以督脉穴为主；以"醒脑开窍，滋补肝肾"为主，"疏通经络"为辅。

（四）对针灸操作进行量学规范

1.古代针灸的量化指标 古医籍中记载了很多针灸的量化指标和手法规范。例如"针三呼""灸五壮""拇指向前为补，拇指向后为泻"等等。充分说明古人对针灸治疗的量化指标和手法规范是非常重视的。因为古今文化的差异及历史进程中古典医籍的遗失，后世没能完整地继承针灸操作的量化指标及手法规范。

2."醒脑开窍针刺法"的量学规范 石学敏院士对"醒脑开窍针刺法"开展了大量临床研究和基础实验，逐一确定了腧穴位置、进针深度、针刺方向、施术手法、施术时间、针刺效应及针刺最佳间隔时间等。使"醒脑开窍"针刺法日趋规范化、剂量化、科学化。

第三章　针刺手法量学标准化

针刺治病的过程就是在明辨虚实、确定选穴的基础上运用各种手法予以补泻的过程，可达到补虚泻实，调整阴阳的治疗目的。由于各种针刺手法从性质上讲，均属于机械性刺激，所以无论是补法还是泻法都涉及一个刺激量（即治疗剂量）的问题。各种补泻手法在操作时采用多大的"剂量"，这是历代未能解决的问题。医家们或据师承之法，或凭有限的经验来确定针刺的量，往往带有片面性和盲目性。鉴于此，当代针灸学家石学敏院士率先提出了手法量学的理论。针刺手法量学研究和确定针刺最佳治疗剂量，从而使针刺治疗由定性的补泻上升到定量的水平。使醒脑开窍针刺法步入规范化、剂量化、科学化，提高临床可重复性，亦更加有利于传播和推广。

近些年来，我们在手法量学方面进行了大量的基础研究和临床观察，尤其是对捻转补泻的定义进行了创新，对其手法的操作进行了规范和量化。现就捻转补泻手法的定义操作介绍如下。

一、捻转补泻手法的概念

从古到今，关于捻转补泻法论述颇多。《难经·七十八难》云："男外女内。"《标幽赋》云："迎夺右而泻凉，随济左而补暖。"《针灸大成》云："左转从子，能外行诸阳；右转从午，能内行诸阴。"近代关于捻转补泻法的定义有二：一是"大指向前为补，大指向后为泻"。二是捻转幅度小，用力轻为补；反之捻转幅度大，用力重为泻。这是迄今为止比较具体的捻转补泻操作手法，在临床上应用较广。但在具体施行手法操作时，仍有许多迷惑之处。如"大指向前为补，大指向后为泻"，究竟医生和患者呈什么体位，医生用左手持针？右手持针？还是两手同时持针？故单纯规定大指前后捻转的方向而不限定其他条件是不够的。另外，根据捻转幅度的大小及用力轻重而分补泻，亦缺乏具体的量学概念，致使操作者处于随意或茫然状态。为此，我们经过长期的临床观察、理论探索和实验研究，对捻转补泻手法予以新的定义和量学操作规范。

1.捻转补泻手法第一定义 十二经脉以任督二脉为中心，两手拇指开始捻转时作用力切线的方向为标准，医者采用面向患者的体位，规定作用力的方向向心者为补，离心者为泻。即左侧捻转的方向为顺时针（相对患者而言），右侧捻转方向为逆时针为补。具体操作为捻转时加作用力，倒转时自然退回，一捻一转连续不断。至于捻转泻法与补法正相反，其作用力起始的方向左右两侧均为离心，即左侧为逆时针，右侧为顺时针。

2.捻转补泻手法第二定义 根据实验观察，我们规定小幅度（<90°）、高频率捻转（>120转/分）为补；反之，大幅度（>180°）、低频率捻转（50~60转/分）为泻。

二、捻转补泻手法量学的四大要素

临床施行捻转补泻手法操作持续多长时间，一次治疗后需多长时间予以下一次蓄积治疗。这些问题从古至今尚未阐明。针灸学作为一门自然科学，随着其发展应有明确的、科学的量学观，亦即应从定性的认识上升到定量的认识。临床观察和动物实验证明，捻转补泻手法量学主要有以下四大要素。

1.作用力的方向是决定补和泻的重要因素之一 前已阐明，不再赘述。

2.捻转的补泻与作用力的大小有直接关系 在施行补法时，术者手指轻轻地捻转，然后自然退回，形成一个有节奏的捻转频率，以达到徐徐地激发经气的作用。如临床上对缺血性的头痛或眩晕，针风池穴以采取补法时，从脑血流仪上可反映出脑血管缺血状态得到逐渐改善，其临床症状随之解除，这是激发经气的过程。在施行捻转泻法时，术者手指、腕及全臂协调用力，其作用力较大，能迅速激发经气，以达到气至病所的目的。如治疗胆结石患者，当取阳陵泉和日月时，可迅速促使胆囊收缩，松弛Oddi括约肌，以达到排石作用。

3.施行捻转补泻手法所持续时间的最佳参数 在手法中施术所持续的时间对治疗效果有着至关重要的意义，亦是手法量学中的核心。关于施术多长时间为最佳治疗参数，在《针灸甲乙经》中提到某穴在施行手法时所留一呼一吸或两呼两吸，按照这种量学规定是远远达不到治疗作用的。我们认为，捻转补泻手法最佳施术参数，每个穴位的操作时间为1~3分钟，如无脉症取太渊、人迎穴均施手法1分钟；为改善脑供血所取风池等穴，以施术3分钟为最佳治疗参数。因此，只有找出或确定每一个证或病的最佳治疗参数，才能使针灸的临床疗效提高。

4.施行捻转补泻手法后继治疗作用持续时间最佳参数 临床上医生嘱患者每天针灸1次，或隔日1次，或每周2次，往往缺乏科学依据。我们经过多年临床观察，发现每次针刺治疗后都有一定的持续治疗作用，其持续时间又因病种而异，这对研究针刺治疗有效作用的蓄积时间有着重要的意义，亦是针刺治疗效果的规律性。如针刺人迎穴治疗脑血管疾病，1次治疗所持续的最佳治疗作用时间是6小时。在针刺过程中发现，针刺后20分钟，其脑血流图改变最明显，持续到6小时后，供血开始衰减，为此，应每6小时进行1次针刺治疗。在研究针刺治疗支气管哮喘时，当施行捻转补法1~3分钟后，肺内哮鸣音逐渐消失，患者症状缓解，最佳有效治疗时间可达3~4小时，此后继续针刺治疗，才能达到有效的累积作用。

临床上应根据以上四个要素来决定针刺"剂量"。当然，机体接受刺激的强度存在较大的个体差异，但不能因此而认为针刺手法的刺激量是不能确定的。人虽各不相同，但就像各项生理参数的正常值一样，各有一定限度，超过则人不能忍受，不及则起不到治疗作用。因此，除上述四大要素外，临床上还应根据患者的体质、肥瘦等因素对手法量学进行适当的调整。另外，针刺的深度实际上是决定针刺刺激量的一个重要参数，临床应予以重视。这里由于主要讲的是在针刺一定深度后进行捻转补泻的手法量学，故未讲针刺的深度。手法量学的研究工作十分艰巨，研究工作只能逐步进行，但前景是十分光明的。可以设想，如果我们的针刺手法能够具有科学的量学规范，那将不仅是手法研究的一大突破，亦是针灸治疗学的重大突破。

第四章 治疗方法

第一节 疗法功效

一、疗法名称

醒脑开窍针刺法。

二、适用范围

1.**中医脑病** 缺血性脑卒中、出血性脑卒中、脑瘤术后恢复期、颅脑损伤恢复期和后遗症、小儿脑瘫、血管性痴呆、椎体外系疾病、多发性硬化、多系统萎缩和部分运动神经元疾病、肌病早期等。

2.**精神、心理性疾病** 睡眠障碍、抑郁症、焦虑症、癔病、围绝经期综合征、自主神经功能紊乱等。

3.**痛证** 神经痛、软组织损伤、脏腑疼痛、幻痛等。

4.**其他** 一切通过调节大脑皮层功能可以缓解和治疗的疾病均可以使用醒脑开窍针刺法。如晕车、晕船、呕吐、呃逆、心悸、梅核气等。

5.**健脑填髓，养生延寿** 基础研究证实，醒脑开窍针刺法中部分腧穴具有改善脑供血、降低自由基损害、提高脑细胞耐缺氧能力、稳定血压等作用。

第二节 工具材料

一、选用针具

选用一次性无菌针。根据不同穴位分选用：0.25mm×40mm；0.30mm×40mm；0.25mm×75mm；0.30mm×75mm 的针具。

二、消毒

采用75%酒精皮肤擦拭消毒。酒精过敏者，采用碘伏溶液代替。

第三节 处方组成与操作规范

一、治则

醒脑开窍，滋补肝肾，疏通经络。

二、处方

1.主穴Ⅰ
①双侧内关（PC6；手厥阴心包经）
②水沟（GV26；督脉）
③患侧三阴交（SP6；足太阴脾经）

2.主穴Ⅱ
①印堂（GV24+；督脉）
②上星（GV23；督脉）
③百会（GV20；督脉）
④双侧内关（PC6；手厥阴心包经）
⑤患侧三阴交（SP6；足太阴脾经）

3.辅穴 用于运动功能障碍。
①患肢极泉（HT1；手少阴心经）
②患肢尺泽（LU5；手太阴肺经）
③患肢委中（BL40；足太阳膀胱经）

三、操作

1.主穴Ⅰ
（1）内关：首先针刺双侧内关，选用0.25mm×40mm的毫针。内关位于腕横纹中点直上2寸，两筋间，直刺0.5~1寸。采用提插捻转结合泻法，内关穴采用捻转手法第一定义（作用力方向）的捻转泻法：左侧逆时针；右侧顺时针用力捻转针体，自然退回原位。配合提插泻法，双侧同时操作，施手法1分钟。（见图1-4-1）

（2）水沟：继刺水沟，选用0.25mm×40mm的毫针。水沟位于鼻唇沟上1/3处，向鼻中隔方向斜刺0.3～0.5寸。采用重雀啄手法，针体刺入穴位后，将针体向一个方向捻转360°，使肌纤维缠绕在针体上，再施雀啄手法，以流泪或眼球湿润为度。（见图1-4-2）

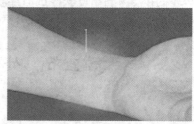

图1-4-1　内关

（3）三阴交：再刺三阴交，选用0.30mm×40mm的毫针。传统三阴交位于内踝直上3寸，胫骨后缘，取穴胫骨内侧缘至跟腱连线1/2处。醒脑开窍针刺法的三阴交沿胫骨内侧缘与皮肤呈45°角，斜刺0.5～1寸，针尖深部达到原三阴交穴的位置上，采用提插补法，即快进慢退。针感到足趾，下肢出现不能自控的运动，以患肢抽动3次为度。三阴交仅刺患侧，不刺健侧。（见图1-4-3）

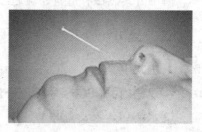

图1-4-2　水沟

2.主穴Ⅱ　应用印堂和上星透百会替换主穴Ⅰ中的水沟穴，其他穴位、手法和针刺顺序不变。

（1）印堂：选用0.25mm×40mm的毫针。印堂位于两眉间，向鼻根部斜刺0.2～0.3寸，采用轻雀啄手法，操作同水沟，刺激量减轻。以流泪或眼球湿润为度。（见图1-4-4）

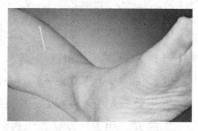

图1-4-3　三阴交

（2）上星透百会：选用0.30mm×75mm的毫针，额前督脉入发际5分，沿皮刺，透向百会，施用捻转手法第二定义（作用

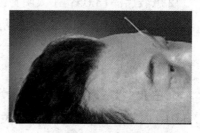

图1-4-4　印堂

力大小）的捻转补法：小幅度，幅度小于90度；高频率，频率为120～160次/分。施手法1分钟。（见图1-4-5）

3. 辅穴

（1）极泉：部分古籍记载极泉穴为禁针穴，究其缘由有以下几点：①极泉穴部位腋毛茂密，不易消毒；②极泉穴部位的汗腺丰盛，细菌容易滋生；③极泉穴部位组织疏松，对穴位部位中的血管缺少压迫，容易出现皮下血肿。

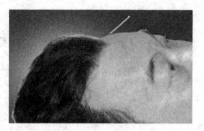

图1-4-5　上星透百会

极泉位于腋横纹正中动脉应手处。根据极泉穴的解剖特点，醒脑开窍针刺法将其延经下移1～2寸，选用0.30mm×40mm的毫针，避开腋毛，在肌肉丰厚的位置取穴。直刺1～1.5寸，施用提插泻法，即慢进快退。以上肢抽动3次为度。（见图1-4-6）

（2）尺泽：位于肘横纹桡侧端，肱二头肌腱外侧凹陷中。取穴应屈肘为内角120°，术者用手托住患肢腕关节，选用0.30mm×40mm的毫针，直刺0.5～0.8寸，用提插泻法，即慢进快退。针感从肘关节传到手指或手动外旋，以手外旋抽动3次为度。（见图1-4-7）

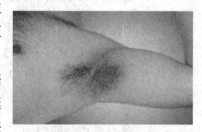

图1-4-6　极泉

（3）委中：位于腘横纹正中。取穴时患者仰卧位抬起患侧下肢取穴，术者用左手握住患肢踝关节，以术者肘部顶住患肢膝关节，选用0.30mm×40mm的毫针，刺入穴位后，针尖向外15°，进针1～1.5寸，用提插泻法，即慢进快退。以下肢抽动3次为度。（见图1-4-8）

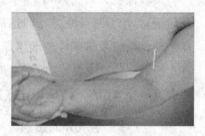

图1-4-7　尺泽

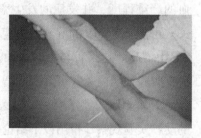

图1-4-8　委中

第五章　醒脑开窍针刺法方穴的治疗研究概况

一、醒脑开窍针刺法方穴对血液成分的影响

血液对维持机体内环境的平衡具有非常重要的意义。同样，血液对中风病的发生、发展及康复有着重要的影响。醒脑开窍针刺法组方中的主穴对血液各种有形成分、化学成分以及血液酶系等有明显调整、使之趋向生理平衡的作用。

（一）对有形成分的影响

实验证明，内关穴可升高嗜酸性粒细胞，效果可维持1周。合谷穴可使白细胞总数上升，针后3小时达最高峰，其分类计数中性白细胞比率也相应增高，淋巴细胞及嗜酸性粒细胞等比率下降，以上变化24小时后恢复正常。也有人报道，针刺内关等穴治疗8例脾切除术后血小板增多症，全部病例的血小板数目随针治而渐趋下降以至恢复正常。

（二）对化学成分的影响

一般认为心肌梗死时，血浆cAMP含量与梗死范围的大小、心肌缺氧缺血的严重程度、并发症的发生率和死亡率等有正相关系。据鲍氏等报道，内关穴可降低cAMP含量。但另有人报道，针刺内关穴可使风湿性心脏患者的cAMP增高。这是否与不同病种、针刺手法等因素有关，尚有待进一步研究。更有实验证明内关穴可降低已增高的β脂蛋白。

天津中医药大学第一附属医院针灸部对内关、水沟、风池穴进行了系统的动物实验观察，得出以下结论：

上述三穴对脑缺血–再灌注所致的自由基病理学改变有较为明显的改善作用，并经实验证实是通过降低自由基水平，提高超氧化物歧化酶活性、降低过氧化脂质含量、调节铜铁含量而实现的。

关于对血糖的影响，有人发现不同手法则效应亦异。以针合谷、内关为例，用烧山火手法后，血糖上升；用透天凉手法血糖下降；而平补平泻手法则变化不明显。这说明了针刺手法的重要性。

另有实验观察针刺水沟等穴对CO中毒的影响，结果显示针刺组针后15分钟血中平均CO含量由针前的53.8%迅速降至25.5%，由此可见，针刺上穴可促使CO性血红蛋白解离，有助于机体的苏醒复活。针刺上述穴位可保护脑细胞的证据亦在另一试验中得到了证实。我们与日本北里大学合作进行的一项实验中初步结果发现，醒脑开窍针刺法的主穴有阻止脑细胞吸收某些有害物质（如2-脱氧葡萄糖）的作用，即针刺后，动物的脑细胞提高了对某些物质的"识别"能力，只吸收葡萄糖而不吸收2-脱氧葡萄糖。至于其确切机制还有待于进一步研究。还有人通过临床观察发现针合谷等穴有使乙酰胆碱代谢正常化的作用。

二、醒脑开窍针刺法方穴对循环系统的影响

（一）调整冠脉循环

醒脑开窍针刺法的主穴中大多对冠状动脉有良性的调整作用。以内关为例，研究证实针刺内关穴有以下作用：①延长左心室射血时间，使心绞痛患者的心肌收缩力增强，心输出量增加，前负荷降低，左心室顺应性改善，降低左心室舒张期终末压；②改善冠心病患者心电图S-T段和T波；③增加冠脉流量和血氧供给，促进侧支循环建立，减低心肌耗氧量，减缓心肌代谢过程。

（二）调整心率

针刺对心率的影响主要表现在心率快的可使之减慢，心率慢的可使之加快，但在一般情况下，以减慢为主要倾向。仍以内关为例，本穴对异常的窦性心律具有双向调整作用。而另有人报道，针刺内关对窦性心动过速、过缓、不齐及正常窦性心律的作用中，对女性主要呈现降率作用，而对男性则显示出明显的双向作用。另有针刺对心率的影响的实验发现，内关与足三里作用有显著性差异（$P < 0.001$）。

（三）调整血压

据报道针刺合谷、内关、三阴交和太冲四穴治疗高血压有效率比针刺曲池、尺泽、曲泉、阳陵泉等穴降压效果好。针刺内关可降低实验性高血压，升高实验性低血压，其效应在很大程度上取决于原有机体的功能状态。内关穴可降低高血压病患者和早期脑血管硬化患者的脑血管紧张度，改善动脉弹性，提高搏动性血液供应强度。水沟、内关、合谷均对失血性休克有明显的升压效应。合谷穴可降低静脉压，尤以对心脏病患者作用最为显著。

（四）调整脑血流

针刺内关等穴可改善脑循环的研究早有报道。我院曾用经颅超声多普勒技术对醒脑开窍针刺法治疗中风病的颅内动脉血流进行了临床观察及实验研究，结果发现：醒脑开窍针刺法的穴位对颅内动脉血流有调整作用，可使流速减慢的动脉血流加快；也可使流速加快的动脉血流减慢。可使管径狭窄的血管扩张；也可使扩张的血管收缩以达到颅内动脉血流的平衡。针双侧的风池、完骨、天柱可较好地改善椎-基底动脉的供血，调整双侧椎动脉供血并使之达到平衡。这种对脑血管的调整作用被认为可能是通过神经-体液系统调节大血管感受器及小血管的 β 感受器等作用，从而完成对血管舒缩、血液黏稠度、血管的通透性、血液灌注量等多系统调整而实现的。

三、醒脑开窍针刺法方穴对神经系统的影响

有人以运动时值、视时值和视-运动反应的反应时为指标，对数十名健康人和各类疾病患者进行了针刺对中枢神经系统功能影响的研究。重刺激合谷、三阴交等穴时多引起运动从属时值增大，即大脑皮质运动区内发展抑制过程，但在健康人抑制过程发展较慢较弱；给患者轻刺激时，半数在大脑皮质引起兴奋过程，半数引起抑制过程；健康人中只有少数引起抑制过程。同时还发现对于剧痛、失眠以及消化系统疾病的患者，针刺引起的抑制过程深度较深，其他病例较轻，显然与大脑皮质的功能障碍程度有关。另有实验证明，针刺内关、合谷等穴后，凡原来脑电图节律的波幅较低者，呈现 α 节律及波幅增强；反之则使节律减弱。还有许多报道指出，针刺健康人的内关、合谷穴，可见脑电图的节律增强，慢波增加，波幅增大（大脑皮质的抑制过程增强）。

针刺印堂、合谷等穴，5~10分钟后脑电图即呈现弥漫性变化，表现为振幅的改变及生物电位的正常化。

有人在健康人身上做了另一实验，当食指发生疲劳以后，针刺合谷，大多数受试者迅速出现食指收缩曲线明显增大，部分受试者诉针刺时食指的活动有轻松愉快的感觉。另外，针刺合谷等穴，可使患者的肌电幅度升高（$P<0.05$），从针后5分钟开始，并持续30分钟。

在动物实验中，针刺水沟、内关后，大白鼠的脑皮质氧分压增加；缺氧状态下，与对照组相比存活时间延长（$P<0.05$）。

四、醒脑开窍针刺法方穴对泌尿系统的影响

中风病急性期常需解决的一个问题就是颅压高。醒脑开窍针刺法组方中的三阴交有使输尿管瘘犬利尿过程加长的作用，这对于消除中风病急性期时的脑水肿是有利的。

第六章　醒脑开窍针刺法治疗对中风病的治疗及研究

一、中风病先兆的辨证治疗与临床研究

（一）诊断与辨证

综合古今临床医家的经验，结合西医学的理化检查指标，1986年制订了全国中风病诊断和疗效标准。

1.诊断　凡年龄在40岁以上，具备主要指标中1项、次要指标3项以上，或主要和次要指标各2项以上者，可确诊为中风先兆（排除鉴别诊断中的疾病，CT无梗死或出血表现）。

（1）主要指标：近期内出现一过性下列症状，并有反复发作的趋势，或下列症状持续超过24小时，但在3周内恢复。

1）偏身肢体麻木，感觉障碍或偏身汗出；

2）肢体无力、瘫痪、口渴；

3）眩晕、头痛；

4）视觉异常、偏盲或单眼全盲；

5）舌强语謇，吞咽困难；

6）坠地发作。

（2）次要指标：

1）血流变学3项以上指标异常；

2）高血压病史；

3）糖尿病史；

4）心脏病史。

在诊断中应除外下列疾病：①颈椎病；②内耳性眩晕；③偏头痛；④局灶性癫痫；⑤癔病；⑥慢性硬膜下血肿；⑦青光眼；⑧脑梗死或脑出血；

⑨大动脉炎。

2.辨证

（1）肝阳上亢型

1）病因病机：年过四旬，肾阴不足，所愿不遂，肝气不舒，恼怒气急，肝气冲逆，下虚上实，肝风内动，发为本病。

2）证候特征：烦躁易怒、面赤口苦，眩晕头胀，耳鸣、肢麻、舌强阵作。舌赤苔黄，脉弦数或弦硬。多有高血压病、动脉硬化病史。

（2）肝肾阴虚型

1）病因病机：早婚多育，房事不节，肝肾亏损，水不涵木，虚风时动，而为本病。

2）证候特征：体衰神疲、头昏目花、健忘多寐、动作困顿、表情淡漠，腰腿软弱或昏仆，甚则尿便失控，言语不清。舌暗苔少，脉多弦细无力。多有脑动脉硬化或脑萎缩、糖尿病病史。

上述两型常合并出现而呈阴虚阳亢类型。

（3）气虚血瘀型

1）病因病机：素体不足，烦劳过度，或因过怒过喜，气血逆乱，或内损外伤，经脉不畅，气血郁阻，血脉闭塞而为本病。

2）证候特征：时发肢体麻木，肢痛膝痛游走不定。或胸闷、短气、胸痛频发，或偏头痛，时有失明。舌多暗或有瘀斑。脉多结代或沉迟，多有冠心病、风心病或外伤史。

（4）痰湿阻络型

1）病因病机：嗜食脂腻，饮酒吸烟，体胖腹厚，痰湿内生，气痰上阻，脑窍时闭，则为本病。

2）证候特征：体胖肢重，嗜睡多卧，头沉肢麻，时发语謇及手足失用。舌胖齿痕，苔腻而滑，脉沉滑或弦而少力。多有高脂血症或糖尿病史。

上述四型也可兼而见之，临床表现为时发时止，或时轻时重，成为虚实夹杂、本虚标实之证。其病机特点是内风时动而时息，神窍时蒙而未闭。虽病因不同，其病机转归是一致的。

（二）治疗

1.原则 醒脑开窍，息风防闭。

2.方法 醒脑开窍法。

（1）主穴：内关、水沟、印堂、上星透百会、风池。

（2）辅穴：上肢麻木无力者，加极泉、尺泽，下肢麻木无力者，加委中、三阴交。

（3）加减：阴虚阳亢者，加复溜（补）、太冲（泻）；气虚血瘀者，加气海（补）；痰湿阻络者，加丰隆（泻）；肝肾亏损者，加太溪。

（4）操作

①内关：直刺1～1.5寸，捻转提插泻法1分钟，针感直达指端。

②水沟：向鼻中隔下斜刺0.5寸，用雀啄泻法，以眼球湿润为度。

③印堂：雀啄手法直刺1分钟。

④风池：刺向对侧鼻孔方向，入1寸，施小幅度、高频率捻转补法1分钟.

⑤极泉、尺泽、委中：提插泻法，使肢体抽动1次，针感达肢端为度。

⑥三阴交：提插补法，使下肢抽动1次。

（5）疗程：针刺每日1次，10～12天为1个疗程，连续2个疗程。

（6）注意事项：患者治疗期间应以休息治疗为主，并节房事、忌烟酒、保持情绪稳定。

（三）临床研究

我们曾用随机抽样方法观察了30例中风先兆经醒脑开窍针刺法治疗的临床效果，临床治愈率61%，总有效率96.7%；而对照组的临床治愈率34%，总有效率95.6%，两组治疗效果有统计学差异（$P < 0.05$）。

同时观察了这些患者的血液流变学的改变，结果表明，醒脑开窍针刺法能明显地改善中风先兆患者血液的浓、黏、凝、聚状态。虽然传统对照组也可改善某些血流变指标，但两组差异无统计学意义（$P > 0.05$）。

二、中风病急性期的辨证治疗与临床研究

（一）诊断与辨证

1.诊断

（1）中医诊断：按中华全国中医学会内科学会1986年泰安会议制订的

《中风病中医诊断标准》进行诊断。

①主证：半身不遂，口舌㖞斜，神识昏蒙，舌强言謇或不语，偏身麻木。

②急性起病。

③病发多有诱因，未发前常有先兆症状。

④好发年龄多在40岁以上。

具有2个以上主证，急性起病，病程在2周之内（中脏腑最长不过1个月），结合舌、脉、诱因、先兆、年龄等方面的特点即可确诊为中风病急性期。

（2）西医诊断：按1986年中华医学会第二次全国脑血管病学术会议第三次修订的《各类脑血管疾病诊断要点》根据CT结果进行诊断。

2. 辨证 中风病急性期辨证，首先应辨明病之深浅、轻重。中医学根据病之在络、在经、在腑、在脏来判定病位浅深和病情轻重，并作为中风病的一种分类方法，而且可以此来确定中风病的转归及预后。

（1）中络：偏身或一侧手足麻木，或兼有一侧肢体无力，或兼有口舌㖞斜，无明显肢体瘫痪。

（2）中经：以半身不遂、口舌㖞斜、舌强言謇或不语、偏身麻木为主证，而无神识昏蒙。

（3）中腑：以半身不遂、口舌㖞斜、舌强言謇或不语、偏身麻木、神识恍惚或迷蒙为主证。

（4）中脏：神昏不醒，半身不遂，口舌㖞斜，舌强言謇或不语。

临床上常按有无神识昏瞀而概分为中经络和中脏腑。中经络者无神昏见症，病较轻浅；中脏腑者必有神昏见证，病较深重。中腑所见神昏主要表现为意识蒙眬思睡或嗜睡，其神志障碍较轻，而中脏者则表现为昏迷不省、其神志障碍较重，另外，络、经、腑、脏见证的动态变化可以反映病势的逆顺及预后。顺此序（络、经、腑、脏）变化者病情为逆，预后多差；逆此序变化者病情为顺，预后多好。

现将中风病急性期常见证型分述如下。

（1）中经络

1）肝阳暴亢，风火上扰

①病因病机：本证多由忧思郁闷，情志不舒，肝气郁结化火，耗血伤阴，肝失所养，肝阳上亢；或暴怒愤忿，肝阳亢张，过极化火，风阳内动，气血

逆乱，并走于上，致窍闭神匿，发为中风。

②证候特征：半身不遂，口舌㖞斜，舌强语謇或不语，偏身麻木，眩晕头痛，面红目赤，口苦咽干，心烦易怒，便干尿赤，舌质红或红绛，舌苔薄黄，脉弦有力。

2）痰热腑实，风痰上扰

①病因病机：肝阳亢盛，或素体热盛，加之平素饮食不节，嗜酒过度，致中焦运化失司，气机升降失常，湿聚成痰，痰郁从阳化热，浊阴不降则为腑实，阳化风动挟痰上扰，蒙闭清窍，发为中风。

②证候特征：半身不遂，口舌㖞斜，舌强言謇或不语，偏身麻木，腹胀便干便秘，头晕目眩，咳痰或痰多，舌质暗红，苔黄或黄腻，脉弦滑或偏瘫侧弦滑而大。

3）阴虚风动

①病因病机：酒色房劳过度，或久病失养，耗伤真阴，致肝肾阴亏，水不涵木，肝阳上亢。复因五志过极，饮食劳倦等诱因所加，使风自内生，风阳上扰神明，窍闭神匿，而为本证。

②证候特点：半身不遂，口舌㖞斜，舌强言謇或不语，偏身麻木，烦躁失眠，眩晕耳鸣，五心烦热，舌质红绛或暗红，少苔或无苔，脉细弦或弦细数。

（2）中脏腑

1）闭证

①病因病机：肝阳暴亢，阳升风动，血随气逆而并走于上，蒙闭清窍，或素体阳盛，风火相煽，痰热内闭清窍；或素体阳虚，痰湿偏盛，内风挟痰湿阴邪闭阻清窍，致窍闭神匿，神不导气。

②证候特征：猝然昏仆，不省人事，头痛项强，喉中痰鸣，口噤不开，两手握固，二便闭塞，肢体强痉。或见有面赤身热，气粗口臭，躁扰不宁，舌苔黄腻，脉弦滑而数；或见有面白唇暗，静卧不烦，四肢不温，痰涎壅盛，舌苔白腻，脉象沉滑或缓。

2）脱证

①病因病机：素体阳虚气弱，瘀血，痰浊上犯清窍，致窍闭神匿，元神散乱，正气虚脱。

②证候特征：猝然昏仆，不省人事，目合口张，鼻鼾息微，手撒尿遗，四肢逆冷，脉细弱或沉伏。若见冷汗如油，面赤如妆，脉微欲绝或浮大无根，则为真阳外越之危象。

（二）治疗

1.原则　以醒脑开窍为主，辅以滋补肝肾、疏通经络，回阳固脱。

2.方法

主穴：内关、水沟、三阴交。

辅穴：极泉、尺泽、委中。

加减：肝阳上亢者加太冲；风痰上扰者加丰隆、风池；肝肾阴虚者加太溪；吞咽困难者加风池、完骨、翳风；手指握固不能屈伸者加合谷；言语謇涩或失语者加金津、玉液穴或上廉泉；脱证者加灸神阙、气海、关元，其中呼吸衰竭者可加刺气舍。

疗程：2周为1个疗程，一般治疗3个疗程。

（三）注意事项

1.对中风急性期，出现高热，神昏，合并肺脑综合征、脑心综合征、胃脑综合征（上消化道出血）者，要立即采取综合疗法进行抢救，不可延误。

2.中风患者思维、意识、语言、运动、感觉均受到不同程度的损害，故临床除正确诊断和治疗外，细致的观察护理工作也是十分重要的。

（1）中经络护理：此期的重点为协助患者解决偏瘫后带来的运动障碍和功能锻炼，具体做法如下。

①保护皮肤，预防褥疮：一般每2个小时为患者翻身1次，并用红花酒按摩局部，每日为患者擦洗1次，保持皮肤干燥，必要时对长期受压部位加气圈、棉垫。

②加强功能锻炼，预防关节畸形：对于一个瘫痪患者，被动的功能锻炼，不但可改善全身功能状态，还可使瘫痪肢体加速运动功能的恢复。因此，要求护理人员一方面要鼓励患者主动活动，另一方面要每日对患者瘫痪肢体的关节和肌肉进行按摩。活动先从小关节开始，按手足指、腕、踝、肘、膝的顺序依次进行，幅度由小到大，每个关节运动不少于200次。

③饮食护理：饮食是人们营养的来源，合理的配膳对于疾病的治疗及健康的恢复有积极作用，中风病患者饮食选择主要注意两个方面：第一，根据舌苔变化。黄腻苔患者常为肺胃有热，宜清淡饮食；白腻苔患者常为脾胃虚寒湿，宜温而易消化的食品；淡白舌，多为久病体弱气血两虚，宜以高营养易消化食物为主；干裂舌是病情加重的表现，饮食以高能流质，且要密切观察患者的生命指征，不能进食者，加静脉高能营养液的输入。第二，根据病情。凡伴咳嗽痰多患者，均少予油腻之食，以防脾失运化，聚湿生痰；大便秘结者，多予富有纤维的蔬菜水果；血压高、肝火旺的患者，忌予肥甘厚味辛热之物，以防蕴热生风，加重病情。

④精神护理：中风病患者病情往往随精神情志变化而好转或加重，故护理人员要注意患者的精神波动，向患者说明情绪波动与病情的关系，鼓励患者以坚强的意志和乐观精神配合治疗，早日康复。

⑤大便的护理：中风病患者因卧床或进食较少，肠蠕动减慢，多发便秘；而许多患者均因排便时用力过猛而再次发作脑出血，故大便护理尤为重要。护理人员应鼓励患者多饮水，多吃水果，必要时可予腹部热敷，按摩，在患者有便意而排出困难时，可用开塞露或低压灌肠，以保持大便通畅。

（2）中脏腑护理：中脏腑者多为神志昏迷，二便失禁，常伴有胃脑、肺脑、脑心综合征，此型护理的重点是密切观察病情变化，及时做好对症处理，具体要求如下。

①设专护，对重症进行记录：密切观察患者的瞳孔、体温、脉搏、呼吸、血压的变化情况，根据病情0.5～4小时记录1次，出现病情变化立即报告医生予以抢救。

②保持呼吸道畅通，预防肺部感染：中脏腑患者处于昏迷状态，其咳嗽和舌咽反射均减弱或消失，所以气管内的分泌物残留的呕吐物极易吸入气管造成肺部感染，而肺部感染是昏迷患者死亡的重要原因之一，所以保持呼吸道畅通十分重要。定时更换体位，并保持患者头侧向一边，以免口中唾液、浓痰吸入气管。必要时安放气导，以防舌体后缩堵塞呼吸道，在改变体位时，要给患者拍背以助排痰。定时吸痰，清除呼吸道分泌物。紧急时刻行气管切开术，坚持口腔护理，每天用多贝尔氏液或金银花水洗口腔3～5次，如口腔黏膜破溃可以用锡类散外敷。

③预防尿路感染：中脏腑患者因小便潴留或失禁，泌尿系感染机会较多。尿潴留的护理：先采用少腹部冷、热交替法，以刺激膀胱收缩排尿，无效时可行少腹部按摩加压，以手掌在患者下腹部轻轻按摩，然后在膀胱底部逐渐向下移动加压，反复进行，直到排出小便。加压时切忌用力过猛，以防膀胱破裂，如仍无效，施以无菌导尿术。尿失禁护理：男性患者用尿壶按时接尿，女性患者用成人尿不湿，定时检查更换，以防尿路感染。

④及时降温：中脏腑急性期往往出现中枢性高热，及时降温，使基础代谢率降低，增加脑组织对缺氧的耐受力，对减轻脑水肿有重要意义，因此对高热患者要采用冰帽、酒精浴等方法，但要注意体温不得低于34~35℃，如低于33℃，可出现复热困难，易发生心房纤颤、心律失常。

（四）临床研究

我们以缺血性中风病急性期患者为研究对象，应采用醒脑开窍针刺法治疗，并与传统针刺法进行对照，采用全国统一的诊断标准（见前）和国际公认的疗效评定标准，对该针法治疗中风病的临床疗效进行了临床观察，并从血液流变学角度探讨了该针法治疗中风病的机制。

1.一般资料　本组患者病例均为发病2周以内的中风病急性期患者，其中男23人，女17人。平均年龄：男性59.3岁，女性58岁。病程：最短0.5小时，最长14天，平均6.4天。伴有高血压病者29例，慢性冠状动脉供血不足者11例，陈旧性心肌梗死者2例。

2.治疗方法

（1）醒脑开窍针刺法取穴及操作（见前）。

（2）传统针刺法取穴及操作：取肩髃、肩髎、曲池、外关、手三里、合谷、足三里、阳陵泉等阳经穴位，施捻转提插平补平泻手法。

3.研究方法与疗效标准　按入院先后顺序将患者分为醒脑开窍针刺法治疗组和传统针刺组（对照组）。在针刺治疗前及治疗45天后，分别进行神经功能缺损程度评分以判定疗效，并行血液流变性指标的检测。

（1）疗效评定：疗效评定标准参照全国第二次脑血管病学术会议制订的临床疗效评定标准并稍做修订，主要根据神经功能缺损程度改善的积分和患者总的生活能力状态两方面进行评定。

1）积分方法：根据意识、水平凝视功能、面瘫、语言、上肢肩关节肌力、手肌力、下肢肌力及步行能力等8个方面进行评分，最高45分，最低0分。

2）患者生活能力状态评定

0级：生活自理，或恢复部分工作。

1级：基本独立生活，小部分需人帮助。

2级：部分生活活动可自理，大部分需人帮助。

3级：可站立走步，但需人随时照料。

4级：卧床、能坐，各项生活需人照顾。

5级：卧床、有部分意识活动，可喂食。

6级：植物状态。

（2）疗效标准

基本治愈：病残程度为0级。

显效：功能缺损评分减少21分以上，且病残程度在1~2级。若入院分数低于21分，则积分减少10分以上为显效。

有效：功能缺损评分减少8分以上。

无效：功能缺损评分减少或增加不足8分。

恶化：功能缺损评分增加9分以上。

4.研究结果与分析

（1）醒脑开窍针刺法治疗前后：患者血液流变学各项指标（全血黏度、血浆黏度、红细胞压积及血小板聚集率），除纤维蛋白原浓度外，均有明显改善，治疗前后各项指标均有显著性和极显著性差异（$P < 0.05 \sim 0.01$）。

（2）传统针刺法组治疗前后：患者低切下的全血黏度改善，有显著性差异（$P < 0.05$）。高切下的全血黏度和血浆黏度也有一定的改善趋势，但差异无统计学意义。其他指标无明显变化。可见，醒脑开窍法对急性期患者血液流变性的改善作用明显优于传统针刺法。

（3）两针刺组疗效比较：醒脑开窍针刺法组患者基本治愈及显效人数明显多于传统针刺法组，醒脑开窍针刺法组治愈率、显效率和总有效率分别为30%、40%及100%。而传统针刺法组分别为10%、25%及90%。将基本治愈人数及显效人数放在一起作为显效率，两组率的差别的统计学处理结果：$x^2 = 4.92 > 3.84$（5%的x^2是限值），$P < 0.05$，两组显效率有显著性差异（表

1-6-1）。以上结果表明醒脑开窍针刺法和传统针刺法均为治疗中风的有效方法，但以前者疗效更佳。

表1-6-1　醒脑开窍针刺法和传统针刺法治疗的疗效比较 $[n(\%)]$

组别	总例数	基本治愈	显效	有效	无效	χ^2 检验
醒脑开窍针刺法组	20	6（30.00）	8（40.00）	6（30.00）	0（0.00）	$P < 0.05$
传统针刺法治疗组	20	2（10.00）	5（25.00）	11（55.00）	2（10.00）	

上述研究结果表明：醒脑开窍针刺法对缺血性中风病急性期患者血液流变性各项指标（除纤维蛋白原外）均具有明显的改善作用（$P < 0.05 \sim 0.01$），且优于传统针刺组。传统针刺法组治疗前后低切下的全血黏度亦有一定改善（$P < 0.05$），但不如醒脑开窍法组明显，其余指标未见明显改善。醒脑开窍针刺法对急性期患者血流变的影响可归纳为以下几个方面。

1）改善血液的凝聚性：低切下的全血黏度：红细胞沉降率方程K值、红细胞电泳是反映红细胞聚集性的指标；血小板电泳及最大聚集率是反映血小板凝聚性的指标。以上指标的改善，说明血液凝聚性改善。这对于防止血栓形成具有重要意义，特别是血小板聚集功能的改善。由于血小板功能改变在血栓形成机制中具有重要作用，是血栓形成的首要条件，所以许多学者将血小板凝聚功能改变作为缺血性中风发病的独立因素加以研究。多数学者认为，血小板功能亢进应视为发病原因之一，血液聚集性改善的机制可能与针刺使红细胞和血小板表面的负性电荷增加，或消除了对其负性电荷有不良影响的因素有关。

2）改善血液的黏滞性：全血黏度和血浆黏度是反应血液黏滞性的指标，两者降低，说明血液流动的阻力减少，这对血流量的增加有重要意义。尤其是高切下的全血黏度降低，是微循环血流中"轴流现象""Σ效应"（又称Fahraneus-Lindqvist效应）和临界毛细血管半径的决定性因素。这些现象和效应是微循环正常的重要条件，临界毛细血管半径直接影响组织灌注量。所以，红细胞变形性增加，使得微循环状态得以改善。

3）改善血液的浓稠性：红细胞压积是反映血液浓稠性的主要指标，对血液的黏滞性和聚集性产生重要影响。因此，血液浓稠性的降低在某种程度上反应血液的流变状态改善。需要说明一点，为了叙述的方便，将针刺对血液流变性的影响分为聚集性、黏滞性和浓稠性三个方面。实际上三者之间互相影响，相辅相成，共同形成了血液流变学诸因素的复杂性和多元性。

综上可见，醒脑开窍针刺法对急性期患者血液的凝聚性、黏滞性和浓稠性均有改善作用。我们认为，血液流变性的改善是针刺治疗缺血性中风病的机制之一。

关于醒脑开窍针刺法治疗中风病急性期患者的疗效，临床研究结果表明，醒脑开窍针刺法组显效率（包括基本治愈）为70%，明显高于传统针刺法组（35%），两组结果具有显著性差异（x^2=4.92，$P < 0.05$）。但两组总有效率无明显差异。说明两种针刺方法均为治疗中风病的有效疗法，而以醒脑开窍针刺法更为有效。

三、中风病稳定期的辨证治疗与临床研究

中风病稳定期是指急性期过后至1个月内的一段时期。在稳定期，患者中脏腑所致的神昏不省症状已经消除，而以半身不遂、口舌㖞斜、舌强言謇或不语、肢体麻木等中经络症状为主证。相对来讲，此期跨越的治疗时间较长，而且多为向后遗症期发展的过渡时期，并且自行恢复的可能性已很小。因此，此期的治疗对提高疗效、减轻或避免后遗症的发生较为关键。

（一）诊断与辨证

1.诊断　中、西医的诊断标准基本同急性期，只是稳定期的病程为发病两周至半年。

2.辨证　稳定期患者主要表现为急性期过后的中经络症状。其病机特点多与急性期相似，即窍闭神匿。但已无中脏腑所致的神志异常，特别是经过急性期的治疗，其窍闭渐开，病情已经轻缓。临床常见的辨证分型主要有以下三种。

（1）气虚血瘀

1）病因病机：本证多因年迈体弱、元气已虚，复因中风瘀闭脑窍，致正气益虚。气虚不为血帅，血行不畅，瘀阻脉络而为此证。

2）征候特征：半身不遂，偏身麻木，口眼㖞斜，言语謇涩，面色㿠白，气短乏力，口流涎，食欲不振，心悸自汗，小便频数或遗尿不禁，舌质暗淡，

或唇舌瘀斑，脉沉细或细涩。

（2）阴虚阳亢

1）病因病机：多因素体肝肾阴虚，水不涵木，肝阳上亢，风阳上扰清窍。经急性期治疗后，虽脑窍渐开，但阴虚阳亢，风阳上扰清窍犹存，故见本证。

2）证候特征：半身不遂，偏身麻木，口眼㖞斜，言语謇涩或失语，眩晕耳鸣，烦躁易怒，面红目赤，腰膝酸软，舌红少苔或无苔，脉弦细数。

（3）风痰瘀阻

1）病因病机：中风发病，多由风、痰、瘀血蒙蔽脑窍，痹阻经脉所致。如痰热腑实，风痰上扰，肝风内动，风火上扰，血之与气并走于上等致窍闭神匿。急性期过后，风、痰、瘀血痹阻脉络则为上述病理过程在恢复期的主要病机特点。

2）证候特征：半身不遂，偏身麻木，口眼㖞斜，舌强言謇，头晕目眩，舌质暗淡，舌苔薄白或白腻，脉弦滑。

（二）治疗

1.原则　以醒脑开窍，滋补肝肾为主，以疏通经络为辅。

2.方法

主穴：内关、水沟、三阴交。

辅穴：极泉、尺泽、委中。

加减：气虚血瘀者，加刺气海或关元，或针后加灸，阴虚阳亢者，加刺太冲、太溪；痰瘀阻痹脉络者，加刺丰隆、血海；头晕目眩、耳鸣者，加风池、完骨、天柱；足内翻者，加丘墟透照海。其他随证加减方法参见急性期治疗。

（三）临床研究

为了系统观察本方法对不同时期中风病患者的疗效，我们于1986年3月至11月对收治的50例稳定期（发病3周至3个月）中风病患者进行了有关临床研究。

1.材料与方法

（1）诊断标准：脑卒中之定义采用世界卫生组织MONI–CA方案的统一标准，包括脑出血、蛛网膜下腔出血、脑血栓形成、脑栓塞，不包括一过性脑缺血发作和慢性脑血管病。病程均在3周至3个月范围。

（2）一般资料：随机抽取50例患者，男33例，女17例，其中脑梗死27例，脑出血23例，发病年龄50～70岁占多数（39例），病程最短为21天，最长者89天，平均43.5天，合并吞咽障碍者18例。

（3）治疗方法

1）治疗原则：醒脑开窍为主，疏通经络、滋补肝肾为辅。

2）取穴内关、水沟、三阴交（主穴）；极泉、尺泽、委中、风池、完骨、天柱（辅穴）；吞咽困难，失语加翳风、上星、上廉泉；指趾运动受限加合谷、太冲（配穴）。分为两组，上、下午各针刺1次。

3）观测指标：进行治疗前后血液流变学、血脂、甲皱微循环及体外血栓形成的检测，组间进行比较。

2.结果

（1）疗效评定标准：采用全国22个省市自治区1983年统一制订、1986年正式通过的标准，采用计分方法，在严格评定入院基本分的情况下，突出增加分的多少作为疗效评定依据。

（2）疗效分析：平均治疗58天，基本治愈21例（42%），显效12例（24%），好转13例（26%），无效及死亡4例（8%），总有效率为92%。经统计分析表明，疗效与病程、发作次数、年龄及中经络与中脏腑无明显关系。

（3）实验观察与结果

1）治疗前后血液流变学变化：治疗前各测定值与我院正常值比较，全血黏度（$2s^{-1}$外），血浆黏度、红细胞沉降率、红细胞压积均增高，其中高切变率下全血黏度有显著差异（$P < 0.05 \sim 0.01$）；治疗后全血黏度在各切变率下均有改善，其中以在低切变率下的改善最为明显，高切变率下的改善有显著意义，血浆黏度、红细胞压积明显改善，红细胞沉降率下降，有非常显著及显著意义（$P < 0.01$，$P < 0.05$）。见表1–6–2。

表1-6-2 治疗前后血液流变学检测指标对比（$\bar{x} \pm s$）

	例数	全血黏度（CP）						血浆黏度（Cp）	红细胞沉降率（mm/h）	红细胞压积（%）
		$2s^{-1}$	$4s^{-1}$	$10s^{-1}$	$20s^{-1}$	$40s^{-1}$	$100s^{-1}$			
正常值	100	10.57 ± 0.18	8.46 ± 0.17	6.51 ± 0.14	5.62 ± 0.11	5.13 ± 0.09	4.56 ± 0.06	1.45 ± 0.01	28.76 ± 1.87	38.24 ± 0.65
治疗前	50	10.36 ± 0.38	8.66 ± 0.31	6.53 ± 0.23	5.82 ± 0.18	5.36 ± 0.16	4.89 ± 0.13	1.51 ± 0.4	30.78 ± 2.00	39.03 ± 0.81
治疗后	50	8.72 ± 0.34	7.43 ± 0.30	5.89 ± 0.19	5.35 ± 0.18	4.98 ± 0.14	4.57 ± 0.10	1.38 ± 0.03	25.16 ± 1.99	36.56 ± 0.58

2）治疗前后血脂测定比较：治疗前血清总胆固醇与我院正常值比较明显增高，高密度脂蛋白含量及其与胆固醇之比值明显下降，存在显著和极显著差异（$P < 0.05 \sim 0.01$）。治疗后胆固醇虽无明显改变，但高密度脂蛋白含量及其与胆固醇比值却明显增高，差异有非常显著及显著意义（$P < 0.01$；$P < 0.05$）。见表1-6-3。

表1-6-3 治疗前后血脂对比（$\bar{x} \pm s$）

	例数	胆固醇（mg/100ml）	高密度脂蛋白（mg/100ml）	H/TC
正常值	100	183.01 ± 2.22	51.93 ± 2.15	0.34 ± 0.01
治疗前	35	208.09 ± 10.63	45.97 ± 2.83	0.23 ± 0.02
治疗后	35	215.94 ± 7.57	55.94 ± 2.36	0.26 ± 0.01

3）治疗后甲皱微循环变化：治疗前微循环微血管视野清晰者10例，模糊者27例，治疗后分别为26例、11例，经卡方检验（$x^2 = 13.84$），有统计学意义（$P < 0.01$）。

治疗前血液流态正常或接近正常者0例，缓慢者37例，治疗后分别为25例、12例，经卡方检验，差异有统计学意义（$x^2 = 37.26$；$P < 0.01$）；治疗前微血管数目减少，畸形增多，长度缩短，治疗后除长度变化不明显外，每个视野的微血管数明显增多，每50条管祥的畸形数明显减少，有统计学意义（$P < 0.05$；$P < 0.01$）。见表1-6-4。

表1-6-4　治疗前后微血管长度、数目、畸形数对比（$\bar{x} \pm s$）

	例数	畸形数目 （每50条管袢）	血管数目 （每个视野）	管袢长度 （μm）
治疗前	37	40.48 ± 1.03	7.90 ± 0.32	214.76 ± 10.42
治疗后	37	36.99 ± 1.69	8.96 ± 0.26	228.20 ± 4.81

4）治疗前后体外血栓形成测定比较：治疗前体外血栓长度、湿重、干重的平均值明显高于翁维良所报道之正常值，差异有统计学意义（$P < 0.01$），治疗后长度缩短，湿重、干重减轻，差异有统计学意义（$P < 0.05$；$P < 0.01$）。见表1-6-5。

表1-6-5　治疗前后体外血栓测定值比较（$\bar{x} \pm s$）

	例数	长度（mm）	湿重（mg）	干重（mg）
治疗前	30	76.63 ± 10.10	126.94 ± 15.61	51.28 ± 7.66
治疗后	30	52.37 ± 7.96	89.24 ± 12.46	34.21 ± 5.89

3. 讨论　醒脑开窍针刺法所选穴位以阴经穴为主、阳经穴为辅，与传统的以阳经为主、阴经为辅的方法有所不同；在主治功能上以"开窍启闭"，改善元神之府（大脑）的功能为主，以疏通肢体经络之气为辅。本法中水沟为督脉要穴，泻之可调督脉，开窍启闭以醒脑宁神，内关乃心包之络穴，有宁心安神、疏通气血之功，三阴交系肝、脾、肾三经之交会，有补肾滋阴、生髓益脑的功能，风池、完骨、天柱能外发清阳之气，以强脑利咽，通络开窍，加上极泉、尺泽、委中之疏通经络，共奏醒神、通络、滋阴之功效。以本方法治疗50例患者，治愈率为42%，总有效率为92%，其中病程的长短、发病的次数、年龄的大小，对疗效均无明显影响，说明此方法对于上述各组患者都是有效的。

中风病患者血液具有浓稠性、黏滞性、聚集性，进入稳定期的中风病患者病程迁延日久，功能活动受限，气血运行更为不畅。本组病例治疗前血液流变性明显异常（除全血黏度$2s^{-1}$外），治疗后全血黏度、血浆黏度、红细胞沉降率、红细胞压积均有明显改善，针刺通过降低红细胞的聚集性，提高其变形能力，改善了血液黏度。本组治疗前血脂明显异常，治疗后胆固醇虽降低不显，但高密度脂蛋白及其与胆固醇比值明显增高，提示醒脑开窍针刺法可提高高密度脂蛋白含量。中风病患者存在微循环障碍而甲皱微循环可以间接了解脑部的微循环状况。本组病例治疗前微血管视野大都模糊不清，血色紫暗，微血管数目减少，畸形增多，长度缩短，血流缓慢，治疗后多有明显改善，使病情随着微循环障碍的减轻相应得到改善，提示醒脑开窍针刺法可能是使体液和神经系统发生变化，增加血管通透性，降低紧张度，增加血流量，从而改善了微循环障碍。稳定期患者偏瘫日久，气血阻滞而呈高凝、高聚之病理状态，故体外血栓各值明显高于正常，与中医认为本期患者以气滞血瘀为主要病机的观点是一致的，治疗后体外血栓各值明显改善，说明醒脑开窍针刺法可以降低血小板的高聚集能力，改善血液凝固性，促进血液循环，从而取得疗效。

四、中风病后遗症期的辨证治疗与临床研究

患脑卒中1年之后，遗有肢体或语言、视、听等功能缺损的一般列为后遗症期。在中医学文献中常描述为"肢体痿废""久瘫""偏枯""左瘫右痪""喑"等等。

（一）诊断与辨证

1.诊断

中医标准：以1986年6月15日在山东泰安市通过的《全国中风诊断和疗效标准》为准。

西医标准：以北京心血管协作组暂定标准为准。

2.辨证

（1）清窍郁闭型

①病因病机：饮食肥甘、痰湿内盛，或肝郁气滞，瘀血内停。内风虽息，清窍未通，故患有本证。

②证候特征：眩晕时作，视物不清，眼睑下垂或斜视、偏盲，耳鸣、耳聋、舌强、舌短，言语不清，时发咳呛。舌多晦暗，脉多弦数。

（2）筋脉失养型

①病因病机：风寒诱发，经络时疏或经脉拘急，或神气不行、气血郁阻，经络不畅，络脉不通，日久筋脉失养，则为本证。

②证候特征：偏头痛，颈项强痛，身痛或肩手疼肿，动则加重。肢体不

利、举步艰难，久瘫不愈，足内翻、手拘挛，甚则肌肉萎缩，关节畸形。舌多淡红，脉多沉缓。

（3）精髓亏乏型

①病因病机：素体阴虚精少，肝肾不足，内风虽平，内损难复，神气衰亡，精髓益耗、筋骨失濡、脑髓失充，而为本证。

②证候特征：头昏昏然，健忘、善笑，步履艰难，动作迟钝，吞咽不利，小便失禁，大便不爽或数日一行，甚则痴呆不分，言语不伦，志意恍乱，生活失常，性情乖僻。舌多瘦嫩，脉多细数。

上述类型，虽内风平息，但精亏液耗，窍闭不畅，神气不行而致窍蒙、肢废、神衰之证。

（二）治疗

1.原则　醒脑开窍，辅以通经活络（筋脉失养型），或补益脑髓（精髓乏空型）。

2.方法

主穴：内关、水沟、三阴交。

辅穴：风池、上星透百会、印堂。

加减：

①清窍郁闭型：失语点刺金津、玉液；吞咽困难配翳风、上廉泉；口角㖞斜配面部足阳明经筋排刺；眼外斜配上睛明、攒竹；耳鸣、耳聋配耳门、听宫、听会；眼睑下垂配阳白。

②筋脉失养型：上肢拘急配曲池、外关；手握固不伸配合谷透劳宫；握力欠佳配八邪；腕下垂加刺阳池；足内翻加刺阳陵泉、丘墟；下肢肌肉萎缩配足阳明经排刺。

操作：主穴刺法同前。风池刺向喉结，约1.5~2寸，施以小幅、高频捻转3分钟；印堂针向鼻根，透刺1寸，施以雀啄泻法至眼球湿润；上星透百会沿皮下刺1.5~2寸，施以小幅、高频捻转3分钟；翳风刺入2~2.5寸，捻转补法施术1~3分钟；上廉泉，刺入1.5~2寸，使针感达舌根部；金津、玉液，医生用手以消毒纱布或棉垫固定患者舌体，拉出并上翻，用三棱针刺入并快速转动针体，刺后令患者闭唇缩舌，吸吮则出血较多；曲池，拱手取之，刺1.5寸，使针感达手指；外关，刺1寸，使针感达手部；阳池，刺入5分，施捻转平补平泻1分钟；阳陵泉刺入1.5～2寸，使针感达足趾，施捻转提插补法1分钟；丘墟透照海，刺入2～2.5寸，针尖不透于皮外但可触及为度，施捻转手法平补平泻1分钟；合谷透劳宫，刺入2～2.5寸，施捻转泻法1分钟，针感达于全手，一般针后手指即可张开。下肢足阳明经筋排刺，一般从足三里下1～2寸处起，间隔1寸，刺入1支，深1～1.5寸，排刺4～6支；面部足阳明经排刺，从颊车至地仓，间隔1寸许，可刺3～4支，深约5～7分。

疗程：门诊患者每日1次，住院患者，每日上、下午各1次；连续治疗，2个月为1个疗程。

（三）临床研究

1.一般资料 随机抽样住院患者46人，男性23人；女性23人。发病年龄：40岁以下3人，40～49岁6人；50～59岁22人；60～69岁14人；70岁以上1人。患脑梗死者33例，脑出血者13例。

2.诊断标准 中、西诊断标准均按上述标准执行。患者均经颅脑CT诊断。

3.治疗 方穴、加减及操作均按上述内容执行。

（四）治疗结果

疗效标准：参见中医诊断标准。

疗效分析：46例患者平均治疗60天总有效率78.2%。其中有效25例，占54%；显效3例，占6.5%，痊愈8例，占17%，无效10例，占21.8%。同时经统计学处理，发病年龄、时间以及疾病性质从疗效分布上差异无统计学意义，从而肯定了针刺在上述条件下均有治疗作用。

（五）实验观察

为了进一步证实针刺在中风病后遗症期的作用，以便更深一步探讨其作用机制，我们选择了血流变和血脂含量作为检验指标。

治疗前20名患者血液流变学及血脂等各项指标均处于高值，说明中风病后遗症期患者的血液呈高黏度、聚集、凝集状态，使脑组织血流缓慢，产生微循环障碍，最终导致脑组织供血减少。

治疗后全血黏度从低切变率到高切变率均有明显的降低。从统计学角度观察分别具有显著意义（$P < 0.05$）和非常显著意义（$P < 0.01$），血浆黏度、红细胞压积和血小板聚集率具有更明显的下降，具有非常显著意义（$P < 0.001$）。红细胞沉降率、红细胞电泳时间改变下降也具有显著意义的改变（$P < 0.05$），血小板电泳时间下降也具有非常显著意义（$P < 0.01$）。

针刺后血脂均有不同程度下降，胆固醇和纤维蛋白原分别具有显著意义（$P < 0.05$）和非常显著意义（$P < 0.01$）的下降。高密度脂蛋白含量则明显上升（$P < 0.01$），高密度脂蛋白和胆固醇的比值（H/T）同样具有非常显著意义的上升（$P < 0.01$）。

治疗前患者血液流变学及血脂均处高值，因而说明中风病后遗症期患者的脑组织血流缓慢黏度升高，侧支循环建立困难，微循环障碍，血液黏、聚、凝性增高，脑组织处于缺血状态，因此临床症状得不到改善。

治疗后，血液黏度、血浆黏度、红细胞压积均有下降，从此改变了血液的高黏度状态，血小板聚集率、血小板和红细胞电泳时间下降表明了红细胞及血小板的聚合力及凝滞性均有下降，说明针刺改善了血液的高黏、聚、凝状态，使血流加快，血管收缩力增强，增加脑组织供血量，在改善了脑组织功能的同时也改善了临床症状。

对血脂的观察表明，针刺后胆固醇、纤维蛋白原均有所降低，说明针刺具有降低血脂之功效，而在血管壁内起着"清洁工"作用的高密度脂蛋白含量的上升，进一步肯定了针刺对于改善动脉硬化方面有积极作用。

动物实验表明，针刺内关、水沟、风池诸穴可以提高动物在缺血条件下的生存能力，提示针刺对动物和人的脑等重要脏器可能具有某种调整血氧供求关系的作用。而在中风病发病3个月以上，脑组织细胞处于萎缩坏死状态下，经过针刺治疗后，仍然有良好的疗效，说明除上述作用以外，针刺还具有促进脑组织的代偿功能的恢复作用。

第七章 醒脑开窍针刺法治疗中风病并发症的临床及研究

一、中风病吞咽障碍的治疗与研究

(一)吞咽障碍的诊断

严格地讲,吞咽障碍既包括假性延髓麻痹(后组颅神经综合性双侧上运动元麻痹、核上性唇舌咽麻痹),又包括由于脑干、延髓缺血导致疑核神经功能低下的下运动神经元性麻痹,吞咽障碍只是个"症",而不是一种病。所以在以往的医学书籍中很少对该"症"提出过明确的诊断标准。由于科学研究的需要,我们曾提出吞咽障碍的诊断标准。

①吞咽障碍,构音障碍,语言障碍。

②软腭、咽喉肌、舌肌运动双侧性困难,但无舌肌萎缩及束颤。

③咽反射存在或亢进,吸吮反射及下颌反射阳性。

④多有双侧中风病病史,常伴强哭强笑等情志障碍表现。

根据大量的临床病例观察,上述诊断标准基本适用于临床。

但应注意与进行性延髓麻痹(后组颅神经综合性双侧下运动元脱髓鞘病变、唇舌咽麻痹)相鉴别。进行性延髓麻痹也可出现吞咽困难、饮水呛咳、语音嘶哑,但起病缓慢,进行性发展,逐渐形成舌肌萎缩、肌束颤动、咽反射减弱或消失。

鉴别诊断的意义在于二者虽同属中医学中"喑""类噎膈"范畴,醒脑开窍针刺法亦皆有疗效,但其预后不完全一样,根据临床体会,二者相对而言,吞咽障碍的治疗效果更好一些。

(二)吞咽障碍中医病名的研讨

多年来,关于吞咽障碍的中医病名很多,也很混乱,医家各抒己见,其说不一。

中医学中虽无吞咽障碍之称，但古籍中的一些记载与之极为相似。如《灵枢·忧恚无言》："咽喉者，水谷之道也；喉咙者，气之所以上下者也；会厌者，音声之户也；口唇者，音声之扇也，舌者，音声之机也；悬雍垂者，音声之关也，颃颡者，分气之所泄也；横骨者，神气所使，主发舌者也。"说明口舌咽喉部与饮食、发音、言语有密切关系，且三阴之经脉多循行至此。

临床有肝血肾精亏耗，经脉失于濡养者；有肝郁气滞、木旺克土加之元阳不足，釜底无薪致脾失健运，痰湿内蕴，闭阻颃颡者；也有肾亏于下、阳亢于上，水不涵木，肝风内动者。

《素问·脉解》云："所谓入中为喑者，阳盛已衰，故为喑也，内夺而厥，则为喑俳，此肾虚也，少阴不至，厥也。"所谓"搏阴则为喑"，即内伤劳损致肾虚，肾虚导致"喑"，可见肾虚是致"喑"的一个主要原因，这同在临床上喑俳多见于肾虚的中老年人的现象也相符。

以往有人将吞咽障碍归类于"喉痹"，似有不妥。《素问·阴阳别论》是这样描述的："一阴一阳结，谓之喉痹。"系指邪气结于厥阴、少阳二经之喉痹病，即临床上所见因风寒、风热之外邪侵袭造成的咽喉肿痛、吞咽不顺、声音低哑、阵咳声重等好似咽喉闭塞的症状，这与西医学中的吞咽障碍从病因病理及临床表现上是截然不同的，不能混为一谈。

从症状上分析，吞咽障碍与《诸病源候论》叙述五噎中的"忧噎""思噎"及《肘后方》五膈中的"忧膈""恚膈"相近。所谓"忧膈""恚膈"是指恚怒伤肝、忧思困脾造成的。

吞咽困难即吞咽时哽噎不顺、似噎又似膈而隔阻不通的症状。这些患者多有不同程度的情感异常。虽似"噎膈"又不同于叶天士所云"食管窄隘使然"之噎膈，所以我们以"类噎膈"冠之。

综上所述，我们认为吞咽障碍应归属于中医学中"喑俳""类噎膈"范畴。

（三）针刺治疗方法

1.治则 调神导气，滋补三阴，通关利窍。

2.处方

（1）内关（双侧）、水沟、风池（双侧）、完骨（双侧）、翳风（双侧）、三阴交（双侧）。

（2）金津、玉液点刺放血。

（3）咽后壁点刺。

3.操作 内关、水沟穴刺法按规范化醒脑开窍针刺法操作。风池穴、完骨穴、翳风穴针向喉结，震颤徐入2~2.5寸，施小幅度高频率捻转补法，即针柄转动90°，转速120~160次/分，如加凤凰展翅手法，感应更强效果更佳，施手法1~3分钟，以咽喉麻胀为宜。翳风穴疼痛敏感者，可隔日1次或每周2次。

三阴交直刺进针1~1.5寸，行提插补法1分钟。金津、玉液位于舌底，患者张口伸舌后，术者迅速用舌钳或消毒餐纸将舌体提起，暴露舌底部。用三棱针点刺金津、玉液，以出血2ml以上为宜，出血量少于2ml者效果差。

咽后壁点刺法。患者张口，用压舌板压住舌体，清楚暴露咽后壁，分别用3寸以上长针点刺双侧咽后壁。

4.疗程 首次治疗必须先刺内关、水沟穴，以后每2~3天针1次；风池、完骨、三阴交穴每日2次，15天为1个疗程。每疗程相隔3~5天。金津、玉液点刺放血及咽后壁点刺均每日1次，15天为1个疗程。

（四）醒脑开窍针刺法对吞咽障碍的疗效

根据全国针灸临床研究中心325例吞咽障碍患者的临床观察，经上述方法治疗了3个疗程后，临床治愈率68.92%，总有效率达98.05%。尤其在治疗的第1个疗程中，患者吞咽障碍均有不同程度的缓解，带鼻饲管的患者一般经过第1个疗程治疗后即可取下鼻饲管，食水均由口入，咽喉间分泌物明显减少，而发音、构音障碍的解决，相对需要时间较长。该观察还提示无论出血性或缺血性中风出现的吞咽障碍，本针法的临床疗效差异不大。

（五）实验室研究

1.对血液流变学的影响 血液流变性正常是保证微循环灌注的必要条件，是组织血流量的决定性因素之一。血液流变性异常可引起脑组织灌注不足、缺血及代谢障碍，为中风病及吞咽障碍的重要因素之一，实验结果表明，醒脑开窍针刺法对中风病吞咽障碍患者血液流变学障碍有显著的改善作用。

（1）降低血液的黏滞性：经针刺后，患者的全血黏度和血浆黏度这两项反映血液黏滞性的指标均得到明显改善，表明血液的黏滞性显著降低，血流阻力减少。

（2）改善血液的凝聚性：血液流变学中，低切下（$100s^{-1}$）的全血黏度、红细胞电泳及红细胞沉降率反映红细胞聚集性；血小板电泳与其聚集率反映血小板凝聚性。经针刺治疗后，患者的这些指标均有显著的改善，表明血液凝聚性明显降低。特别是血小板的凝聚性下降，对血栓形成后引起的吞咽障碍防治更具有重要意义。由于红细胞和血小板表面负电荷减少是凝聚性增高的主要因素，血液凝聚性的改善，说明针刺有使红细胞和血小板表面负电荷增多或消除对其表面负电荷有不利影响因素的作用。

（3）改善血液的浓稠性：红细胞比积是反映血液浓稠性的主要指标，它是影响全血黏度的决定性因素之一。红细胞比积增大可使血液呈高黏滞状态，这与脑血管阻塞密切相关。红细胞压积增加是脑卒中的危险因素，特别与缺血性梗死的发作及范围有关。经针刺后，可以使吞咽障碍患者的红细胞压积明显改善（$P < 0.01$），说明血液浓稠性明显降低，血液流动性增加，脑供血得以改善。

综上所述，醒脑开窍针刺法能显著改善中风病吞咽障碍患者的血流变性能，改变其"瘀闭脑络"的病理状态，增加病变部位的血氧供应，从而使临床症状和体征得以改善或恢复。

2.对末梢微循环的影响 微循环是循环系统的基本结构之一，是组织细胞进行物质交换的场所。人体是一个有机的整体，根据全息原理，局部微循环可在一定程度上间接地反映全身的微循环状况。

我们曾系统地对随机抽样的24例吞咽障碍进行了针刺前后的比较观察。针刺前该组患者有严重的微循环障碍表现，毛细血管径纤细，微血管数目减少、畸形增多、长度缩短，血流瘀滞，出现渗出，血色紫暗，视野模糊等，直接影响组织细胞的血氧供应和物质、能量的正常代谢。这些改变与中医的"气滞血瘀""痰浊内盛"和"风痰阻络、经气不利"的认识基本一致。

经醒脑开窍针刺法治疗后，我们再观察患者的甲皱及球结膜微循环，发现除长度与顶宽变化不明显外，其他指标均有显著改善，达到视野清晰、血色变红，微血管畸形减少、数目增多、流速加快，流态线粒化，出血渗出减轻，改善程度与治疗前比较具有显著性意义。

这表明醒脑开窍针刺法能显著性改善脑中风病吞咽障碍患者的微循环状态，这对增加脑部血流量、改善受损脑组织的缺氧缺血状态，促进神经功能的恢复具有重要意义。其作用机制还不十分清楚，推测可能是针刺使神经–体液调节系统发生良性变化。

3.对颅底动脉血流的影响

（1）吞咽障碍患者颅底动脉血流趋势：通过经颅超声多普勒对吞咽障碍患者的颅底动脉血流观察发现，大多数患者为快速性血流与慢速性血流量混合型，即一支或多支动脉血流速度加快，伴随其他部分动脉血流速度减慢。多次中风病发作后颅内血供主要靠颈内系统代偿供血来完成，但因其动脉硬化，血管弹性及管径减小以及血管内壁的斑块而形成超常速血流，甚至造成某支、某部位的涡流。而椎–基底系统代偿能力较差，往往仍处于供血不足状态。颈内系统的代偿虽然有其一定的积极作用，但也有引起再灌注损伤、自由基紊乱、局部血管内压增高等弊病。

（2）醒脑开窍针刺法对颅底动脉血流有良性调整作用：实验结果证明，醒脑开窍针刺法治疗吞咽障碍后快速性血流的动脉流速相应减慢，而慢速性血流的动脉流速有所提高，频谱形态多有改善，涡流现象有所减轻或消失。换言之，醒脑开窍针刺法治疗可使颅底动脉血流异常程度减轻，供血程度趋于正常。

这提示该针法对颅脑供血需求有良性的调整作用，该作用可能是通过神经–体液调节系统实现的。

二、中风病舌强失语的治疗

中风病失语主要有两种原因：一是语言中枢受到破坏引起的感觉性、运动性及混合性失语；二是由于舌体运动功能障碍造成的程度不同的运动性失语。本节重点讨论后者。

舌体失去柔和及运动功能障碍通常为吞咽障碍的主要特征之一，中医称之为"舌强"，也是中风病常见的症状，其病机为清窍被蒙，神明散乱，机关不利故出现舌强不语，舌体收缩，不能伸舌，也不能上卷舌体等症状。由于舌体的运动功能障碍，直接影响患者的咀嚼、舌咽及发声，成为中风病患者的一种疑难病症。

醒脑开窍针刺法成功地解决了舌强这一难症，临床上取得了比较满意的效果，具体取穴与治疗方法如下。

（1）内关、水沟、三阴交、风池、翳风、完骨穴，针刺法同前。

（2）内大迎穴。该穴位于下颌内前1cm下颌骨内缘。针刺时用2～2.5寸30号毫针向舌根方向直刺1.5～2寸，针感达到咽喉舌根部胀、麻为宜，如向舌尖放射效果更佳。取双侧穴，施以小幅度高频率捻转补法，施术1～3分钟，每日1次，15天为1个疗程，一般1～3个疗程即可见效。

（3）金津、玉液点刺放血。患者张口伸舌后，术者迅速用舌钳或消毒餐纸将舌体提起，暴露舌底部。用三棱针点刺金津、玉液，以出血1～3ml以上为宜，出血量少于1ml者效果差。每日1次，15天为1个疗程。对于促使舌体运动功能的恢复有明显疗效。

（4）舌面点刺。患者张口，术者用毫针快速点刺舌面10余下，以微见细小出血点为宜。每日1次。

三、中风病手挛痿的治疗

（一）手挛痿的分类

手挛痿是中风后遗症的主要症状之一，也是中风致残的主要原因之一。

临床上所见中风手挛痿有两种：一为痉挛性，即手拘挛以腕下垂、掌指关节屈曲、指指关节僵直、肌张力增高为特点；二为弛缓性，即手痿废不用，以手的肌张力低下或见肌肉萎缩为特点。因中风病以上运动神经元损害为特点，故临床上中风病后遗症期以第一种为多见。

（二）取穴与治疗方法

1.内关、水沟、三阴交、极泉、尺泽穴，针刺法同前。

2.患侧合谷穴及上八邪穴。合谷穴于第二掌骨桡侧中点取穴后，先向后溪针刺，以提插泻法待患手四指由拘挛转为弛缓后，再向拇指、食指以提插泻法针刺，以手指抽动为度，然后向三间穴方向进针1寸，留针。八邪穴上1寸为上八邪，针刺进针0.5～1寸，针尖指向指缝，行提插补法，以与针刺穴位相邻的两指抽动为度。

每日1次，每次行针20分钟，30天为1个疗程，一般1~2个疗程即可见效。

中医学认为手挛痿的病机为窍闭神匿，神不导气，经络痹阻，气血不能濡养经脉所致。故取内关、水沟，意在调神以治本；合谷、上八邪意在疏通经络，行气活血，利关节以治标。

对中风后遗症的康复治疗，旨在把机体的功能损失程度降到最低。手挛痿的患者一般病程较长，病久体虚，除了上述针法外，还应注意配合手指的功能锻炼，效果更好。

下篇　各论

第八章 脑卒中

一、概念

脑卒中是一种突然起病的脑血液循环障碍疾病。中医称之为中风，亦名卒中、类中，其临床特点是突然晕倒、不省人事，伴口角喝斜、语言不利、半身不遂，或不经昏仆仅以口角喝斜、半身不遂为临床主证的疾病。因发病急骤，症见多端，病情变化迅速，与风之善行数变特点相似，故名中风。脑卒中具有高发病率、高死亡率、高致残率、高复发率和多并发症（"四高一多"）特征，是世界性重大健康问题之一，也是医学界研究和关注的热点之一。在世界范围内，患病人数每年都以惊人的速度递增，且向低龄化发展。本病可分为缺血性脑血管病、出血性脑血管病、脑血管性痴呆、高血压脑病、颅内血管畸形和颅内动脉瘤、脑动脉炎、脑动脉硬化症、椎–基底动脉供血不足及其他动脉疾病、颅内静脉病、静脉窦及脑部静脉血栓形成等。急性缺血性脑血管病主要包括短暂性脑缺血发作、脑血栓形成和脑栓塞、腔隙性梗死，出血性、无症状性以及不明原因所引起的脑梗死；急性出血性脑血管病主要包括脑出血、蛛网膜下腔出血和外伤性颅内出血。

二、病因病机

中医学与西医学在对本病的起病诱因上认识相一致，均为气候骤变，烦劳过度，情志相激，用力不当等。中医学认为本病由于上述诱因均可化火动风，阳气鸱张，气血逆乱产生风、火、痰、气、瘀，导致清窍蒙闭，神明失宣而发为中风。

西医学认为由于上述诱因而致脑血管病，其病理改变急性期以脑组织缺血、出血、缺氧、脑水肿、坏死、软化和多处毛细血管周围渗出，后期则形成瘢痕和囊腔。

三、辨证分型

中风因病位有浅深、病情有轻重、标本虚实也有先后缓急之差异，所以临床常将中风分为中风先兆、中经络、中脏腑及中风后遗症。

1.中风先兆 眩晕，半身或一侧手、足麻木无力。

2.中经络 突发口眼㖞斜，语言謇涩，半身不遂。

（1）肝阳暴亢：兼见面红目赤，眩晕头痛，心烦易怒，口苦，咽干，便秘，尿黄，舌红或绛，苔黄或燥，脉弦有力。

（2）风痰阻络：肢体麻木或手足拘急，头晕目眩，苔白腻或黄腻，脉弦滑。

（3）痰热腑实：口黏痰多，腹胀便秘，舌红，苔黄腻或灰黑，脉弦滑大。

（4）气虚血瘀：肢体软弱，偏身麻木，手足肿胀，面色淡白，气短乏力，心悸自汗，舌暗，苔白腻，脉细涩。

（5）阴虚风动：肢体麻木，心烦失眠，眩晕耳鸣，手足拘挛或蠕动，舌红，苔少，脉细数。

3.中脏腑

（1）闭证：突然昏仆，不省人事，牙关紧闭，两手握固，二便闭结，舌卷囊缩，兼见颜面潮红，呼吸气粗，喉中痰鸣，口臭身热，躁动不安。

（2）脱证：突然昏仆，不省人事，目合口开，鼻鼾息微，手撒肢冷，汗多不止，二便自遗，肢体软瘫，舌痿，脉散或微。

4.中风后遗症 口眼㖞斜、失语、上肢不遂（上肢拘挛或软而无力）、肩关节疼痛、下肢不遂（下肢拘挛强直或痿软无力）、足内翻或下垂、足趾不用、失明、视物障碍、便秘、小便癃闭或淋漓、小便失控、吞咽障碍、情感障碍、椎–基底动脉供血不足、血管性痴呆、共济障碍。

四、安全操作

针刺治疗在促进脑部血液循环，改善脑组织缺氧，加速脑水肿的吸收，提高脑组织的复苏方面效果卓著。因此，针刺是治疗脑血管病最有效的疗法之一，尤其石学敏院士创立的"醒脑开窍针刺法"，在治疗急性期脑血管病过程中，注重窍闭神匿的发病理论，制订醒脑开窍针刺法治疗方案，临床收到卓著疗效。

（一）治则

1.中风先兆　调神通络。

2.中经络　醒脑开窍，滋补肝肾，疏通经络。

3.中脏腑（闭证）　开窍启闭。

4.中脏腑（脱证）　回阳固脱，醒神开窍。

5.中风后遗症　疏通经络，矫偏和络。

（二）处方及操作

1.中风先兆

（1）处方：上星、百会、印堂、肩髃、曲池、足三里、阳陵泉、完骨、天柱。

（2）症状加减：眩晕加头维、风池；夜眠不安者，加四神聪、神门；烦躁者加合谷、太冲。

（3）操作：上星平刺0.5~1寸，施平补平泻手法1分钟；百会斜刺0.3~0.5寸，施平补平泻手法1分钟；印堂横刺0.3寸，施雀啄手法1分钟；肩髃直刺1~1.5寸，施提插泻法，以麻胀感达肘关节为度；曲池屈肘取穴，直刺1~1.5寸，施提插泻法，以麻胀感到达食指为度；足三里直刺1~1.5寸，施提插泻法，令麻胀感达足踝部；阳陵泉直刺1~1.5寸，施提插泻法，令麻胀感沿小腿外侧至足外踝；天柱、完骨直刺1~1.5寸，施捻转补法1分钟。风池直刺0.5~1寸，施捻转补法1分钟；四神聪、神门直刺0.3~0.5寸，施捻转补法0.5分钟；合谷、太冲直刺0.5~1寸，施呼吸泻法1分钟。

2.中经络

（1）处方：内关（双侧）、水沟、三阴交（患侧）、极泉（患侧）、尺泽（患侧）、委中（患侧）、风池（双侧）、完骨（双侧）、天柱（双侧）。

1）症状加减：手指握固，加合谷、八邪；上肢不能伸者，加曲池。

2）辨证加减：肝阳暴亢证，加太冲、太溪；风痰阻络证，加丰隆、合谷；痰热腑实证，加行间、丰隆；气虚血瘀证，加气海、血海；阴虚风动证，加太溪。

（3）操作：先刺双侧内关，直刺0.5~1寸，施捻转提插的复式手法之泻法，施术1分钟；水沟在鼻中隔下向上斜刺0.3寸，施雀啄手法，以眼球湿润或流泪为度；三阴交沿胫骨内侧后缘进针1~1.5寸，针尖向后斜刺与皮肤呈45°，施提插补法，至患侧下肢抽动3次为度；极泉在原穴下1寸处，直刺1~1.5寸，施提插泻法，以患侧上肢抽动3次为度；尺泽屈肘成120°直刺0.5~1寸，施提插泻法，以患侧前臂及食指抽动3次为度；委中仰卧位直腿抬高取穴，直刺0.5~1.5寸，施提插泻法，以患侧下肢3次抽动为度；风池刺法同前；完骨、天柱直刺1~1.5寸，施捻转补法1分钟。合谷直刺1~1.5寸，刺向三间处，施提插泻法，以患侧食指伸直为度；八邪直刺0.5~1寸，施提插泻法，以患侧手指抽动为度；风池、曲池刺法均同前。太冲、太溪直刺0.5~1寸，施捻转泻法；丰隆、合谷直刺1~1.5寸，施提插泻法；行间、丰隆直刺0.5~1寸，施捻转泻法；气海直刺1~1.5寸，施捻转补法；血海直刺1~1.5寸，施提插泻法。

3.中脏腑（闭证）

（1）处方：内关、水沟、十宣、风府。

（2）操作：内关、水沟刺法同前；十宣以三棱针点刺，挤压出血，每穴出血量1~2ml；风府低头取穴，直刺1.5~2.5寸，施提插泻法，令麻电感到达全头。

4.中脏腑（脱证）

（1）处方：内关、水沟、气海、关元、神阙、太冲、内庭、气舍。

（2）操作：内关、水沟刺法同前；气海、关元、神阙用雷火针或隔盐灸、隔姜灸、隔附子饼灸法，持续时间4~8小时，不以壮数为限；太冲、内庭直刺0.5~1寸，施捻转提插相结合的补法，施术1分钟；气舍直刺1~1.5寸，施捻转补法，连续运针持续1~3分钟，待其恢复自主呼吸；而呼吸较弱，且有间歇时，继续运针，也可加电针刺激，直至呼吸均匀。

5.中风后遗症

（1）口眼㖞斜

1）处方：风池、太阳、颊车、迎香、地仓、下关、合谷。刺络拔罐选下关、颊车、四白。

2）操作：风池针尖刺向喉结方向，进针1.5~2寸，施捻转补法1分钟；太阳沿颧骨弓内缘进针3~3.5寸，透向颊车；迎香横刺或斜刺0.5~1.5寸，施捻转泻法；下关进针1.5寸，施捻转泻法；地仓横刺3~3.5寸，透向颊车，地仓至颊车部1寸1针，深度0.3~0.5寸，施提插泻法；合谷捻转泻法。刺络拔罐是在常规消毒后用三棱针点刺3~5点，用闪火法加罐，出血量5~10ml，隔日1次。

（2）失语

1）处方：风池、上星、百会、金津、玉液、廉泉、通里。

2）操作：风池、上星、百会刺法如前述；金津、玉液用三棱针点刺放血，以出血1~3ml为度；舌面用2寸毫针点刺出血；廉泉直刺1~1.5寸，施合谷刺法，以胀感到达舌根及喉咽部；通里直刺0.5寸为度，施捻转泻法。

（3）上肢不遂

1）处方：风池、肩髃、极泉、尺泽、曲池、合谷、八邪、外关。

2）操作：风池、极泉、尺泽刺法同前；合谷针刺方向先透向大指，继透向三间处，施提插泻法，以患侧大指、次指抽动3次为度；八邪、曲池、肩髃刺法同前；外关直刺1~1.5寸，施提插泻法。

（4）肩关节痛

1）处方：天鼎、肩髃、肩内陵、肩外陵、肩贞、肩中俞、肩外俞、阿是穴。

2）操作：天鼎直刺1~1.5寸，施提插泻法，令触电感直达肩肘或手指；肩髃、肩内陵、肩外陵、肩贞直刺1~1.5寸，施捻转提插泻法；肩中俞、肩外俞均横刺1~1.5寸，施捻转泻法；阿是穴刺络拔罐方法同前。

（5）下肢不遂

1）处方：环跳、委中、三阴交、阳陵泉、昆仑。

2）操作：委中、三阴交针刺方法同前；环跳直刺2~3寸，以触电感传至足趾为度；阳陵泉直刺1~1.5寸，施提插泻法，令触电感传至足趾为度；昆仑直刺0.5寸，施捻转泻法。

（6）足内翻

1）处方：解溪、丘墟、照海、筑宾、昆仑。

2）操作：解溪直刺0.5寸，施捻转泻法；丘墟透照海自丘墟穴进针向照海部位透刺，透刺应缓慢前进，从踝关节的足骨缝隙间逐渐透过，进针为2~2.5寸，以照海穴部位见针尖蠕动为度，施以作用力方向的捻转泻法，即左侧逆时针、右侧顺时针捻转用力，针体自然退回，行手法0.5分钟，手法结束后，将针体提出1~1.5寸，留针30分钟；筑宾、昆仑直刺0.5~1.5寸，施提插泻法。

（7）足趾不用

1）处方：上八风。

2）操作：上八风，分别在1~2、2~3、3~4、4~5趾掌关节上1寸，向足底部直刺，进针0.5~1寸，施用提插泻法，以各足趾抽动3次为度。

（8）失明

1）处方：风池、天柱。

2）操作：风池直刺，针尖方向与双目系对角相交，直刺1~1.5寸，施捻转补法；天柱直刺1~1.5寸，施捻转补法。

（9）视物障碍

1）处方：天柱、睛明、球后。

2）操作：天柱直刺1~1.5寸，施捻转补法；睛明、球后直刺0.5~1寸，不施手法。

（10）便秘

1）处方：丰隆、左水道、左归来、左外水道、左外归来。

2）操作：先取双侧丰隆，直刺1~1.5寸，施捻转泻法；左水道、左归来、左外水道（左水道外开1.5寸）、左外归来（左归来外开1.5寸）均直刺1.5~3寸，施捻转泻法1分钟，留针20分钟，在留针期间，每隔5分钟运针1次。

（11）癃闭

1）处方：中极、秩边、水道。

2）操作：中极直刺1.5~2寸，施提插泻法，令胀感传至会阴；秩边直刺2.5~3寸，针尖方向透向水道，施提插泻法，令胀感达前阴。

（12）小便淋漓

1）处方：关元、气海、太溪。

2）操作：关元、气海直刺1~1.5寸，施呼吸之补法，而后置1寸艾炷于针柄上，施温针灸，每次2~3炷；太溪直刺0.5寸，施捻转补法1分钟。

（13）小便失控

1）处方：关元、中极、曲骨。

2）操作：关元、中极直刺 1.5～2 寸，施呼吸补法，行手法 1 分钟，针后加温针灸，即以 1.5cm 艾条插入针柄，点燃至燃尽；曲骨直刺 1～1.5 寸，施捻转平补平泻，行手法 1 分钟。留针 20～30 分钟。

（14）吞咽障碍

1）处方：双侧风池、双侧完骨、双侧翳风、咽后壁点刺。

2）操作：三穴均向喉结方向斜刺，进针 2～2.5 寸，施小幅度、高频率捻转补法，即捻转幅度小于 90°，捻转频率为 120～160 转/分，行手法 1 分钟，要求双手操作同时捻转，留针 20～30 分钟。以 3 寸毫针或圆利针于咽后壁点刺。

（15）情感障碍

1）处方：百会、四神聪、印堂、风池(双)、神门(双)、合谷(双)、太冲(双)。

2）操作：百会向后平刺 0.3～0.5 寸；四神聪向后平刺 0.5～0.8 寸；印堂向前平刺 0.3～0.5 寸；风池向鼻尖方向斜刺 0.5～0.8 寸；神门直刺 0.3～0.5 寸；合谷直刺 0.5～1 寸；太冲直刺 0.5～0.8 寸。得气后，均采用小幅度捻转补法，施术 1 分钟，留针 30 分钟。

（16）椎-基底动脉供血不足

1）处方：风池、完骨、天柱。

2）操作：双侧风池、完骨、天柱，直刺 1～1.5 寸，均施小幅度、高频率捻转补法 1 分钟。双手操作，留针 20～30 分钟。

（17）血管性痴呆

1）处方：百会、四神聪、四白、太冲。

2）操作：百会、四神聪均向后斜刺 0.3～0.5 寸，施捻转平补平泻法，行手法 1 分钟，留针 20～30 分钟；四白直刺 0.8～1 寸，施小幅度高频率捻转补法，即捻转幅度小于 90°，捻转频率为 120～160 转/分，行手法 1 分钟，留针 20～30 分钟；足三里、太冲均直刺 0.8～1 寸，施以作用力方向的捻转泻法，即左侧逆时针、右侧顺时针捻转用力，针体自然退回，行手法 1 分钟，留针 20～30 分钟。

（18）共济障碍

1）处方：风府或哑门、颈夹脊穴。

2）操作：风府、哑门两穴每次仅选其一，令患者坐位俯首，以2.5～3寸针针向喉结。针体进入皮下后，以震颤手法逐渐进针，每次进针深度不得超过0.5mm，至患者出现全身抖动立即出针，不留针，严禁针体捻转。每周仅针1～2次即可。颈夹脊穴直刺0.3～0.5寸，施捻转补法。

（三）疗程

1.急性期（发病1周～2周之内） 每日针刺2次，10天为1个疗程，持续治疗3个疗程。

2.恢复期（发病2周～6个月） 每日针刺2次，10天为1个疗程，持续治疗3～9个疗程。

3.后遗症期（发病6个月以上） 每日针刺2次，10天为1个疗程，持续治疗6～12个月。

五、病案

【病案1】

王某，男，79岁，初诊日期：2013年4月8日。

［主诉］右侧肢体不遂7月余。

［病史］2013年4月患者无明显诱因突发右侧肢体活动不利，言语困难，当时头痛，头晕，就诊于环湖医院，查颅脑CT、MR示：脑梗死。予降颅压，改善脑循环、改善脑代谢治疗（具体药物不详），经治病情好转出院，遗留右侧肢体活动不利。患者出院后未遵医嘱按时口服药物，加之缺乏早期康复训练，使患侧肌张力渐进性增高，肢体屈曲挛缩，遂就诊于我院。症见：神清，精神可，言语困难，右侧上肢、手指屈曲、强握，不能伸展，足内翻下垂，肌张力增高，右侧足趾卷曲，背伸不能，感觉减弱。腱反射亢进。患侧上下肢肌力3级。舌暗，苔白腻，脉弦滑。

［检查］右侧足趾卷曲，膝关节屈曲，右侧巴宾斯基征（＋），右侧膝跳反射（＋＋＋），肌张力增高，患侧上下肢肌力3级，颅脑MR示：左基底节区梗死。NIHSS评分：12分。

［西医诊断］①痉挛性偏瘫；②脑梗死

[中医诊断] ①足趾不用；②中风（气滞血瘀证）

[治疗]

1.治疗原则 调节气血，协调阴阳。

2.针灸取穴

主穴：上八风（患侧）、内关（双侧）、水沟、三阴交（患侧）。

辅穴：极泉（患侧）、尺泽（患侧）、委中（患侧）、风池（双侧）、完骨（双侧）、天柱（双侧）、肩髃（患侧）、曲池（患侧）、手三里（患侧）、合谷（患侧）、阳陵泉（患侧）、足三里（患侧）。

3.操作 上八风，分别在1～2、2～3、3～4、4～5趾掌关节上1寸，向足底部直刺，进针0.5～1寸，施用提插泻法，以各足趾抽动3次为度，余穴针法同醒脑开窍针刺法，留针30分钟，每日针刺1次。

4.治疗结果 针刺治疗3个疗程后，足趾运动功能较治疗前得到改善。

【按语】足趾不用为脑卒中的后遗症，治疗在醒脑开窍的基础上进行，注重原发病的治疗，对足趾不用进行针对性治疗。足是人体最直接的负重器官，足的主要功能是负重与行走，足趾的功能亦不可小觑，其中以拇指功能最为重要，2～5指功能依次递减。脑卒中后偏瘫步态患者常见的足部异常步态现象主要包括足内翻、外翻、下垂、足趾卷曲和拇指背伸。拇指背伸、足趾卷曲等足趾功能缺失或异常可使足底承重面积明显减少，从而可使单位面积上的足底压力明显增大，加重偏瘫步态的非对称性，进而导致在行走过程中重心移动范围更大程度上超出正常界限，这会增加机体耗能，不能将身体重心转移到支撑腿上，不能迅速完成由一个姿势向另一个姿势的转换，引起步行障碍。除此之外，由于足底局部软组织承受了巨大的压力，造成血液循环不畅，炎性物质的刺激和疼痛都加重了步行的困难。上八风分别在1～2、2～3、3～4、4～5趾掌关节上1寸，从解剖学位置来讲，足部众多肌群绝大多数止于拇指或2～5趾近节跖骨底。针刺上八风旨在通过刺激该处肌肉收缩以达改善足趾运动功能的目的。

【病案2】

张某，男，40岁，初诊日期：2017年2月3日。

[主诉] 双侧肢体瘫痪伴失语1个月。

［病史］患者于2017年1月2日中午12时许，无明显诱因突然出现呕吐，呕吐物为胃内容物，当时神清，无头晕头痛，无胸闷憋气、二便失禁等症，次日出现左侧肢体活动不利，就诊于泰达医院，查颅脑CT示：脑梗死，考虑诊断：脑梗死，具体治疗不详，因左侧肢体活动不利渐进性加重，于5日上午转往环湖医院，并逐渐出现右侧肢体活动不利伴失语，治以抗凝、抗血小板、降脂、控制血压、改善心肌供血、改善脑代谢、改善脑循环、化痰，予口服阿司匹林、氯吡格雷片、他汀类药物，静点醒脑静注射液、红花黄色素、奥拉西坦、长春西汀、天麻素、前列地尔等，经治病情平稳，为进一步治疗收入我病区。现症见：神清，精神弱，失语，持续双侧肢体瘫痪，吞咽困难，纳食自胃管注入，寐安，二便调。高血压病病史半年，最高达180/110mmHg，未系统治疗。

［检查］颅脑MRI（2017年1月3日，泰达医院）：脑干梗死；心电图（2017年2月3日，天津中医药大学第一附属医院）：窦性心律。

［西医诊断］闭锁综合征

［中医诊断］中风病（中经络）（阴虚风动证）

［治疗］

1.治疗原则　醒脑开窍，滋补肝肾，疏通经络。

2.针灸取穴及操作

内关（双侧）捻转提插泻法1分钟，醒脑开窍；水沟雀啄泻法至眼球湿润为度，醒脑开窍；三阴交（患侧）提插补法至肢体抽动3次为度，滋补肝肾。极泉、尺泽、委中（一患侧）提插泻法至肢体抽动3次为度，疏通经络(不留针)；太溪（双侧），捻转补法1分钟，滋阴补肾；劳宫（双侧）、涌泉（双侧）平补平泻，滋阴降火。

3.其他治疗　住院期间以针刺为主，并辅以改善脑代谢及降压药物治疗，经住院治疗25天，症状较前改善。

4.治疗结果　神清，精神可，反应灵敏，可用口形交流，失语，双侧肢体瘫痪，双上肢肌力0级，双下肢肌力0级，左口㖞斜，可入流食，气管切开术后，气切处无渗血渗液，左下肢轻度肿胀，皮肤张力不大，皮温皮色可，纳食自胃管注入，二便自控差，寐安。舌淡红，苔薄白，脉弦。

【按语】诚如《杂病源流犀烛·中风源流》曰："劳倦过度，易致人体脏腑阴阳失调，气血逆乱，日久必致阴亏于下，阳浮于上，虚阳鸱张亢盛，致内风骤生，偶因内外失宜，扰动气血，必致血随气逆，上冲于脑而发病。"闭锁综合征为临床重症，易发生肺感染、下肢静脉血栓等并发症，经针灸治疗可改善患者免疫功能，增强体质。

【病案3】

扈某，女，48岁，初诊日期：2014年6月26日。

[主诉]右侧肢体不自主运动，不能运动及行走5小时。

[病史]患者于子宫摘除术后3天右侧肢体突然出现持续不自主运动，不能运动及行走，伴语言不利，当时无头痛，无胸闷憋气，二便失禁等症。发病当日下午3时入住我院针灸病房，颅脑CT示：两丘脑缺血灶并软化灶，小脑右侧半球密度欠均匀，表情淡漠，语言謇涩，右侧肢体肌力3级，肌张力减低，右侧肢体不自主抽动，呈持续性舞蹈样动作。既往病史：于半年前行心脏瓣膜置换术，2个月前行胆囊切除术，3天前行子宫摘除术。

[检查]血红蛋白9g/dl。舌淡，苔白，脉细弱。

[西医诊断]脑梗死后舞蹈症

[中医诊断]脑卒中后颤证（气虚血瘀证）

[治疗]

1.治疗原则　补益气血，安神定志。

2.针灸取穴　中脘、关元、足三里、膻中、气海、血海、三阴交、太溪、百会、四神聪。

3.操作　气海、血海（双侧）、中脘、关元直刺，针刺深度30mm，行捻转补法1分钟；足三里（双侧）、三阴交（双侧）太溪（双侧）直刺，针刺深度30mm，行提插补法1分钟；膻中平刺，针刺深度10mm，行捻转泻法1分钟；百会、四神聪平刺，针刺深度5mm，行捻转补法1分钟。以上穴位针刺治疗，1次/日，每次留针30分钟。

4.治疗结果　针刺治疗1个月余，患者症状消除，可正常行走，可做简单语言交流，纳食正常，面色正常，舌淡红，苔白，脉缓，血红蛋白12g/dl。患侧（右侧）舞蹈症症状明显好转。

【按语】有关研究表明，舞蹈症是脑卒中后临床少见的症状，发病率仅为1%左右，故而易误诊，贻误病情。西医认为运动系统是通过尾状核、壳核、苍白球、黑质、底丘脑等核团与大脑皮质构成投射路径，从而传入及传出刺激，并凭借黑质到纹状体的多巴胺能投射束的调整作用保持平衡。所以如有上述核团损害导致能量衰竭、酸碱代谢紊乱，将会使 γ-氨基丁酸合成减少，导致纹状体对苍白球的抑制作用减弱，从而对丘脑底核抑制作用增强，下游下丘脑抑制被解除，皮质发出的运动无法中断与停止，最终出现舞蹈症。研究表明，较脑出血而言，缺血性脑血管疾病（即脑梗死）更易导致舞蹈症的出现。这是由于脑梗死患者多因占位效应，挤压相应区域，压力及神经介质的改变影响了运动环路，或是额叶或顶叶到尾状核和壳核的某些通路被破坏导致舞蹈症的产生。从中医角度来讲，对本例脑卒中后颤证的证候诊断为气虚血瘀证。患者由于多次手术，耗伤气血，气虚推动无力，瘀血内停，瘀阻络脉，神不导气，血虚风动，导致颤证。故依据中医辨证，选取中脘、关元、足三里三穴，调理中焦脾胃，促进气血化生，使肢体得以濡养；选取膻中、气海、血海三穴，调理气血运行；三阴交、太溪有益肾生髓之效，髓海有余可促进脑的生理功能的恢复。现代研究则表明刺激三阴交可引起多个与运动相关脑区的葡萄糖代谢增加，激活脑功能，该穴位有良好的运动相关性；百会、四神聪用以安神定志，调神醒脑，对治疗中风病具有重要作用。上述腧穴共用，气血化生有源，以息内风，安神定志，调神醒脑，使患者脑神得复。

【病案4】

罗某，男，55岁，初诊日期：2016年11月2日。

［主诉］左侧肢体活动不利伴咳嗽、咳痰25天。

［病史］患者于25天前无明显诱因突发左侧肢体无力，就诊于天津市医科大学第二附属医院，诊断为脑梗死，予阿替普酶溶栓治疗后出现昏迷，急查脑CT示：脑出血，予脱水降颅压等对症支持治疗后，意识略恢复。住院期间出现发热、咳嗽、咳痰，予抗生素治疗7天后，未见明显好转。为进一步系统诊治转入我院住院治疗。现症：神志欠清，精神弱，呼吸浅促，左侧肢体瘫痪，舌体后坠，咳嗽，咳痰，痰液难以自主咯出，予吸痰后见痰多色黄、质黏稠，喉间可闻及痰鸣，无发热，胸闷烦躁，鼻饲饮食，饮水呛咳，小便自尿管排出，大便3日未行，寐欠安。舌胖大，苔黄腻，脉弦滑。

［检查］双肺可闻及痰鸣音及湿啰音。左侧肢体上肢肌力2级，下肢肌力2级，左巴宾斯基征（＋）。NIHSS评分：16分。2016年10月10日于天津市医

科大学第二附属医院查颅脑CT示：脑出血。2016年11月3日天津中医药大学第一附属医院胸CT示：两下肺炎性改变（左下肺较著）。舌胖大，苔黄腻，脉弦滑。

［西医诊断］①脑出血；②脑梗死；③肺部感染；④高血压病

［中医诊断］①中风（中经络）；②肺痈（痰热瘀阻证）

［治疗］

1.治疗原则　醒脑开窍，宣肺化痰，逐瘀通络。

2.针灸取穴　以醒脑开窍针刺法治疗为主，配以丰隆、太冲、风池、完骨、天柱、翳风、廉泉、金津、玉液、舌面和咽后壁点刺。

3.操作　常规消毒。取双侧内关，进针1~1.5寸，施捻转提插泻法；继刺水沟，向鼻中隔方向针刺0.3~0.5寸，用雀啄泻法，至眼球湿润或流泪为度；三阴交提插补法至肢体抽动3次为度；极泉、尺泽、委中、提插泻法至肢体抽动3次为度，留针30分钟；丰隆、太冲直刺1~1.5寸，施用提插泻法1分钟；风池、完骨、天柱均小幅度高频率捻转补法操作；翳风：针向喉结，进针2~2.5寸，捻转泻法1分钟；金津、玉液：嘱患者张口卷舌，不能配合者可用舌钳将舌体提起，暴露舌底部，用三棱针点刺金津、玉液，以出血2ml以上为宜；咽后壁、舌面：用2寸毫针快速点刺舌面和咽后壁10余下，以微见细小出血为宜。留针30分钟，每日1次。

4.其他治疗　中药：千金苇茎汤加减。

芦　根30g	白茅根30g	炒冬瓜子20g	炒薏苡仁20g
桔　梗10g	鱼腥草30g	瓜　蒌30g	黄　芩10g
杏　仁15g	桃　仁10g	生大黄10g	炒枳壳10g
姜厚朴10g			

　　　　　　　　　　　　　　7付，水煎服，日1剂，2次/日，自胃管注入。

5.治疗结果　7日后复诊：患者咳嗽咳痰较前明显减轻，可自主咯出痰液，痰色白，质较前略清稀，大便日行一次。舌胖大，苔黄腻（较前略薄），脉滑数。喉间痰鸣较前减轻，两肺可闻及少量痰鸣音及湿啰音，效不更方，继予原方治疗。3日后复诊：患者神清，精神可，体温正常，喉间痰鸣消失，偶有咳嗽，双肺呼吸音清，大便正常。NIHSS评分：12分。

【按语】卒中相关性肺炎是指原无肺部感染的卒中患者罹患感染性肺实质

（含肺泡壁即广义上的肺间质）炎症，它是卒中常见的并发症之一，发生率高达10%，是导致卒中患者病情加重甚至死亡的主要原因。《丹溪心法·中风》："中风大率主血虚有痰，治痰为先，次养血行血。"戴元礼《秘传证治要诀》"中风之证，猝然晕倒，昏不知人；或痰涎壅盛，咽喉作声；或口眼㖞斜，手足瘫痪；或半身不遂；或舌强不语。风邪既盛，气必上逆，痰随气上，停留壅塞，昏乱晕倒，皆痰为之也。"可见，中风患者多为痰湿偏盛之人，痰湿日久化热致痰热蕴肺，加之吞咽障碍误吸异物，伤及血脉，热壅血瘀，血败肉腐，乃成肺痈。《金匮要略·肺萎肺痈咳嗽上气病脉证治》曰："千金苇茎汤，治咳有微热，烦满，胸中甲错，是为肺痈。"患者发热、咳嗽、咳痰，痰黄，喉间痰鸣，胸闷烦躁，加之舌胖大，苔黄腻，脉弦滑，中医诊断为肺痈（成痈期），辨证为痰热瘀阻，治宜清热化痰，逐瘀排脓，宣肺通便，拟用千金苇茎汤加减。现代研究认为千金苇茎汤可通过抑制炎症细胞释放炎症因子而起到抗感染作用，对肺功能有不同程度的改善，有明显止咳平喘解热作用，可用于多种呼吸系统疾病。本病另一关键在于针刺，即醒脑开窍针刺法基础上，针刺翳风、廉泉、金津、玉液和舌面、咽后壁点刺治疗卒中后吞咽障碍，可缩短患者留置胃管的时间，改善其吞咽功能。

第九章　血管性痴呆

一、概念

血管性痴呆是指由缺血性卒中、出血性卒中和造成记忆、认知和行为等脑区低灌注的脑血管疾病所致的严重认知功能障碍综合征。主要表现为记忆、认知、言语、性格、行为、判断、注意力、逻辑推理等方面的功能减退或消失。血管性痴呆属于中医"痴呆""善忘""郁证"的范畴，以肝肾精血亏损、气血衰少、髓海不足、脾虚失运为本，以痰浊蒙窍、瘀血阻络为标。血管性痴呆也是脑卒中后比较容易发生的并发症之一，西医学对其治疗也是非常困难，我国老年人血管性痴呆的患病率为 174 /10 万，约有 416 万人。它不仅给患者带来长期痛苦，严重影响其生活质量，而且给家庭、社会造成了沉重的负担。

（一）疾病特点

血管性痴呆过去多称为脑动脉硬化性痴呆，发病年龄为 50～70 岁，男性略多于女性，有以下几个特点：①常伴有高血压病，并有其他部位的动脉硬化；②有反复发作的卒中或脑供血不足史；③情绪不稳和近期记忆障碍为起病症状；④人格和自知力较长期保持完好；⑤智能衰退出现较晚；⑥病程呈跳跃性加剧和不完全性缓解相交替的阶梯样进行性发展；⑦常有脑局灶性损害所致神经系阳性体征。

（二）鉴别诊断

1.阿尔兹海默病　起病隐匿，进展缓慢，记忆、认知等障碍突出，可有人格改变，多数无偏瘫等局灶性神经系统定位体征，神经影像学显示为显著脑皮层萎缩。

2.路易体痴呆　表现为波动性的认知障碍、反复生动的视幻觉、椎体外系症状三大核心症状，可伴有短暂的意识障碍、反复跌倒以及晕厥，但影像学常示脑部无梗死灶。

二、病因病机

缺血性卒中、出血性卒中和脑缺血缺氧等原因均可导致脑血管性痴呆。高龄、吸烟、痴呆家族史、复发性卒中史和低血压者等亦可导致血管性痴呆。本病多为本虚标实，病机责之心、肝、脾、肾等脏腑功能失调，肝肾亏虚，精血不足，致髓海空虚，神明失用；脾虚失运，痰浊内生，上蒙清窍；心脾脏气虚衰，运血无力，致使瘀阻脑络，蒙蔽清窍，即"发于中风，脑神失用；肾虚为本，血瘀痰浊为标"。

三、辨证分型

本病轻者神情淡漠，寡言少语，善忘，迟钝；重者可表现为终日不语，或闭门独处，或口中喃喃，或言辞颠倒，举动不经，或忽哭忽笑，或不欲食，数日不知饥饿。

1.**肝肾不足，髓海失养** 兼见头晕耳鸣，智能下降，神情呆滞愚笨，记忆力、判断力降低，或半身不遂，语言謇涩，齿枯发落，骨软萎弱，舌瘦质淡红，脉沉细尺弱。

2.**肝肾阴虚** 兼见头晕目眩、目干、视物昏花，齿摇发脱，耳鸣，五心烦热，失眠多梦，午后潮热，颧赤盗汗，肢体麻木，筋脉拘急，抽搐，面色暗黑，毛发不荣，爪甲枯脆，胁肋隐痛，形体消瘦，口燥咽干，失眠多梦，腰膝酸痛，舌红少津，脉弦细。

3.**心脾两虚** 兼见心悸，气短，乏力，语声低微，失眠，不思饮食，脘腹胀满，口多涎沫，舌淡苔白，脉弱无力。

4.**痰浊蒙窍** 兼见表情呆滞，或哭笑无常，倦怠思卧，头重如裹，舌淡，苔白腻，脉濡滑。

5.**瘀血内阻** 兼见神情呆滞，智力减退，语言颠倒，善忘易惊恐，思维异常，行为怪诞，口干不欲饮水，或肢体麻木不遂，肌肤甲错，皮肤晦暗，舌质暗或有瘀点，脉细涩。

四、安全操作

实验研究证明，针刺治疗脑血管疾病可通过调整颅内外血管舒缩功能，改善局部微循环障碍，提高脑组织的含氧量，加强脑细胞的营养，改善皮层抑制状态，促进脑组织的修复，激活受损神经细胞的功能，调动正常脑细胞的潜在功能储备，从而加强脑功能的代偿作用，达到治疗疾病的目的。

以下内容系国医大师石学敏院士进行大量临床研究和基础实验而归纳的结论。醒脑开窍针刺法治疗中风病及其并发症、后遗症临床疗效显著，对人体多系统均有良性导向作用。石学敏院士经过多年的临床归纳，将多系统、多学科诊疗、预防、康复方法有机地结合管理，综合、程序化用于中风病的诊疗中，形成了"石氏中风单元疗法"，更进一步降低了中风病死亡率，提高中风病康复率，为中风病及其并发症的治疗开辟了更好的治疗途径。石院士在血管性痴呆的治疗上，注重调神治疗，因其病位在脑，而脑为元神之府，调神醒脑是治疗该病的基本大法。

（一）治则

1.**肝肾不足，髓海失养**　调神益智，补肾益髓。

2.**肝肾阴虚**　醒脑开窍，滋补肝肾。

3.**心脾两虚**　调神醒脑，补益心脾。

4.**痰浊蒙窍**　化痰降浊，开窍启闭。

5.**瘀血内阻**　调神活血，化瘀通络。

（二）处方及操作

1.**处方**　水沟、百会、四神聪、四白、风池、完骨、天柱、内关、丰隆、三阴交。

辨证加减：肝肾不足，髓海失养加肾俞、悬钟；肝肾阴虚加太溪、照海；心脾两虚加心俞、脾俞；痰浊蒙窍加中脘；瘀血内阻加膈俞。

2.**操作**　水沟位于鼻唇沟上1/3处，向鼻中隔方向斜刺0.3～0.5寸，采用重雀啄手法，以流泪或眼球湿润为度。百会、四神聪均向后斜刺0.3～0.5寸，施用捻转平补平泻法，行手法1分钟；四白直刺0.8～1寸，施用小幅度、高频率捻转补法，即捻转幅度小于90°，捻转频率为120～160转/分，行手法1分钟；风池穴当枕骨之下，胸锁乳突肌与斜方肌上端之间的凹陷处，患者低头，向鼻尖方向直刺1～1.5寸，施捻转补法1分钟；完骨、天柱直刺1～1.5

寸，施捻转补法1分钟；内关位于腕横纹中点直上2寸，两筋间，直刺0.5~1寸，采用捻转泻法，配合提插泻法，双侧同时操作，施手法1分钟；丰隆直刺1~1.5寸，行提插捻转泻法，施手法1分钟；三阴交直刺1~1.5寸，施提插补法1分钟。肾俞、悬钟均行提插补法；太溪、照海行提插捻转补法；心俞、脾俞行捻转补法；中脘行提插捻转泻法；膈俞行捻转泻法。上述穴位均留针20~30分钟。

3.方义 水沟为督脉经穴，为醒脑开窍的最佳腧穴之一；百会、四神聪，是醒神健脑的常用穴；四白为足阳明胃经之穴，既为多气多血之乡，有行气活血之效，又为眼眶下入脑之脉络，具有调节气血，醒神健脑之功效；风池、完骨、天柱为脑部经气出入的要穴，具有开窍启脑，调整脑部气血的作用；内关为心包经络穴，亦为调神启闭要穴；丰隆和三阴交分别为足阳明胃经和足太阴脾经在下肢的重要穴位，且三阴交为肝、脾、肾三经交会穴，针刺二穴可调整肝、脾、肾诸脏功能。余穴辨证选用。诸穴合用，相得益彰，共奏调神益智，醒神开窍，调理脏腑之功。

4.治疗时间 每日针2次，10天为1个疗程，持续治疗3~5个疗程。

五、病案

【病案1】

高某，男，63岁，初诊日期：2013年12月20日。

［主诉］反应迟钝、记忆力减退半个月。

［病史］患者于半月前出现反应迟钝，记忆力减退，不知自己及家人姓名，计算能力差，夜寐欠安，纳食正常，小便控制差，大便2~3日一行。既往有脑梗死、脑萎缩、高血压病病史。

［检查］查体欠合作，双瞳孔等大等圆，对光反射存在。右侧肢体肌力4级，右巴宾斯基征（+），血压140/90mmHg。舌红少津，脉弦细。头CT示：①左额、颞梗死灶；②脑萎缩。

［西医诊断］血管性痴呆

［中医诊断］痴呆（肝肾阴虚证）

［治疗］

1.治疗原则 醒脑开窍，滋补肝肾。

2.针灸取穴 内关、水沟、三阴交、风池、完骨、天柱、上星透百会、四神聪、四白。

3.操作 内关直刺1寸，行捻转提插泻法，施术1分钟；水沟用重雀啄手法，以眼球湿润或流泪为度；风池、完骨、天柱施小幅度高频率捻转补法，施术1分钟；三阴交直刺1寸，行提插补法1分钟；四神聪向后斜刺0.5寸，施用捻转平补平泻法，行手法1分钟；四白直刺0.8～1寸，施用小幅度、高频率捻转补法，即捻转幅度小于90°，捻转频率为120～160转/分钟，行手法1分钟；上星斜刺进针0.3寸，后向百会穴透刺，令百会穴处有胀感。留针30分钟，每日针1次。

4.治疗结果 针刺治疗1个月后，患者肌力基本得复，反应迟钝、记忆力减退均较前改善，睡眠改善明显，二便可控，计算能力尚未见明显改善。

【按语】本病多源于缺血性脑血管疾病，大部分发生在中风之后，属于现代中医脑病。"脑为元神之府"，神是人体各种生命活动的外在表现。因此，脑失其司、窍闭神匿，神不导气为本病的总病机。治疗以醒脑开窍、调神益智为大法，取内关、水沟以醒脑开窍；风池、完骨、天柱以补益脑髓；四神聪安神助眠；四白穴为胃经在面部的腧穴，多气多血，其部位通于脑部内侧，可改善脑部供血；上星透百会，可增强醒神安神之功。据患者证候、舌脉可辨为肝肾阴虚证，辅以三阴交穴，以滋补肝肾之阴。辨病与辨证相结合治疗，使患者得以康复。

【病案2】

郭某，女，67岁，初诊日期：2017年2月6日。

[主诉] 记忆力减退4年余。

[病史] 患者自述4年前与家属说话时突发大脑空白，突然忘记讲话内容，后逐渐出现记忆力减退加重，未系统治疗。现症见：神清，精神弱，记忆力减退加重明显，以忘记近期所做之事为重，时有头晕头重，倦怠乏力，无胸闷憋气及肢体活动不利等症状，纳差，夜寐安，二便调。既往史：高血压病病史10余年，现口服美托洛尔治疗，血压控制较好；颈椎病病史多年，未予治疗；冠心病病史8年，2009年行冠状动脉内支架植入术，现病情稳定。

[检查] 神清，精神弱，形体偏瘦，面色失荣，舌淡红苔薄白，脉沉弱；

血压130/80mmHg，神经系统查体未见异常；头颅MRI、脑电图均未见异常。

［西医诊断］血管性痴呆

［中医诊断］痴呆（心脾两虚）

［治疗］

1.治疗原则　安神定志，补益心脾。

2.针灸取穴　内关（双）、水沟、三阴交（双）、风池（双）、完骨（双）、天柱、外关（双）、心俞（双）、脾俞（双）、膻中、中脘、气海、血海（双）、足三里（双）。

3.操作　选用华佗牌一次性使用无菌针灸针，规格为0.25 mm×40mm、0.25 mm×50mm。内关进针1寸，施捻转提插泻法；继刺水沟，向鼻中隔方向斜刺0.3~0.5寸，施雀啄泻法，至眼球湿润或流泪为度；三阴交直刺1寸，行提插补法1分钟后留针；风池、完骨、天柱均直刺1~1.5寸，施捻转补法1分钟，双手操作；外关穴直刺1~1.5寸，施提插补法；双侧心俞、脾俞均直刺0.3寸，行捻转补法，施术1分钟；膻中向上平刺0.5寸，中脘、气海直刺1.5寸，均施小幅度高频率捻转补法；足三里、血海均直刺1寸，施捻转提插补法。

4.治疗结果　治疗4次后，患者诉头晕症状较前明显减轻；治疗7次后，患者诉记忆力较前有所改善；治疗10次后，患者诉记忆力较前明显改善，基本与患病前一致，且无头晕头沉的症状。

【**按语**】痴呆是由脑髓失养，神机失用导致的一种神志异常疾病，以呆傻愚笨、智力低下、记忆力减退等为主要临床表现。轻者可见精神弱，记忆力减退，反应迟钝；重者可见行为失常，忽笑忽哭等。本案患者67岁，形体偏瘦、面色失荣，且有头晕头重、记忆力减退、倦怠乏力、不思饮食的症状，其脉沉弱，辨以心脾两虚证，其病位在脑，针刺治以调神醒脑，补益心脾。风池、完骨、天柱有补益脑髓之功，水沟、内关有醒神开窍之功，心俞、脾俞有补益心脾之功，配之以韩景献教授的"三焦针法"，即膻中、中脘、气海及双侧足三里、血海，通调上中下三焦之气、培护先后天之气，治疗效果明显。

【病案3】

杨某，女，73岁，初诊日期：2017年2月6日。

［主诉］头痛伴记忆力减退1月。

［病史］患者于1月前，无明显诱因突然出现左侧偏头痛，伴记忆力减退，当时神清，无头晕，无胸闷憋气、二便失禁等症，四肢活动无明显变化，患者未予重视，未系统治疗，至今症状未见好转，为进一步治疗收入我病区。现症：神清，精神可，语言尚可，反应迟钝，记忆力差，计算能力下降，左侧偏头痛，双下肢无力，未诉头晕及心前区不适，右肩关节疼痛，时有腰痛，纳少，寐欠安，小便调、大便秘。既往有脑梗死、高血压病、糖尿病病史。

［检查］血压136/81mmHg，双上肢肌力5级，双下肢肌力3级，双侧巴宾斯基征（＋）。MMSE评分：20分。舌暗红，苔白，脉沉。

［西医诊断］①轻度认知障碍；②脑血管供血不足；③脑梗死（陈旧性）；④高血压病；⑤糖尿病

［中医诊断］痴呆（肝肾不足，髓海失养）

［治疗］

1.治疗原则　醒脑开窍，滋补肝肾，疏通经络，补益脑髓。

2.针灸取穴　头面部：百会、四神聪、印堂、水沟、双侧完骨。四肢躯干：双侧劳宫、内关、神门、合谷、足三里、阴陵泉、三阴交、太溪、涌泉、照海、太冲、关元。

3.操作　患者取仰卧位，选用0.25mm×40mm不锈钢毫针，常规消毒。先刺双侧内关穴，直刺0.5～1寸，施以捻转提插相结合的泻法，施手法1分钟；再刺水沟穴，呈45°向上斜刺，施以重雀啄泻法，以眼球湿润或流泪为度；继刺印堂穴，刺入皮下后使针直立，施以轻雀啄手法；再刺百会、四神聪穴，斜刺0.3～0.6寸，施以平补平泻法，以头皮酸胀为度；双侧完骨穴，刺向咽喉方向0.5～0.8寸，施以捻转补法；双侧劳宫穴、涌泉穴，直刺0.5～1寸，施以提插泻法；神门穴，直刺0.2～0.5寸，施轻提插补法；合谷、太冲穴，直刺0.5～1寸，施以提插泻法1分钟；足三里、阴陵泉、三阴交穴，直刺0.8～1.5寸，施以提插捻转补法1分钟；太溪、照海穴，直刺0.5～0.8寸，施以捻转补法；关元穴直刺1～1.5寸，施以提插捻转补法。

4.其他治疗 配合中药治疗如下：

酒黄精20g	生地黄20g	佩　兰10g	盐益智仁10g
牛　膝20g	槲寄生15g	盐杜仲15g	白　芷10g
菊　花10g	炒蔓荆子10g	川　芎10g	薄　荷10g^{后下}
生黄芪20g	陈　皮10g	火麻仁10g	姜厚朴10g
焦槟榔10g	焦麦芽10g	木　香10g	砂　仁10g^{后下}
黄芩片15g	麸炒枳壳10g		

水煎服，日一剂，每次150ml。

配合H脑反射治疗、温灸、湿敷治疗、微波治疗，每日1次。

5.治疗结果 针刺3次后患者偏头痛较前好转；针刺7次后患者轻微偏头痛，反应较前灵敏；针刺12次后患者自觉双下肢肌力较前好转，偶有头部胀痛，计算力、记忆力较前提高，MMSE评分：24分。后患者出院，随诊2周患者病情平稳。

【**按语**】本病在中医学里属于"善忘""癫疾""痴呆"等范畴，呆者，痴也，不慧也，不明事理之谓也，其病因以内因为主。本例患者为肝肾不足，髓海失养证，肾主骨生髓而通于脑，脑为髓海，加之患者年老久病，致肝肾亏损，脑髓失充，神机失控，阴阳失司而呆滞愚钝。《灵枢·天年》云："六十岁，心气始衰，苦忧悲，血气懒惰……"故本病常见于老年人。王清任《医林改错》曰："高年无记性者，脑髓渐空。"故本病多因年老肝肾不足，气血失充，脑髓失养，髓海失充所致。本病患者73岁，年老体衰，反应迟钝，记忆力差，计算能力下降，左侧偏头痛，双下肢无力，辨以肝肾不足，髓海失养证。其病位在脑，针刺治以醒神开窍，补肾填髓。取穴以醒神开窍针法百会、四神聪、完骨、内关、水沟、印堂为主，配合双劳宫、涌泉增强开窍醒神之功，再加以补益肝肾，填精益髓的三阴交、阴陵泉、太溪、照海、足三里、关元。督脉入络脑，百会、印堂通督脉，百会可益气安神，升阳益气，配印堂调神更佳，配四神聪更有安神调神之功，完骨施补法，有填精益髓之功；内关穴为心包经络穴，可调理心气，疏导气血，神门为心经之原穴，可宁心安神，改善睡眠，再配合足三里更有益气生血以补肝肾之功；合谷、太冲为"开四关"，四关穴禀阳明、厥阴之原气，可奏疏肝理气、调和阴阳、交通内外之功效；三阴交、阴陵泉为太阴脾经之穴，可健脾益气血之生化，气血足则髓海得养；太溪、照海为少阴肾经之穴，可滋水涵木、补益肝肾，肾精足则脑髓得充；关元穴为保健常用穴，可温养下元，补益肾精。诸穴合用，共奏醒脑调神，补益肝肾，填精益髓之功，从而改善患者反应迟钝，记忆力差，计算能力下降之症。

【病案4】

刘某，男，55岁，初诊日期：2003年3月10日。

［主诉］右侧肢体活动不利，记忆力减退4年。

［病史］患者既往有高血压病病史，血压平时为150/90mmHg，曾于1999年突发中风而住院，现遗留有右侧肢体活动不利，行动迟缓，言语不清，记忆力减退等症状，今来我科治疗。

［检查］神清合作，语言不清，表情淡漠，右侧肢体活动不利，肌力4级，掌颌反射（＋），霍夫曼征（－），生理反射存在。舌淡苔白腻，脉弦滑。脑CT示：左基底节区脑梗死，脑萎缩。

［西医诊断］①脑梗死；②血管性痴呆

［中医诊断］①中风后遗症；②呆傻（痰浊蒙窍）

［治疗］

1.治疗原则　化痰降浊，开窍启闭。

2.针灸取穴　内关（双）、水沟、三阴交（双）、风池（双）、完骨（双）、天柱（双）、四白（双）、丰隆（双）、三阴交（双）、中脘、阴陵泉（双）。

3.操作　内关进针1寸，施捻转提插泻法；继刺水沟，向鼻中隔方向斜刺0.3～0.5寸，施雀啄泻法，至眼球湿润或流泪为度；三阴交直刺1～1.5寸，行提插补法1分钟后留针；风池、完骨、天柱均直刺1～1.5寸，施捻转补法1分钟，双手操作；四白直刺0.8～1寸，施用小幅度、高频率捻转补法，即捻转幅度小于90°，捻转频率为120～160转/分，行手法1分钟；丰隆直刺1～1.5寸，行提插捻转泻法，施手法1分钟；三阴交直刺1～1.5寸，施提插补法1分钟；中脘直刺1.5寸，行提插捻转泻法；阴陵泉直刺0.8～1.5寸，施提插捻转补法1分钟。

4.治疗结果　针刺10次后，患者记忆力明显好转；针刺15次后，患者心理状态明显好转，记忆、理解等能力明显提高，右侧肢体肌力基本恢复，活动如常。

【按语】呆傻在中医学典籍中有"痴呆""愚痴""神呆"等名称。《景岳全书·杂证谟》曰："痴呆症……若以火警猝恐，一时偶伤心胆，而致失神昏乱者，当以速扶正气为主，宜七福饮，或大补元煎主之。"呆傻的病因病机为禀赋不足，肝肾亏虚，髓海空虚；心脾两虚；痰湿阻窍。该病例中患者年过半百，阴气已衰，肝肾阴虚，水不涵木，肝阳上亢，阳动化风，内风引动夙痰上扰清窍，窍闭神匿，神不导气，发为中风、呆傻，结合舌脉，可辨为痰浊蒙窍证。呆傻的病位在脑，须注重调神醒脑。水沟、内关具有醒神开窍之功；风池、完骨、天柱有补益脑髓之功，使脑髓得以充养；三阴交有滋补肝肾，平肝潜阳之功；丰隆、中脘可化痰降浊；四白穴行气活血，改善脑部供血；三阴交、阴陵泉均为脾经腧穴，且阴陵泉为脾经合穴，本经治本病，结合"合治内腑"，针刺此二穴可起到补益脾脏之效，脾脏健运则痰湿不生。以上诸穴合用可达到醒神开窍启闭，补益脑髓，化痰降浊，行气活血之目的。因此，该法对老年性血管痴呆具有显著疗效。

第十章　偏头痛

一、概念

偏头痛，中医学称为"偏头风"，《素问·风论》有"脑风""首风"之称，"不通则痛，久痛必瘀"为其主要发病机制。因此采用针刺及刺络疗法治疗本病以活血通络止痛，疗效显著。

偏头痛是由于神经、血管性功能失调所引起的疾病，以一侧头部疼痛反复发作为主要特征，常伴有恶心、呕吐，对光及声音敏感等。本病与遗传有关，也有部分患者在脑外伤后出现。它分为两大类型：偏头痛伴有先兆和偏头痛不伴先兆。

（一）临床表现

头痛开始表现为一侧眶上、眶后或额颞部位的钝痛，偶尔可以出现在顶部或枕部。当头痛强度增加时，具有搏动性，以逐渐增强的方式达到高峰，然后持续为一种剧烈的固定痛。这时头痛往往已经从初发的部位扩展到整个半侧头部，甚至向下扩展至上颈部。患者面色苍白，常伴有恶心、呕吐。常见的先兆是视觉障碍，如闪光、闪烁的锯齿形线条、暗点、黑蒙、偏盲等，少见的先兆是手麻、言语障碍。

（二）诊断

（1）偏头痛不伴先兆

1）至少5次疾病发作符合标准2~4。

2）每次疼痛持续4~72小时(未治疗或治疗无效)。

3）至少具有下列之中两个特征：①单侧性；②搏动性；③程度为中度或重度(日常活动受限或停止)；④因日常的体力活动加重，或导致无法进行日常运动(如走路或爬楼梯)。

4）发作期间至少具有下列的一项：①恶心和/或呕吐；②畏光和怕声。

5）不能归因于另一种疾病。

（2）偏头痛伴典型先兆

1）至少2次疾病发作符合标准2~4。

2）先兆包括以下症状至少一种，但没有运动功能减弱：①完全可逆的视觉症状，包括阳性的表现（如：点状色斑或斑或线形闪光幻觉）和/或阴性的表现（如视野缺损）；②完全可逆的感觉症状，包括阳性的表现（如针刺感）和/或阴性的表现（如麻木）；③完全可逆的言语困难性语言障碍。

3）以下标准至少两项：①双侧视觉症状和/或单侧感觉症状；②至少一种先兆症状逐渐发展历时>5分钟和/或不同的先兆症状相继出现历时>5分钟；③每种症状持续≥5分钟且≤60分钟。

4）头痛符合无先兆偏头痛的标准2—4开始时伴有先兆症状发生，或在先兆发生后60分钟以内出现。

5）不能归因于另一疾病。

（三）鉴别诊断

1.丛集性头痛　壮年及中年男性多见，呈跳痛、烧灼痛，发作持续时间为0.5~1小时，常伴有流泪、鼻塞、流涕、脸红。无扳机点，麦角胺治疗有效。

2.原发性三叉神经痛　40岁以上的女性多见，呈电击样、火烙样痛，发作持续时间为数十秒至数分钟，常伴有面肌抽搐、流泪。有扳机点，苯妥英钠治疗有效。

二、病因病机

1.中医病因病机　关于偏头痛的记载，最早见于《灵枢·厥病》，"真头痛，头痛甚，脑尽痛……乃客邪犯脑……头为诸阳之首，脑为精水之海，手足寒至节，此真气为邪所伤，故死不治"。现代中医理论认为，本病多与恼怒、紧张、风火痰浊有关。肝气主升，体阴而用阳，性喜条达，肝主疏泄，具有疏通、调畅全身气机的生理作用。若情致不遂，肝失疏泄，肝气郁结，气郁化火；或恼怒急躁，肝阳上亢，风火循肝胆经脉上冲头部，则致头风。"风为百病之长"，寒热之邪与风相合侵犯人体，因"高巅之上，惟风可到"，所以风气上扰清窍，是偏头痛重要的发病因素之一；此外，风性善行数变，故兼证百出、休作无时、反复发作，迁延不愈。或体内素有痰湿、瘀血，阻遏气机，清气不升，浊气不降，痹阻脑窍脉络，不通则痛。

2.西医发病机制 对偏头痛发病机制比较统一的学说认为，偏头痛作为一种不稳定性的三叉神经-血管反射，伴有疼痛控制通路的节段性缺陷，使得从三叉神经脊核传来的过量放电以及对三叉丘脑束的过量传入神经冲动发生应答，最终引起脑干与颅内血管间发生相互作用。先兆期是由于颅内血管收缩（造成短暂性脑缺血）引起，头痛期由于颅外血管扩张（牵引了血管壁上的神经纤维末梢的伤害性感受器）引起。

三、辨证分型

1.肝阳上亢 头痛而胀，或抽搐跳痛，上冲巅顶，面红耳赤，耳鸣如蝉，心烦易怒，口干口苦，或有胁痛，夜眠不宁，舌红，苔薄黄，脉沉弦有力。

2.痰浊内阻 头部跳痛伴有昏重感，胸脘满闷，呕恶痰涎，苔白腻，脉沉弦或沉滑。

3.瘀血阻络 头痛呈跳痛或如锥如刺，痛有定处，经久不愈，面色晦黯，舌紫或有瘀斑、瘀点，苔薄白，脉弦或涩。

4.气血两虚 头痛而晕，遇劳则重，自汗，气短，畏风，神疲乏力，面色㿠白，舌淡红，苔薄白，脉沉细而弱。

5.肝肾亏虚 头痛，颧红，潮热，盗汗，五心烦热，烦躁失眠，或遗精，性欲亢进，舌红而干，少苔或无苔，脉细弦或细弦数。

四、安全操作

（一）治则

疏解少阳，活血化瘀。

（二）治法

1.针刺法 风池、完骨、太阳、头维透率谷、中封、阳辅、阳陵泉、行间。

2.刺络法 太阳穴刺络拔罐。

（三）操作

1.针刺操作方法 风池、完骨进针，施小幅度高频率捻转补法，每穴施手法1分钟；太阳穴进针1~1.5寸，施捻转泻法1分钟，头维透率谷施捻转泻法1分钟；中封进针0.5~1寸，阳辅进针1寸，均施捻转泻法1分钟。

2.刺络操作方法 太阳用三棱针点刺3~5点，速用闪火拔罐法，令出血3~5ml，留罐5分钟。

（四）配方理论

头侧部为少阳经脉循行所过，其发病多因风邪侵袭少阳，少阳枢机不利，或肝郁化火循胆经上扰，经络痹阻，日久瘀血阻络而发头痛。根据"经脉所过，主治所及"的道理，取少阳、阳明经穴为主，通络止痛。方中风池穴系足少阳胆经与阳维脉之会穴，完骨为足少阳胆经穴，两穴合用，具有通经活络，清头开窍调和气血之功效；头维为足阳明及足少阳的交会穴，有升清降浊之功；中封、阳辅分别为肝、胆经之穴，为清利肝胆经之对穴。运用本法治以疏调少阳、活血化瘀、通络止痛，局部及远端取穴相结合，局部取穴清利头目，远端取穴清泄肝胆之热，加之针后太阳穴刺络拔罐，令血出邪尽而奏奇效。

石学敏院士创立的"醒脑开窍"理论在中医脑病及疑难杂症的针灸实践中疗效确切。对于疼痛剧烈、迁延日久的偏头痛，可以配合醒脑开窍针刺法的内关、水沟等穴，可使效果加倍。

五、病案

【病案1】

王某，女，59岁，初诊日期：2017年2月9日。

［主诉］左侧头部疼痛1年，加重1周。

［病史］患者1年前出现左侧头痛，自服多种止痛药物有所缓解，近1周来疼痛加重，呈搏动性，疼痛剧烈，严重影响了日常生活，遂来我院门诊部

就诊。来诊时左侧偏头痛，呈搏动性，发作时难以忍受，经CT、MR等检查均未发现异常，纳呆，口干不欲饮，大便干。

［检查］血压：140/90mmHg。舌红，苔薄黄，脉弦数。

［西医诊断］偏头痛

［中医诊断］头痛（少阳经头痛）

［治疗］

1.治疗原则 疏调经脉，通络止痛。

2.针灸取穴 风池、头维、太阳、率谷、百会、上星、阿是穴、合谷、外关、足临泣、太冲、阳陵泉。

3.操作 患者取右侧卧位，常规消毒，取0.30mm×40mm毫针，先刺风池，向对侧内眼角方向进针约25mm，行捻转补法1分钟，使患者感觉酸胀感向同侧顶骨结节放射。继针刺患侧足临泣，针身稍向踝关节倾斜，进针约0.4寸，行呼吸泻法。再针刺率谷，沿皮平刺朝向丝竹空方向约1寸，得气后施以捻转泻法，上星、百会平刺约0.5寸，施平补平泻法。余穴常规刺法，均施捻转泻法。留针30分钟，每日1次。

4.治疗结果 治疗首诊后，疼痛减轻，发作次数减少。经3～5天治疗疼痛明显减轻。前后共针刺14次，偏头痛痊愈。

【按语】偏头痛是一种间断性反复发作，以一侧头痛为主的搏动性头痛疾病。发作持续时间一般不超过24小时，但也有持续数天者。偏头痛属于传统医学"头风""脑风""偏头风"范畴，针灸对偏头痛有较好的疗效。针之可迅速控制或缓解疼痛。

偏头痛发病部位为少阳经经脉循行所过。病机多为足少阳胆经经气运行不畅，或胆经酝热化火，火热之气随经上冲所致。根据"经脉所过，主治所及"的治疗原则，取穴以足少阳胆经、手少阳三焦经为主。风池穴处穿出的神经分布于头及面部，针刺可调整局部神经血管代谢，广泛运用于临床偏正头痛；率谷是足少阳、足太阳交会穴，具有疏散少阳风热的作用，上星是治疗头痛的传统选穴；外关为手少阳之络穴，对手少阳三焦经所辖部位的一些疾病（如偏头痛），可以疏通经络，达到治疗目的。在本病的针灸治疗中，重在足临泣行呼吸泻法。足临泣为足少阳之输，是胆经所注之处，具有清热泻火、调畅气血、止痛的作用。穴居足部，远离病所，根据"上病下取"的原则，取之能引热下行。在本病的诊疗过程中，局部取穴有利于加速局部血液循环，调节神经功能。远部取穴，调其气血使筋脉得气血濡养而头痛自止。诸穴合用，疏通经络，行气活血，使阻滞的脉络恢复通畅，达到"通则不痛"的治疗效果。

由于许多因素可诱发偏头痛，在生活起居中注意调护，避免这些因素对身体的侵袭，慎起居，调理饮食，舒畅情志等在一定程度可以预防偏头痛发作。

【病案2】

张某，女，55岁，初诊日期：2017年2月10日。

［主诉］左侧头部间歇性疼痛5天，加重2天。

［病史］患者5天前出现间歇性左侧头痛，疼痛呈搏动性，2天前加重，严重影响日常生活。来诊时左侧偏头痛，呈搏动性，发作时难以忍受，经MR等检查均未发现异常。纳呆，口干不欲饮，大便干，曾服用多种止痛药物治疗，均未奏效。

［检查］血压：135/85mmHg。舌质红，苔薄黄，有津液，脉弦细。

［西医诊断］偏头痛

［中医诊断］头痛（少阳经头痛）

［治疗］

1.治疗原则 疏解少阳，通络止痛。

2.针灸取穴 风池、头维、太阳、率谷、阳陵泉、太冲、足临泣、外关、合谷、上星、百会。

3.操作 患者取右侧卧位，常规消毒，取0.25mm×40mm毫针，先刺风池穴向对侧内眼角方向进针约25mm，行捻转补法1分钟，使患者有酸胀感向同侧顶骨结节放射。继针刺患侧足临泣，针身稍向踝关节倾斜，进针约0.4寸，行呼吸泻法。再针刺率谷，沿皮平刺朝向丝竹空方向约1寸，得气后施以捻转泻法，上星、百会平刺约0.5寸，施平补平泻法，余穴常规刺法，均施捻转泻法。留针30分钟，每日一次。

4.其他治疗

柴 胡10g	黄 芩10g	半 夏10g	白 芷10g
桔 梗10g	川 朴10g	桃 仁10g	红 花10g
赤 芍15g	川 芎6g	地 龙10g	蒺 藜15g

| 葛 根10g | 木 香6g | 天 冬10g | 细 辛2g |
| 炒栀子10g | 六一散6g | 薄 荷6g^{后下} | |

水煎服，日一剂，每次150ml。

5.治疗结果 首诊治疗后，疼痛程度明显减轻，发作次数明显减少。前后共针刺12次，中药汤剂7剂后，偏头痛痊愈。

【按语】头侧部为少阳经脉循行所过，其发病多因风邪侵袭少阳，少阳枢机不利，或肝郁化火循胆经上扰，经络痹阻，日久瘀血阻络而发头痛。根据"经脉所过，主治所及"的道理，以取少阳、阳明经穴为主，通络止痛。方中风池系足少阳胆经与阳维脉之会穴，头维为足阳明及足少阳的交会穴，有升清降浊之功。局部及远端取穴相配合，局部取穴清利头目，远端取穴清泄肝胆之热收效颇佳。

【病案3】

李某，男，58岁，初诊日期：2016年12月22日。

［主诉］间断性右侧头部疼痛3个月，加重1周。

［病史］患者3个月前因与家人争吵引起右侧头痛，痛时如针刺样，疼痛时需予镇静药缓解，1周前因情绪波动再次出现右侧头痛，予镇静药治疗，无明显改善，发作时双手捶头甚至用头撞墙来缓解疼痛，由家属送来我院就诊。

［检查］神清，双手抱头，痛苦貌，右侧头部疼痛，位置固定，伴有乏力，倦怠感，纳少，二便可，眠差，舌质红，苔白，脉弦涩。

［西医诊断］偏头痛

［中医诊断］少阳经头痛（气滞瘀阻证）

［治疗］

1.治疗原则 疏利头目，调养气血，行气止痛。

2.针灸取穴及操作

（1）急性发作期以疏经通络，行气止痛为主。取双侧阳辅穴。操作：选用华佗牌针具，规格0.25mm×40mm。患者取平卧位，予双侧阳辅穴常规消毒，进针后行呼吸补泻之泻法，嘱患者深吸气，医者同时随着患者吸气进针，并行捻转泻法，待患者出现酸麻胀感后，嘱其呼气，医者同时将针提至皮下0.5寸，每5分钟行针1次，20分钟后出针。以上治疗每日1次，当时患者疼痛即可缓解。

（2）缓解期以调养气血，疏利头目为主。取穴：太阳（双）、头维（双）、风池（双）、率谷（双）、合谷（双）、太冲（双）、阳辅（双）、三阴交（双）。操作：选用华佗牌针具，规格0.25mm×40mm。患者取平卧位，腧穴常规消毒后，先针刺阳辅穴用呼吸补泻法之补法，进针后行呼吸补泻之补法，嘱患者深呼气，医者同时随着患者呼气进针，并行捻转补法，待患者出现酸麻胀感后，嘱其吸气，医者同时将针提至皮下0.5寸，每5分钟行针1次。其他腧穴平补平泻，均留针30分钟。

3. 治疗结果 治疗3次以后，患者疼痛发作次数明显减少，发作时疼痛程度减轻，7天治疗后即感疼痛明显减轻，连续治疗3次，疼痛消失，1个疗程结束，悉症皆除，患者基本痊愈。

【**按语**】临床针刺治疗疾病，关键在于调气。《灵枢·九针十二原》云："刺之要，气至而有效，效之信，若风之吹云，明乎若见苍天，刺之道毕矣。"强调了调气在针刺治疗疾病中的重要性，针刺补泻手法为针刺治疗疾病得气的重要方法，呼吸补泻法为其中一种，其最早见于《内经》，《素问·离合真邪论》记载："吸则内针……候呼引针，呼尽乃去，大气皆出，故命曰泻……呼尽内针……候吸引针，气不得出……令神气存，大气留止，故命曰补。"具体阐述了呼吸补泻的临床意义和操作手法。施行呼吸补泻法，其机制是在针刺时，借助于呼吸气，使气至病所，从而使针刺达到引阴外出，导阳气入内，以达到调和阴阳的目的。

由于患者因情志不畅，气机阻滞，遂脉络瘀阻头目，发为偏头风，发作时急则治其标，依据本经子母补泻法"实则泻其子"治疗原则，足少阳胆经五行属木，而疼痛范围局限在胆经循行路线上，根据经脉所过，主治所在，故取阳辅穴。症状缓解后缓则治其本，分别取双侧太阳、头维、风池、率谷、合谷、太冲、阳辅、三阴交。太阳穴为经外奇穴，在颞部，《针灸集成》载其治"头痛及偏头痛"，故疏经通络效佳。风池、头维穴均为少阳、阳维交会穴，率谷为足少阳、足太阳经交会穴，三穴均位于头侧部，配伍相合，可祛风止痛，醒神宁心、清利头目。阳辅穴，阳指阳气，辅为辅佐之意，其效在化阳益气，调气止痛。合谷、太冲相伍谓开四关，调气血，和阴阳，平肝降逆，理气止痛。三阴交补三阴，调气血，养心安神。共同起到平衡阴阳，疏通经络，促进气血运行之效，头痛自止。

第十一章 面神经麻痹

一、概念

面神经麻痹，中医称之为面瘫，是以口眼向一侧㖞斜为主证的病证，又称"口眼㖞斜"。本病可发生于任何年龄，无明显的季节性，多发病急骤，以一侧面部发病多见。中医学认为该病为风邪直中面部，闭阻经脉，经筋瘫痪而致；西医学则认为该病与冷空气刺激有关。其病理改变，早期以神经水肿、缺血、缺氧为主，后期则会发生神经变性、脱髓鞘改变。针刺治疗在促进局部血液循环，改善局部供氧需求，加速神经水肿吸收方面效果卓著。

（一）临床表现

突然发生一侧口眼㖞斜，额纹减弱或消失，闭目露睛，鼻唇沟变浅，口角下移，流泪流涎，颊部存食，味觉减弱，发病早期耳后乳突部可有自发性疼痛或压痛。

（二）诊断

（1）病史：起病急，常有受凉吹风史，或有病毒感染史。

（2）表现：一侧面部表情肌突然瘫痪、病侧额纹消失，眼裂不能闭合，鼻唇沟变浅，口角下垂，鼓腮、吹口哨时漏气，食物易滞留于病侧齿颊间，可伴病侧舌前2/3味觉丧失，听觉过敏，多泪等。

（3）脑CT、MRI检查正常。

（三）鉴别诊断

1.脑干病变 可见于桥脑血管病、桥脑小脑脚肿瘤、桥脑部炎症等疾病。主要鉴别特点为交叉性麻痹。病灶同侧周围性面瘫、外展神经瘫、位听神经功能障碍；病灶对侧舌下神经瘫、肢体中枢性瘫痪。部分患者因病灶较为局限，波及范围较小，发病早期交叉性麻痹并不典型。因此，注重面神经自主神经功能及面神经味觉功能的检查是此类疾病鉴别诊断的关键。局灶性桥脑病变出现的周围性面瘫，以一侧面部表情肌瘫痪为主，而自主神经功能及舌前2/3的味觉障碍不明显。

2.**急性化脓性乳突炎**　乳突比邻茎乳孔，化脓性炎症可以造成面神经的炎性浸润，发生周围性面神经麻痹。其主要鉴别点为：在面瘫发生的同时或之前，耳后乳突部可见红、肿、热、痛等急性炎性病变，同时亦应伴随全身炎性疾病的体征，如发热、白细胞计数增高等。

3.**内耳、中耳病变**　面神经出脑后与听神经并行，并一起进入内听道。在内听道底部，面神经与听神经分道而入面神经管，循行中面神经在中耳有一段暴露。因此，内耳及中耳病变，尤其是炎性病变与占位性病变均可能伴有周围性面瘫的发生。其主要鉴别在于：

（1）周围性面瘫合并耳鸣、耳聋、味觉消失、前庭神经功能紊乱，并有唾液及泪腺分泌障碍。表示病变位于颅后凹或内听道，侵及中间神经及听神经。

（2）周围性面瘫合并耳痛、鼓膜穿孔、耳道流脓。说明是化脓性中耳炎对面神经的炎性浸润。

4.**面颌手术及外伤**　面颌手术及外伤均可造成面神经的损伤或断损，而发生周围性面瘫。其鉴别主要依据病史。

5.**腮腺病变**　面神经穿过腮腺，但不支配腮腺。腮腺病灶如化脓性炎症、肿瘤均可造成面神经的损害，而发生周围性面瘫。其鉴别主要为腮腺的肿大。

二、病因病机

1.**中医病因病机**　劳作过度，机体正气不足，脉络空虚，卫外不固，风寒或风热乘虚中于面部经络，致气血痹阻，经筋功能失调，筋肉失于约束，出现㖞僻。正如《灵枢·经筋》云："足之阳明，手之太阳，筋急则口目为僻。"周围性面瘫包括眼部和口颊部筋肉的症状，由于足太阳经筋为"目上纲"，足阳明经筋为"目下纲"，故眼睑不能闭合为足太阳和足阳明经筋功能失调所致；口颊部主要为手太阳和手、足阳明经筋所主，因此，口㖞主要系该三条经筋功能失常所致。病变日久，筋络失养，可出现筋肉挛缩拘急，发生"倒错"现象。

2.西医发病机制　本病的病因及发病机制尚未完全明确。多数患者是在局部受风寒或上呼吸道感染后发病，亦在脑神经疾患中多见，这与面神经管是一狭长的骨性管道的解剖结构有关。当岩骨发育异常，面神经管可能更为狭窄，这可能是面神经麻痹发病的内在因素。由于骨性面神经管只能容纳面神经通过，所以面神经一旦缺血、水肿就导致神经受压。病毒感染、自主神经功能不稳等均可能导致局部神经营养血管痉挛，神经缺血、水肿，出现面肌痉挛。

三、辨证分型

1.风寒袭络　突然口眼㖞斜，眼睑闭合不全，兼见面部有受寒史，舌淡苔薄白，脉浮紧。

2.风热袭络　突然口眼㖞斜，眼睑闭合不全，继发于感冒发热，或咽部感染史，舌红苔黄腻，脉浮数。

3.风痰阻络　突然口眼㖞斜，眼睑闭合不全，或面部抽搐，颜面麻木作胀，伴头重如蒙、胸闷或呕吐痰涎，舌胖大，苔白腻，脉弦滑。

4.气虚血瘀　口眼㖞斜，眼睑闭合不全日久不愈，面肌时有抽搐，舌淡紫，苔薄白，脉细涩或细弱。

四、安全操作

（一）治则

活血祛风，疏理经筋。

（二）治法

1.针刺法　双侧风池；瘫痪侧完骨、下关、颧髎、迎香、睛明、攒竹、丝竹空；瘫痪对侧合谷；病久加双侧太冲。

2.刺络法　分别位于瘫痪侧太阳经、阳明经、少阳经经筋所过之处的阳白、颧髎、下关、颊车等部位刺络拔罐。

3.经筋刺法　以面部瘫痪肌群的经筋透刺和排刺为主，如阳白四透、太阳透地仓、承浆透地仓、颊车地仓互透、颊肌排刺、瘫痪肌群围刺等。

（三）操作

1.针刺法　双侧风池向对侧眼角斜刺，进针1～1.5寸，施捻转泻法1分钟；完骨直刺1～1.5寸，施术同前；翳风直刺1.5寸，施术同前；合谷直刺1.5寸，施术同前。诸穴施术后留针20分钟。

2.刺络法　每次选取两个部位，用三棱针点刺3～5点，速用闪火罐法，观察其出血情况，令每个部位出血3～5ml，留罐时间不得超过5分钟。以上部位交替使用。

3.经筋刺法　以瘫痪经筋透刺、排刺、围刺为主。阳白穴以四枚针分别向上星、头维、丝竹空、攒竹方向透刺，进针1～1.5寸，施捻转平补平泻1分钟；攒竹透向睛明，进针0.5寸，手法同前，施术轻柔，以免皮下出血；丝竹空沿眉横刺，进针1.5寸，施术同前；四白、迎香分别透向睛明，进针1.5寸，施术同前；太阳向下穿颧弓透向地仓，进针2.5～3寸，施术同前；水沟、承浆、颊车分别透向地仓，进针1.5～2寸，施术同前；沿颊车至地仓，下关至迎香每间隔1寸刺入1针，以进入皮内为度（浅刺），施捻转平补平泻，总计施术2分钟。以上针刺施术后留针20分钟。

（四）疗程

1.急性期（发病7天之内）　刺络法每日1次；其他刺法每日2次；15天内不可间断治疗，15天后，视其症状可以改为：刺络法每日1次或隔日1次；其他刺法每日1次，急性期疗程一般为1～3个月。

2.稳定期（发病7～45天）　治疗时间同急性期，但疗程可能延长。

3.神经变性期及后遗症期（发病45天以上）　治疗时间基本相同，疗程将延长，预后不可估测。症状性周围性面神经麻痹针对原发病灶治疗。根据不同的原发病灶，采取不同的治疗手段。比如：中耳、腮腺、乳突部位细菌性炎症需抗感染治疗；脑干、内听道肿瘤需手术治疗；面部手术或外伤早期需神经纤维外科解决。待原发病灶得以控制，针刺治疗周围性面瘫才能得以获效。

（五）配方理论

面瘫又称面神经麻痹，在中医学归属于"卒口僻""口眼㖞斜"等范畴，是临床多发病种之一。该病源于《灵枢·经筋》，经曰："其病……卒口僻，急者目不合……引颊移口。"面瘫系属经筋发病。或因劳汗当风，或因贪凉喜冷，嗜卧风口，或因腠理开泄，卫外不固，风寒之邪乘虚直中面部经筋，致使外邪瘀阻，经筋失利，纵缓不收。所以三阳经经筋受阻，是该病的关键。《灵枢·经筋》记载手足三阳之筋均上行于面，额为太阳所系；目下属阳明所主；耳前、耳后系少阳所过。面部经筋的透刺、排刺法治疗旨在疏调三阳经经筋。刺络法源于《灵枢·官针》，经云："络刺者，刺小络之血脉也……始刺浅之，以逐邪气而来血气。"刺络法即为络刺，刺小络之血脉，令血出邪尽，血气复行。配以拔罐，主要是以此控制出血量，以达到血出邪尽，血气复行的治疗目的。三阳经经筋均上行于面，多结于颅（即颧部）、颔（即下颌）、颊等处。取这些部位为刺络法的重点部位，配合经筋透刺、排刺法以疏导结聚，疏理经筋，散风祛邪。辅以散风活血的经穴，使该法更具完整性和科学性。该法对原发性周围性面神经麻痹的各期均可获得较好的疗效。

石学敏院士创立的"醒脑开窍"理论在中医脑病及疑难杂症的针灸实践中疗效确切。对于面神经麻痹，运用醒脑开窍针刺法治疗，能使神调气顺，血脉通畅，通则不痛，荣则不痛，使患者感觉、运动功能恢复正常。

五、病案

【病案1】

凌某，女，55岁，初诊日期：2015年12月22日。

[主诉] 左侧口眼㖞斜11天。

[病史] 患者于2015年12月9日左右感冒后出现左耳后疼痛、咽痛，当时无明显口眼㖞斜，就诊于天津医院，考虑咽炎，经相关治疗后咽痛好转，2015年12月11日晨起后出现左眼睑闭合不全、左口㖞，就诊于天津医院，查头颅CT：未见明显异常，考虑周围性面瘫，治以抗感染、减轻组织水肿、营养神经、抗病毒、改善脑代谢、控制血压等，予以泼尼松、甲钴胺分散片、维生素B_1、维生素C、泛昔洛韦胶囊、马栗种子提取物、鼠神经生长因子、长春西汀、参芎葡萄糖注射液、硝苯地平控释片等，经治疗病情好转出院。今为进一步治疗收住我病区。入院时：神清，精神可，语言流利清晰，左面部额纹消失、皱眉不能、眼裂增宽、眼睑闭合不全、鼻唇沟浅、鼓腮漏气、食留齿颊间、嘴角㖞斜，左耳后隐痛，左耳内时有堵塞感，四肢活动可，食纳

可，寐欠安、二便调。

[检查] 舌红，苔薄白，脉浮。头颅CT（2015年12月11日，天津医院）：未见明显异常。肌电图（2015年12月16日，天津医院）：左侧三叉神经-脑干-面神经传导通路传出通路损伤（面神经）。心电图（2015年12月22日，本院）：窦性心律，心肌缺血。

[西医诊断] 面神经麻痹

[中医诊断] 面瘫病（风寒阻络证）

[治疗]

1.治疗原则 疏风清热，通经活络。

2.针灸取穴 地仓（左）、迎香（左）、四白（左）、太阳（左）、颧髎（右）、下关（左）、颊车（左）、攒竹（左）、鱼腰（左）、翳风（左）、风池（左）、合谷（右），阳白（左）。

3.操作 浅刺地仓（左）、迎香（左）、四阳（左）、太阳（左）、颧髎（右）、下关（左）、颊车（左）、攒竹（左）、鱼腰（左），针刺翳风（双）、风池（左）、合谷（左），阳白向鱼腰、攒竹、丝竹空3个方向透刺。症状缓解后加面颊局部毫针毛刺。得气后留针半小时，每日1次。嘱避风寒，禁食辛辣。

4.治疗结果 针刺2次后，左耳后隐痛减轻，针刺3次后，眼睑可闭合；针刺1周后，左额纹变浅、皱眉不能，眼睑可闭合，鼻唇沟浅，左耳后偶有轻微疼痛。

【按语】本病多由正气不足，营卫不调，经脉空虚，风邪乘虚侵袭面部阳明、少阳脉络，致使经络阻滞，气血运行不畅，经脉失养，肌肉纵缓不收而致病。治疗采用远端取穴为主，配合面部阳明、少阳经局部穴位。风池穴为手足三阳、阳维之会，为祛风要穴，从解剖学角度分析，风池穴处穿出的神经分布于头及面部，针刺风池可调整局部神经血管代谢。太阳、攒竹、阳白及地仓调节局部经气、濡润筋肉。合谷为手阳明之合穴，"面口合谷收"。胃经的通达可以调理气血，是治疗本病的关键，如李东垣所说："胃虚则脏腑经络皆无所受气而俱病。"现代研究表明，针刺手足阳明经穴对面神经有良性调整作用，可提高其兴奋性，改善面部营养代谢，加速神经功能的恢复。颧髎穴有疏通面部经络及濡养面部经筋的作用。此外，颧髎位于左右面部之中点，取健侧颧髎以平衡阴阳。局部取穴与循经取穴相结合，加快血液循环，提高神经兴奋性，增强机体抗病能力，有利于祛邪扶正。

【病案2】

范某，女，46岁，初诊日期：2016年9月29日。

[主诉] 右侧口眼㖞斜1周。

[病史] 患者于2016年9月22日，无明显诱因出现右侧颜面不适，未予重视。2天后出现双侧耳后乳突处疼痛，右眼睑闭合不全，右侧额纹变浅、鼓腮漏气、漱口漏水，不能吹口哨，味觉无改变，肢体活动如常，不伴神志障碍，当时无头晕头痛，无胸闷憋气、二便失禁等症，遂于门诊针灸治疗，经治病情无明显变化，现为进一步治疗收入我病区。入院时：神清，精神可，语言清晰流利，双侧耳后乳突处疼痛，右眼睑闭合不全，漱口漏水，味觉无改变，进食时左侧口角及左内眼角周围面肌痉挛，肢体活动如常，纳可，寐欠安，小便调，大便干。1年前患左侧周围性面瘫，经治遗留有进食时左侧口角及左内眼角周围面肌痉挛。

[检查] 舌红，苔白，脉弦。颅脑MRI（2016年9月29日，天津中医药大学第一附属医院）：脑白质少许脱髓鞘斑。心电图（2016年9月29日，天津中医药大学第一附属医院）：窦性心律，大致正常心电图。肌电图：①右面神经受损；②右额肌、右上唇方肌、右下唇方肌不除外神经源性损害；③左额肌、左上唇方肌、左下唇方肌可见肌紧张定位，左上唇方肌可见少量自发电位；④请结合临床，建议观察，复查。

[西医诊断] ①面神经麻痹(面瘫)；②面肌痉挛

[中医诊断] 面瘫病（风邪阻络证）

[治疗]

1.治疗原则 祛风通络，化瘀止痛。

2.取穴 神门、阳白、四白、地仓、迎香、攒竹、太冲、承泣、翳风、太阳穴沿皮透刺颊车、颧髎、下关或大迎。

3.操作 阳白四透同前，四白直刺入眶下孔1~1.5寸，颊车透地仓，进针1.5~2寸，施平补平泻手法；翳风向咽喉方向缓缓进针2.5~3寸，行小幅度高频率捻转补法，施术1分钟；合谷、太冲直刺1寸，施捻转泻法；足三里施捻转补法。太阳穴透刺均沿颧骨弓内侧进针，针感局部酸胀或沿针尖方向传导，其深度一般在2~2.5寸。血海、三阴交、太溪：直刺1寸，血海胀感明显，太溪有酸胀感。均施捻转提插补法，余穴平补平泻，留针30分钟。

4.其他治疗

考虑风邪阻络所致面瘫，故予中药汤剂，治以祛风通络，化瘀止痛，处方如下：

金银花15g	连　翘15g	板蓝根30g	大青叶30g
桃　仁10g	红　花10g	川　芎10g	当　归10g
麸炒僵蚕15g	全　蝎10g	制白附子20g^{先煎}	炙甘草10g
鸡血藤30g			

共7剂，水煎服，日一剂，每次150ml。

5.治疗结果　针刺3次后，右口眼喎斜、右眼睑闭合不全好转；针刺5次后双侧耳后乳突处疼痛较前减轻，右眼睑可闭合，漱口漏水，进食时左侧口角及左内眼角周围面肌痉挛；针刺7次后，右口眼喎斜较前好转，右眼睑可闭合，双侧耳后乳突处疼痛较前减轻，漱口漏水、进食时左侧口角及左内眼角周围面肌痉挛较前缓解；针刺14次后，右口眼喎斜较前好转，右眼睑可闭合，双侧耳后乳突处疼痛明显减轻，漱口漏水、进食时左侧口角及左内眼角周围面肌痉挛较前缓解。后门诊继续治疗3个月，右口眼喎斜明显好转，双侧耳后乳突处疼痛消除，漱口漏水、进食时左侧口角及左内眼角周围面肌痉挛未再发作。

【按语】本病病位在颜面，多属阳明经循行所过，故宜取手足阳明之穴为主。急性期针刺手法宜轻，针刺数量宜少。面肌痉挛是以阵发性、不规则的一侧面部肌肉不自主抽搐为特点的疾病，属于中医学"面风""筋惕肉瞤"等范畴。本病以神经炎症、神经血管压迫等神经损伤为主要原因。阳白、四白、颧髎、颊车、地仓、翳风位于头面部，可疏调头面部经筋、脉络之气。合谷为手阳明经原穴，从手走头面部，"面口合谷收"；肝经贯面颊，太冲为肝经原穴，配合谷称四关穴，能通关开窍、镇静解痉、疏风理血；足三里补益气血，濡养经筋。诸穴合用，加强息风止抽之功。"头者神之居"为"精明之府"，百会为督脉与膀胱经交会穴，居于巅顶，刺之可调神定痉。足少阴肾经之照海以调补肝肾，养血息风。照海、申脉均为八脉交会穴，申脉通阳跷脉，照海通阴跷脉，两穴为调整阴、阳跷脉的主穴。阴、阳跷脉会于目内眦，故照海除了可以治疗眼目赤痛外，该穴实施捻转泻法对于眼睑痉挛有效。此外，《灵枢·大惑论》："不得卧者……卫气不得入于阴，常留于阳。留于阳则阳气满，阳气满则阳跷盛，不得入于阴则阴气虚，故目不瞑矣。"本患者经常失眠导致痉挛的发作及加重，申脉穴同时可以改善患者的睡眠。补足三里能补益胃气、激发经气以濡养颜面经脉。局部配以下关、太阳、地仓、承浆等疏经活络、行血祛风，标本兼治。

【病案3】

周某，男，57岁，初诊日期：2017年2月22日。

［主诉］右侧口眼㖞斜10天。

［病史］患者于2017年2月11日晚上，室外等车受凉后突然出现右侧口角低垂，当时无肢体症状、无头晕头痛，无胸闷憋气、二便失禁等症，就诊于天津中医药大学第一附属医院，查肌力正常，颅脑MR口头报告未见明显新鲜梗死及血肿，考虑周围性面神经麻痹，遂就诊于天津市总医院，予以营养神经等治疗，予口服甲钴胺、肌注鼠神经生长因子、静点丹参注射液等，经治病情无明显好转，为进一步治疗收入我病区。现症：神清，精神可，语言清晰流利，右口眼㖞斜，右额纹消失、蹙额无力、右眼闭合不全，右口角低垂，右耳后疼痛，无肢体症状，纳可，寐安，夜尿频4～5次/晚，大便正常。

［检查］舌淡红，苔白，脉沉细。

［西医诊断］周围性面神经麻痹

［中医诊断］面瘫（风寒阻络证）

［治疗］

1.治疗原则　疏风散寒，通经活络。

2.针灸取穴　地仓、迎香、四白、颧髎、下关、颊车、攒竹、鱼腰、翳风、风池、合谷。

3.操作　患者仰卧位，常规消毒，取0.25mm×40mm毫针，常规穴位采用捻转泻法，进针1～1.5寸；留针30分钟，每日1次。症状缓解后加面颊局部毫针毛刺。

4.治疗结果　针刺3天后，患者症状明显缓解。针刺10天后，患者无表情时无异于常人。巩固治疗1周，复如常人。

【按语】患者受虚邪贼风，风邪阻滞经络，经络不畅，故发此病。治疗应疏风通络。本病病位在颜面，多数阳明经循行所过，故宜取足阳明穴位为主。急性期针刺手法宜轻，针刺数量宜少。诸穴合用，共奏疏风散寒通络之功效。

第十二章　三叉神经痛

一、概念

三叉神经痛是指一种原因未明的颜面部三叉神经分布区内反复发作的、短暂的、阵发性剧痛，又称痛性抽搐。本病分为原发性和继发性两种。后者是由肿瘤、血管畸形或动脉瘤、蛛网膜炎、多发性硬化等引起。原发性三叉神经痛的原因、病变部位及发病机制目前都还不是十分清楚，可能是由于神经冲动短路致癫痫样发作等原因引起。三叉神经痛中医又称"面颊痛"，石学敏院士认为本病是由于风寒或风热之邪侵袭阳明筋脉，气血运行不畅而致。以散风通络止痛为治疗原则，采用针刺及刺络、拔罐疗法治疗本病，临床疗效满意。

（一）临床表现

本病多见于成年及老年人，常在40～50岁以后发病，但很少超过70岁，女性多于男性，少数病例有家族史。大多为单侧发病，极少为双侧。临床症状以疼痛为主。疼痛的特征：突发的（发作前无先兆，如闪电式）、短暂的（历时数秒钟，最多不超过2分钟）、剧烈的（如电击样、针刺样、刀划样、撕裂样、烧灼样）疼痛，发作间歇期完全无症状。疼痛的部位：可以长期固定在三叉神经的某一支，而以第二、三支的发生率最高。第一支很少发生，仅占5%左右。亦可有第二、三支同时受累。多为单侧疼痛，以面颊、上颌、下颌及舌部最明显，尤以上唇外侧、鼻翼、颊部、口角、犬齿、舌等处最敏感，稍触动即可诱发，所以称为"触发点"或"扳机点"。严重者刷牙、洗脸、讲话、咀嚼、吞咽均可诱发，给生活带来严重的不便。少数患者可有痛性抽搐，疼痛发作时反射性面肌抽搐，口角牵向患侧，并有面部发红，眼结膜和鼻黏膜充血、流涕、流泪和流涎。发作频度：早期的发作次数较少，可数日1次，大多数病情逐渐加重。疼痛发作频繁，甚至数分钟1次，病程可呈周期性发作，每次发作持续数周至数月，缓解期可数日至几年，以后再发，越到后期缓解期越短。不经过治疗很少自愈。

（二）诊断

1.疼痛部位 局限于三叉神经分布区域。

2.疼痛特点 为发作性剧痛，呈刀割样、撕裂样、针刺样或电灼样；持续数秒至数分钟，突然自行缓解，过一定时间又突然发作，发作前无先兆。

3.体格检查 原发者常无神经系统阳性体征。经头部X线片、CT均排除外伤性、颅内占位性病变。

（三）鉴别诊断

1.舌咽神经痛 疼痛是一种出现于舌咽神经分部区域的阵发性剧痛。疼痛性质与三叉神经痛很相似，亦分为原发性和继发性两大类。疼痛发生在一侧舌根、咽喉、扁桃体、耳根部及下颌后部，以耳根部疼痛为主要表现。常在进食时吞咽诱发，在咽、舌根、扁桃体窝等有疼痛的触发点，这些部位喷涂局麻药可止痛。

2.牙痛 多为持续性钝痛，疼痛局限于牙根部，在进食冷热性食物时疼痛加剧，牙有叩击痛。口腔科检查及X线检查可以鉴别。

3.额窦或上颌窦炎 为持续性钝痛，局部有压痛，有脓性鼻涕，患侧持续鼻塞，可为鼻腔黏膜肿胀或鼻分泌物蓄积于鼻腔阻塞所致；鼻分泌物为黏脓性或脓性，以上午较多，常与头位引流有关；嗅觉减退。可能形成额部流脓瘘管，多位于额窦前壁及其底部。额窦或上颌窦炎的疼痛有明显的时间规律，每天晨起后发作，逐渐加重，中午最重，午后逐渐缓解，至晚上头痛消失，次日重复发作。触压眼眶内上角有明显压痛。当脓性分泌物排泄（引流）后疼痛可减轻。外周血白细胞计数可以增高。鼻窦X线、CT、MRI等检查可呈炎症改变。

4.颞颌关节综合征 主要的临床表现有关节局部酸胀或疼痛、关节弹响和下颌运动障碍。疼痛部位主要在关节区或关节周围；并可伴有轻重不等的压痛。关节酸胀或疼痛尤以咀嚼及张口时明显。弹响在张口活动时出现。响声可发生在下颌运动的不同阶段，可为清脆的单响声或碎裂的连响声。常见的运动阻碍为张口受限，张口时下颌偏斜，下颌左右侧运动受限等。检查颞颌关节有压痛，关节活动受限，是由于上下颌牙齿咬合不正所致。

5.**蝶腭神经痛**　又称不典型面部神经痛或Sluder病，主要在下半面部的烧灼或钻样疼痛，可由牙部发出，放射至鼻、颧、上颌、眼眶甚至耳、枕、颈肩部。伴眶部压痛、病侧鼻黏膜充血、鼻塞、流泪。疼痛可呈阵发性或持续性，每次数分钟至数小时，反复发作。蝶腭神经节封闭治疗有效。

二、病因病机

1.**中医病因病机**　风邪侵袭，上犯巅顶络脉，则气血不和，经脉阻遏，久则络脉留瘀，每因气候骤变，或偶感风邪而面痛发作，肝木性喜条达，郁则气滞不畅，如因情志激动，则肝胆之风循经上扰，亦可发生三叉神经痛；亦有因先天禀赋不足，血气亏损，精气不充，每因操劳或用力过度而致者，阴虚不濡经脉，虚火上炎等，以致络脉不通，反复发作。根据三支神经分布部位，中医认为本病多为阳明、少阳经脉气血运行不畅，血气痹阻而致。

2.**西医发病机制**　三叉神经痛可分为原发性（症状性）三叉神经痛和继发性三叉神经痛两大类，其中原发性三叉神经痛较常见。原发性三叉神经痛是指具有临床症状，但应用各种检查未发现与发病有关的器质性病变。原发性三叉神经痛的原因、病变部位及发病机制目前都还不是十分清楚，现在以三叉神经微血管压迫导致神经脱髓鞘学说及癫痫样神经痛学说为主。继发性三叉神经痛除有临床症状，同时临床及影像学检查可发现器质性疾病，如肿瘤、炎症、血管畸形等。继发性三叉神经痛多见于40岁以下中、青年人，通常没有扳机点，诱发因素不明显，疼痛常呈持续性，部分患者可发现原发性疾病的其他表现。脑部CT、MRI、鼻咽部活组织检查等有助诊断。

三、辨证分型

1.**风袭经络**　疼痛阵作，如锥如刺，放散走窜。舌淡苔薄，脉弦紧。

2.**肝胃郁热**　疼且眩晕，烦暴易怒，面赤口苦。舌红苔黄，脉弦数。

3.**阴虚火旺**　疼痛绵绵，目昏头重，心悸耳鸣。舌红少苔，脉细数。

4.**瘀血阻络**　疼痛日久、剧烈，位置固定。舌暗或有瘀点少苔，脉细涩。

四、安全操作

（一）治则

舒筋活络，调神定志，化瘀止痛。

（二）治法

1.针刺法　按疼痛部位对症选穴。第一支：太阳、攒竹、头维、合谷、三间、解溪；第二支：下关、四白、迎香、合谷、内庭、颧髎；第三支：听会、下关、地仓、夹承浆。风袭经络加风池、后溪；肝胃郁热加内庭、行间、太冲；阴虚火旺加合谷、三阴交；瘀血阻络加血海、三阴交。在这些穴位基础上再添加百会、水沟，以调神止痛。

2.刺络法　可选取阿是穴、阳白、太阳刺络拔罐治疗。

3.电针法　上述针刺穴位，每次选取2~4个穴位，电脉冲刺激。

4.温针法　穴位同上，每次选疼痛明显处穴位针刺得气后针柄加灸，若患者有风热证表现则不用本法。

5.针对原发病灶的治疗　根据不同的原发病灶，配合不同的治疗方法，如血管瘤、血管畸形需进行相应的手术治疗，原发病灶得以控制，针刺方能显效。

（三）操作

1.针刺法　局部疼痛分支取穴，攒竹，当眉头陷中，眶上切迹处，仰卧位，斜刺0.5~0.8寸，针尖向外下方刺入；四白，目正视，瞳孔直下，当眶下孔凹陷处，直刺0.3~0.5寸，针尖向外上方刺入；夹承浆，颏唇沟正中1寸两侧凹陷处，仰卧位，直刺0.3~0.5寸，宜向内下方刺入，均用捻转泻法。余穴也都是仰卧位，直刺，均为捻转泻法。风袭经络加风池，风池位于后颈部，后头骨下，两条大筋外缘陷窝中，相当于耳垂平齐，患者坐位直刺0.5~0.8寸，向舌根方向刺；后溪在小指尺侧，第5掌骨小头后方，当小指展肌起点外缘，坐位，直刺0.5~1寸，二穴均施泻法。肝胃郁热加内庭，在足背当第2、3跖骨结合部前方凹陷处，仰卧位，直刺0.5~0.8寸。行间位于足背侧，当第1、2趾间，趾蹼缘的后方赤白肉际处，直刺0.5~0.8寸。太冲位于足背，第1、第2跖骨间，跖骨结合部前方凹陷中，或触及动脉搏动处，直刺0.5～0.8寸。行间、太冲二穴均施提插捻转泻法。阴虚火旺加合谷、三阴交；合谷行提插捻转泻法；三阴交行捻转补法。合谷在手背，第1、2掌骨间，当第2掌骨桡侧的中点处，直刺0.5～0.8寸；三阴交在内踝尖上直上3寸，直刺1～1.5寸。瘀血阻络加血海、三阴交。血海穴位于股前区，髌底内侧端上2寸，直刺1～1.5寸；三阴交在内踝尖上直上3寸，直刺1～1.5寸。患者痛甚，增加百会、水沟、内关，以调神止痛。百会位于头部，前发际正中直上5寸，向后斜刺0.3～0.5寸，得气后施以捻转平补平泻法1分钟；水沟向上斜刺0.3～0.5寸，然后单方向捻转针体，针下有缠绕感，雀啄法至患者眼球湿润为度；内关位于前臂掌侧，当曲泽与大陵的连线上，腕横纹上2寸，行捻转泻法1分钟。以上针刺均留针30分钟。

2.刺络拔罐法　选取阿是穴、阳白、太阳，每个部位用三棱针点刺3～5点，深达皮下，取大号玻璃罐闪火法拔之，视出血5～10ml为度，留罐时间为5～10分钟，用于疼痛急性发作，有缓急镇痛之效。

3.电针法　针刺得气后，每次取2～4个穴位加脉冲电针，每次30分钟，用于疼痛急性发作，有迅速止痛之效。

4.温针灸法　每次取疼痛处2～4个穴位，针刺得气后在针尾部放置大小合适的艾炷或在针尾处捏取适量艾绒，待艾炷或艾绒燃尽后更换再灸，直至局部皮肤潮红，有温经散寒之效。

（四）疗程

刺络隔日1次或3日1次，其他针法每日1次，疗程视病情轻重而定。

（五）配方理论

根据三叉神经痛疼痛部位，以及三叉神经辨证分型，多属风邪侵袭，上犯巅顶络脉，则气血不和，经脉阻遏，久则络脉留瘀；或因情志激动，则肝胆之风循经上扰，亦可发三叉神经痛；亦有因先天禀赋不足，血气亏损，精气不充，每因操劳或用力过度而致者。又有阴虚不濡经脉，虚火上炎等，以致络脉不通，反复发作。本病多为阳明、少阳经脉气血运行不畅，血气痹阻而发病，治疗当以通络止痛为主。太阳、攒竹、四白、下关、头维、颧髎、迎香、听会、地仓、夹承浆均在面部三叉神经分布区域，为局部取穴，可疏通局部经气，以达到"通则不痛"的目的。根据"经脉所过，主治所及"的规律，从远端选手足阳明经之合谷、解溪、内庭、三间，以疏经导络。这些穴位可以疏通阳明、少阳经气，祛邪外出，通经活络，临床疗效显著。针后配合艾灸或电针，可起到温经通络的作用，以增强疗效。

石学敏院士在临床中特别强调神的重要性，《素问·宝命全形论》指出："凡刺之真，必先治神。"三叉神经痛除疏通经络外，调神定志的治疗原则不可缺少，在疼痛难忍时针刺内关、水沟、百会，通过调神止痛，效如桴鼓。神是人体整个生命活动的最高主宰。人体精神活动、思维意识、感知闻嗅、躯体运动等功能活动的正常发挥都依赖神的支配，神同时也是脏腑功能盛衰、气血津液盈亏的外在征象，疾病的发生与神机失用相关，疼痛可引起伤神，且伤神状态可加重疼痛敏感度。痛觉从脑神出而知觉，因此疼痛是受脑神支配的。通过调神达到恢复脑神而止痛的效果，实现形神协调与平衡，即"制其神，令气易行"，能收"以意通经""心寂则痛微"而镇痛之效。"脑为元神之府""督脉入络脑""心主血脉""脉舍神"，临床常以督脉穴位为主，辅以心经、心包经穴位以调神，选取内关、水沟、百会理气调神。内关为八脉交会穴，通于阴维，为心包经络穴，能养心宁神，疏通气血；水沟、百会为督脉经穴位，督脉起于胞中，上行入于脑，为诸阳之会，可醒脑开窍，清脑安神定志，通调阳气，疏利气机，调和气血而止痛，诸穴合用以理气调神止痛。

刺络法源于《灵枢·官针》："络刺者，刺小络之血脉也……始刺浅之，以逐邪气而来血气。"刺络法即为络刺，刺小络之血脉，令血出邪尽，血气复行。拔罐法，古称"角法"，通过燃烧罐内空气产生真空负压作用于皮肤，能够改善局部血液循环，调整免疫功能，提高痛阈。拔罐与针刺相结合便形成了一种新的治疗技术——刺络拔罐，两者配合应用，通过拔罐方式控制出血量，使之达到血出邪尽，血气复行，祛瘀止痛的治疗目的。现代研究表明，针刺一方面能够改善局部微循环，改变受压神经根缺血缺氧及水肿状态，达到缓解疾病的目的；另一方面通过调整丘脑和内侧丘脑非特异投射系统，激活内啡肽物质及抑制大脑皮层对体感皮层的疼痛反应，从而产生镇痛效果。

电针是在针刺基础上加以脉冲电刺激治疗。有研究表明，电针可以激发内源性阿片类物质的释放，可使神经递质成分发生改变，对痛觉神经产生阻滞作用，从而产生更稳定、更长效的镇痛效应。

温针灸法是在针柄上加艾炷或艾绒用以温针，其燃烧时所释放的热力借助针柄传至针尖，直达患病部位，此法可祛除风、寒、湿三邪，以达温通经络、散寒止痛、调整机体失衡功能的效果，从而解除痹痛。有研究表明，灸法主要是利用艾火温和的热力扩张治疗部位毛细血管，改善微循环，并加速穴区组织内血液和淋巴循环，促进炎性渗出物特别是致痛物资的吸收、转移和排泄，从而达到或加强止痛效果。

五、病案

【病案1】

林某，女，52岁，初诊日期：2013年12月20日。

［主诉］左侧面部疼痛10天。

［病史］患者10天前受风后出现面部紧箍感，随后面部疼痛不适，自行热敷后疼痛未见缓解，遂就诊于我院。症见左侧面颊上下颌部电击样疼痛，伴有灼热感，每次持续2～3分钟，每日数次，常因触及口角部扳机点诱发。

［检查］左侧面部剧烈电击样疼痛，突发突止，口角部存在扳机点。神经系统检查无阳性体征。舌红，苔薄白，脉弦。

［西医诊断］三叉神经痛

［中医诊断］面痛（风袭经络）

［治疗］

1.治疗原则 疏风通络，活血止痛。

2.针灸取穴 四白（左）、颧髎（左）、迎香（左）、下关（左）、夹承浆（左）、颊车（左）、大迎（左）、风池（双）、合谷（双）、列缺（双）、太冲（双）、水沟、内关（双）。

3.操作 患者取仰卧位，针刺上述穴位，采用捻转泻法，远端穴位行强刺激手法，局部穴位轻刺。水沟穴向上斜刺0.3～0.5寸，然后单方向捻转针体，针下有缠绕感，雀啄法至患者眼球湿润为度；内关直刺0.8～1寸，行捻转泻法1分钟。

4.治疗结果 针刺治疗3次后，患者面部疼痛减轻，10次后疼痛明显改善，发作频次减少，2个疗程后疼痛基本消失。

　　【按语】三叉神经痛属中医"面痛"范畴，外感邪气、情志不舒、外伤等致面部经络气血痹阻，经脉不通则痛。治疗当疏通经络，活血止痛。患侧的四白、颧髎、迎香、下关、夹承浆、颊车、大迎均为局部取穴，可疏通面部经络，通络活血；同时局部穴为阳明、少阳经穴，"多血多气"，刺之以疏调气血。风池为少阳、阳维之会，疏散风邪止痛。合谷、太冲平调阴阳，加强面部穴位通络止痛之效。"头项寻列缺"，列缺为八脉交会穴，别走手阳明，为治疗头面疾病之验穴。水沟为督脉经穴位，督脉起于胞中，上行入于脑，为诸阳之会，可醒脑开窍，清脑安神定志，通调阳气，疏利气机，调和气血而止痛。针刺治疗三叉神经痛，宜先取远端穴位并采用重手法激发经气，配合局部穴位浅刺以疏通面部经络气血，以达到通络止痛之效，同时又避免触及扳机点诱发患者疼痛发作。

　　【病案2】

　　焦某，男，65岁，初诊日期：2015年10月9日。

　　[主诉]右侧面部电击样疼痛3个月，加重1周。

　　[病史]患者自述3个月前无明显诱因出现右侧面部电击样疼痛，曾就诊于外院，予中药汤剂（具体不详）30剂治疗，病情未有明显改善，1周前无明显诱因症状加重，遂来我院针灸科就诊。现症：患者神清，精神可，右侧面部呈电击样疼痛，以眼眶下鼻根旁区域为主，牵及右额头痛，间歇性发作，拒按，每遇情志不舒时加重，局部肿胀，伴有头晕、面红目赤、性情急躁易怒等症。夜寐欠安，二便调。否认其他病史。

　　[检查]舌红，苔黄，脉弦数。头颅MR示：未见明显异常。

　　[西医诊断]三叉神经痛

　　[中医诊断]面痛（肝胃郁热证）

　　[治疗]

　　1.治疗原则　醒神开窍，活血止痛，平肝潜阳。

　　2.针灸取穴　内关（双侧）、水沟、三阴交（双侧）、风池（双侧）、合谷（双侧）、太冲（双侧）、阳白（患侧）、攒竹（患侧）、鱼腰（患侧）、丝竹空（患侧）、太阳（患侧）、颧髎（患侧）、迎香（患侧）、下关（患侧）、行间（双侧）。

　　3.操作　患者面部敏感，针刺面部穴位时总体要求轻快为主，以减少患者痛苦。患者仰卧位，选用华佗牌0.25mm×40mm新毫针，穴位处皮肤常规消毒后刺入。内关直刺1寸，得气后提插捻转泻法；水沟向鼻中隔方向斜刺0.3~0.5寸，捻转泻法；三阴交直刺1~1.5寸，平补平泻法；风池向鼻尖方向刺入0.5~1寸，不得深刺，捻转泻法；合谷直刺0.5~1寸，提插捻转泻法；太冲直刺0.5~1寸，捻转泻法；阳白四透，分别向丝竹空、攒竹、头维、神庭方向透刺1寸左右，攒竹透鱼腰0.5寸左右，鱼腰透丝竹空0.5寸左右，丝竹空透太阳0.5寸左右，均平补平泻法。余辅穴均直刺，深浅适当，均采用捻转泻法。

4.其他治疗

柴　胡10g	生地黄15g	升　麻6g	黄　芩10g
黄　连6g	菊　花10g	薄　荷6g	栀　子10g
牡丹皮10g	厚　朴10g	竹　叶3g	甘　草6g

水煎服，150ml，每日1剂。

患者疼痛剧烈难忍时，加电针治疗，分别向神庭方向透刺的阳白与丝竹空、迎香与下关接华佗牌SDZ-Ⅱ型号的电针，采用疏密波治疗，初期以轻度刺激为主，疼痛稍缓解后的刺激强度以患者能耐受为度。

5.治疗结果　经过2次治疗，患者自述右侧眼眶下疼痛明显减轻，后又经过2个疗程的治疗，患者自述疼痛消失，病愈。

【按语】 对于面痛的认识，《灵枢·经脉》言："颌痛，颊痛，目外眦痛。"《张氏医通》指出："面痛……不能开口言语……手触之则痛。"即是以眼和面颊部出现放射性、烧灼样、抽掣疼痛为主证的疾病，与西医学的三叉神经痛相符。中医学认为"神之所病，百病之始，皆累于神；神之所治，凡刺之法，先醒其神"。醒脑开窍针刺法是石学敏院士创立的治疗中风的方法，杨白燕教授取其醒神开窍之义，用来治疗三叉神经痛。醒神开窍针刺法中内关、水沟具有醒神、调神的作用，以神导气，令气血易行，疏通其经脉，以缓解疼痛，三阴交滋阴降火兼活血化瘀，三穴配合使用，祛邪实，调正气，从而达到止痛效果。按其"经脉所过，主治所及"和"以痛为腧"的取穴原则，采用循经对症取穴，取面部穴位以疏通局部经络，达到活血止痛效果。

【病案3】

牛某，女，58岁，初诊日期：2009年7月20日。

［主诉］右面部发作性疼痛1年，加重10日。

［病史］患者于1年前无明显诱因出现右面部疼痛，每因受风、咀嚼而诱发，经中西药治疗均未能缓解，遂来就诊。现症见：患者痛苦面容，下颌、右口角间断疼痛，疼痛如电击，可向眼眶处放射，触摸时加重，影响进食以及睡眠。大便干，小便黄。

［检查］舌红苔黄，脉弦。

［西医诊断］三叉神经痛

［中医诊断］面痛（肝胃郁热）

［治疗］

1.治疗原则 清肝和胃，疏经止痛。

2.针灸取穴 水沟、百会、内关（双）、耳门（右）、听宫（右）、听会（右）、阳白（右）、上关（右）、太阳（右）、丝竹空（右）、下关（右）、迎香（右）、颊车（右）、地仓（右）

3.操作 患者左侧卧位，常规消毒，微张口，取0.30 mm×40 mm毫针，先分别针刺耳门、听宫、听会，进针约30～35 mm，行捻转泻法；百会向后斜刺0.3～0.5寸，得气后施以捻转平补平泻法1分钟；水沟向上斜刺0.3～0.5寸，然后单方向捻转针体，针下有缠绕感，雀啄法至患者眼球湿润为度；内关直刺0.8～1寸，行捻转泻法1分钟。余穴常规针刺，行捻转泻法。留针30分钟。12次为1个疗程。

4.其他治疗 疼痛局部刺络拔罐，每3日1次。

5.治疗结果 经4次针灸治疗疼痛明显减轻，可进流食，局部不触不痛，但一触即痛，可入睡，但仍会痛醒。针刺10次后症状较前减轻，可进食较硬食物，疼痛发作次数减少，夜里基本正常入睡。经3个疗程后患者痊愈。随访3个月未见复发。

【按语】本病主要表现为一侧面部的三叉神经分布区的短暂的反复发作的剧烈疼痛，以上颌支与下颌支同时受累者最多见。属中医学的"面痛""头风"等范畴。其病顽固难愈，多与风邪挟他邪侵袭阳明、少阳经络有关。西医治疗效果不明显。中医认为以耳门、听宫、听会为主穴治疗本病效果显著。耳门、听宫、听会分属手少阳经、手太阳经、足少阳经，邻近三叉神经出颅部位，深刺此三穴以达到疏风通经，活络止痛之效。再分别在三叉神经循行部位局部选穴加强疏经导气，祛邪外出之效，使面痛得以缓解。诸穴合用可疏风止痛，清热泻火，化瘀通经。值得一提的是，疼痛局部刺络放血之法，有迅速止痛的效果，要注意配合使用。石学敏院士通过调神达到恢复脑神止痛的效果，实现形神协调与平衡，即"制其神，令气易行"，能收"以意通经""心寂则痛微"而镇痛之效。

第十三章　颈椎病

一、概念

颈椎病是由于椎间盘退变，脊椎骨质增生以致脊髓和神经根受压的疾病。其致病原因是随着年龄的增长或长期被动体位使椎间盘髓核部分所含水分不断减少，由于脱水造成髓核弹力减低，收缩度变小，同时环状纤维呈玻璃样变致其向外膨出并变得粗糙，于是在椎间盘与椎体之间发生摩擦，产生骨质增生。其次，由于椎间盘退化造成椎间隙狭窄，因而出现神经根受压及缺血等改变。可分为颈型颈椎病、神经根型颈椎病、脊髓型颈椎病、椎动脉型颈椎病、交感神经型颈椎病、食管压迫型颈椎病。颈椎病属于中医学"痹证""眩晕""心悸""痰饮"的范畴，石学敏院士认为本病是因素体虚弱、肝肾亏损、气血不足、筋骨失养，复感风寒湿邪阻滞经气，血脉不和，引发颈项强痛。石学敏院士以活血通络、祛风止痛为治则，采用针刺、拔罐等方法治疗本病，临床疗效满意。

（一）临床表现

1.颈型颈椎病　单纯以颈部不适感及活动受限为主，不具有其他类型的颈椎病的特殊特点，比如神经根型颈椎病的放射痛等。

2.食管压迫型颈椎病　以项部疼痛、硬、酸胀合并吞咽硬质食物困难，严重者渐而影响吞咽软食与流质饮食为主要表现。

3.神经根型颈椎病　颈项滞重而疼，肩臂麻木、疼痛，可放射至手指，肢冷无力，严重者握物、执笔均受影响，病程久者，出现肌萎缩。

4.椎动脉型颈椎病　眩晕、颈肩痛或颈枕痛，头颈过度转动可发生昏仆、视物模糊、耳鸣、耳聋等。

5.脊髓型颈椎病　双下肢或四肢麻木无力，逐渐加重，深感觉少有受累者，可有胸或腹部束带感，此时常伴有腹壁反射增强。严重者可出现不同程度的痉挛性瘫痪，出现锥体束征、二便失禁等。

6.交感神经型颈椎病 头晕、枕部头痛、胸闷憋气，心悸气短，失眠，多汗，肢冷肤凉、烦躁不安等。

7.综合型颈椎病 上述症状同时出现两种类型以上者。

颈椎病中、后期多处肌力下降，肌腱反射减弱或消失及肌萎缩现象。体格检查可有臂丛牵拉试验、霍夫曼征、椎间孔挤压试验阳性等。

（二）诊断

1.符合颈椎病的临床症状 主要有颈部创伤史、劳损史、感受风寒史，急性发作颈背疼痛、上肢无力、手指发麻、下肢乏力、行走困难、头晕、恶心、呕吐，甚至视物模糊、心动过速及吞咽困难等。

2.影像学检查 侧位片可见颈椎生理前凸减小、变直或呈"反屈线"，椎间隙变窄，病变椎节有退变，前后缘有骨刺形成。伸屈侧位片可见有椎间不稳。CT可发现病变节段椎间盘变性侧后方突出或后方骨赘并借以判断椎管矢径大小。MR可发现椎间隙后方对硬膜囊有压迫。若合并有脊髓功能损害者，可显示脊髓受压改变。

3.体格检查 可见低头-仰头试验、压头试验、臂丛牵拉试验、旋颈试验、霍夫曼征、椎间孔挤压试验阳性。

（三）鉴别诊断

1.臂丛神经痛 臂丛神经的功能主要是支配上肢。患病时疼痛首先在臂和手，疼痛初期呈间歇性，但可迅速变为持续性而影响整个上肢，锁骨上窝及神经干有压痛，牵引上肢向外后上方活动时疼痛加剧，而不同于颈椎病的颈部活动受限，也无头晕症状，臂丛神经损害多因感染、外伤所致，颈椎X线检查可协助鉴别。

2.颈胸神经根炎 发病多见于青壮年，常由病毒感染所致，发病前多有上呼吸道感染史，其主要症状为一侧或双侧颈、上胸、背、肩、臂部或肘、腕、指部放射性疼痛或麻木感。疼痛时轻时重，性质以酸痛、钝痛为主，也可为刀割样痛，患肢可有感觉减退、运动障碍、腱反射减弱或消失。而颈椎病发病于中年以上，有颈后痛和活动受限，而无颈神经根与椎动脉压迫症状，

X线片有颈椎增生的改变。

3.食管炎　泛指食管黏膜浅层或深层组织由于受到刺激或损伤，食管黏膜发生水肿和充血而引发的炎症。化学性刺激包括胃酸、胆汁、烈酒以及强酸、强碱、药物等；物理性刺激包括烫的食物、饮料，食管异物（鱼刺等）嵌顿，长期放置鼻胃管等。由于化学治疗、放射治疗导致食管局部受损，或患者本身抵抗力下降导致结核杆菌、真菌（念珠菌）或病毒感染亦可引发食管炎。临床最常见的是胃酸反流引起的反流性食管炎。而食管压迫型颈椎病虽然也有吞咽困难的表现，但是多发病于中年以上，有颈后痛和活动受限，X线片有颈椎增生的改变。

二、病因病机

1.中医病因病机　中医理论认为，感受外邪，跌扑损伤，动作失度，可使项部经络气血运行不畅，故项部疼痛、僵硬、酸胀；肝血不足，气血亏损，督脉空虚，筋骨失养，气血不能养益脑窍，或脾虚痰浊上扰清窍而出现头痛、头晕、耳鸣、耳聋；经络受阻，气血运行不畅，导致上肢疼麻木等症状，主要与督脉和手、足太阳经密切相关。

2.西医发病机制　颈椎退行性改变是颈椎病发病的主要原因，其中椎间盘的退变尤为重要，是颈椎诸结构退变的首发因素，并由此演变出一系列颈椎病的病理解剖及病理生理改变。包括：①椎间盘变性；②韧带-椎间盘间隙的出现与血肿形成；③椎体边缘骨刺形成；④颈椎其他部位的退变；⑤椎管矢状径及容积减小。也与慢性劳损息息相关，慢性劳损主要包括不良的睡眠体位、不当的工作姿势、不适当的体育锻炼，这些都会造成椎旁肌肉、韧带及关节的平衡失调、加重颈椎负荷。

三、辨证分型

1.气滞血瘀　颈项僵硬，肩背滞重疼痛，上肢痛，头疼头重头胀，时发口紧、舌强。舌质多紫暗或有瘀点，脉多沉弦或紧。

2.寒湿内痹　颈、肩、臂疼痛，痛有定处，伴有麻木、沉重无力感。喜热畏寒，遇寒加重，活动受限。舌质多晦暗，脉多沉弦。

3.血虚气滞　头昏头重，眩晕耳鸣，视物模糊，时发舌强口紧，腰膝酸软，步行不利，时有跌扑或昏仆。脉多沉而无力。

4.风寒袭络 因受风受凉而发病，颈项僵硬，肩背滞重疼痛，肌肉发紧。舌淡苔薄白，脉浮或浮紧。

5.脾虚痰湿 头晕头胀，起卧等体位改变时头晕不适加重，伴恶心，体型常肥胖，平素嗜食肥甘厚味。舌苔常厚腻，脉常滑。

6.肝肾亏虚 颈、肩、臂疼痛，揉按后缓解，常伴双上肢、双手麻木感，右侧为甚，常见于老年精亏患者。脉常弦细或沉而无力。

四、安全操作

（一）治则

疏风活血，调神定志，通痹止痛。

（二）治法

1.针刺法 颈夹脊、大椎、头维、上星、印堂、完骨、天柱、玉枕、合谷、列缺、水沟、内关、百会、四神聪。气滞血瘀型加血海、玉枕；寒湿内痹型加肺俞、心俞、膈俞；血虚气滞型加气海、膈俞；风寒袭络型加风池；脾虚痰湿型加丰隆、足三里；肝肾亏虚型加肾俞、肝俞。

2.刺络法 分别于阿是穴、大椎等部位刺络拔罐。

3.电针法 上述针刺穴位，每次选取2～4个穴位，电脉冲刺激。

4.温针法 穴位同上，每次选疼痛明显处穴位针刺得气后针柄加灸。

5.刮痧 在患者肩颈处涂抹适当活络油，再持刮痧板于患者肩颈行刮痧治疗。

6.中药汤剂 石学敏院士常运用葛根汤以解表发汗、生津液、舒筋骨来治疗颈椎病。

（三）操作

1.针刺法 颈夹脊，坐位第1颈椎至第7颈椎，各椎棘突下旁开0.5寸，直刺0.5～1寸，得气后施以提插泻法1分钟。大椎，坐位第7颈椎棘突下凹陷中，斜刺0.5～1寸，得气后施以提插泻法1分钟。内关，位于腕横纹中点直上2寸，掌长肌腱与桡侧腕屈肌腱之间，直刺0.5～1寸，得气后施以提插捻转泻法1分钟。内关捻转泻法采用石学敏院士手法量学捻转补泻手法第一定义，即左侧捻转的方向为逆时针（相对患者而言），右侧捻转方向为顺时针。配合提插泻法，双侧同时操作。水沟，位于鼻唇沟上1/3处，向鼻中隔方向斜刺0.3~0.5寸，采用重雀啄手法，以流泪或眼球湿润为度，留针30分钟。百会、四神聪，均向后斜刺0.3~0.5寸，得气后施以捻转平补平泻法1分钟，留针30分钟。其余证型增加穴位，均施以泻法1分钟，留针30分钟。

2. 刺络拔罐法 在膀胱经及督脉循行部位，仔细触按寻找压痛点或疼痛部位，每次选取2~4个部位，每个部位用三棱针点刺3~5点，深达皮下，取大号玻璃罐闪火法拔之，视出血5~10ml为度，留罐时间为5~10分钟，用于疼痛严重者，有镇痛之效。

3. 电针法 针刺得气后，每次取2~4个穴位加脉冲电针，每次30分钟，可加强穴位刺激，增强疗效。

4. 温针灸法 每次取疼痛处2~4个穴位，针刺得气后在针尾部放置大小合适的艾炷或在针尾处捏取适量艾绒，待艾炷或艾绒燃尽后更换再灸，直至局部皮肤潮红，有温经散寒之效。

5. 刮痧 在患者肩颈处涂抹适当活络油，再持刮痧板于患者肩颈行刮痧治疗，刮痧力度适中，让患者出痧，以潮红为度，可在患者阿是穴部位重复施加力度，出现皮色变红变深为度，可活血通络，缓解肌肉紧张。

6. 中药汤剂 葛根汤由葛根、麻黄、桂枝、芍药、生姜、大枣、炙甘草等7味中药组成，可解表发汗、生津液、舒筋骨。

（四）疗程

针刺每日1次，连续15次，可辅助电针或温针灸，刺络拔罐或者刮痧3日1次，疗程视病情轻重而定。

（五）配方理论

根据颈椎病疼痛部位，系属督脉和手、足太阳经经络受阻，气血运行不畅，导致上肢疼痛麻木等症状，或因风寒侵袭，阻滞经气运行，气滞血瘀，脉络瘀阻；或因肝肾不足，经脉失于濡养，导致太阳和督脉经脉受阻而发病，治疗当以疏调经气为主。颈夹脊、大椎、脑户、脑空、玉枕等均为局部取穴，起到疏通经络、清利头目、调和经气的功效。合谷与列缺均为远端取穴，合谷属大肠经原穴，属阳主表，有升清降浊，宣通气血之功。根据《四总穴歌》，可知头项寻列缺，列缺对于颈椎病有远治作用，临床疗效显著。针后可配合艾灸或电针，可起到温经或增强针灸刺激的作用，以增强疗效。

颈椎病多伴有眩晕的症状表现，石学敏院士认为这种情况多属椎-基底动脉供血不足所致，其重视"神"的运用，使用"醒脑开窍"法验之临床，主取水沟、内关、三阴交、风池、完骨、天柱为基本方。穴位性质方面，内关可养心安神，疏通气血；水沟可调督脉，开闭醒脑；三阴交可补益肝肾，生髓益脑，由于诸穴的协同作用，对改善血液的高黏、聚、凝状态，加快脑血流，增加脑血供均可起明显改善症状，并有标本兼治之功。风池、完骨、天柱局部取穴，可有效改善椎-基底动脉循环。同时加大椎、丰隆、足三里等穴对兼有瘀血凝滞、痰湿阻络、肝肾不足、风寒浸淫、气血亏损等症的疗效起到增强作用。

刺络法在膀胱经及督脉循行部位，仔细触按寻找压痛点或疼痛部位，在阿是穴部位刺络放血，可加速局部血液循环，排出瘀血，松解局部肌肉压力，令血出邪尽，血气复行。拔罐法，能够改善局部血液循环，调整免疫功能，提高痛阈。电针是在针刺基础上加以脉冲电刺激治疗，可以激发内源性阿片类物质的释放，对痛觉神经产生阻滞作用，从而产生更稳定、更长效的镇痛效应。温针灸法是在针柄上加艾炷或艾绒用以温针，其燃烧时所释放的热力借助针柄传至针尖，直达患病部位，使其感受到温和刺激，此法可祛除风、寒邪气，对寒湿内痹型、风寒袭络型效果尤甚。刮痧是在患者肩颈处涂抹适当活络油，再持刮痧板于患者肩颈行刮痧治疗，可产生轻度的局部炎症反应，使其免疫因子含量在刮痧数小时后持续保持升高状态，可促进微循环。石学敏院士在运用中药汤剂治疗颈椎病方面，主要以葛根汤为主，葛根汤来源于《伤寒论》，"太阳病，项背强几几，无汗恶风，葛根汤主之"，是治疗外感病的代表方之一，用于项背强、无汗、恶风、脉浮的太阳病。具有解表发汗、生津液、舒筋骨的功能，现代临床将其广泛用于治疗各类神经运动系统功能障碍的病症。葛根汤可提高机体的天然防御能力，现代药理研究表明，葛根汤具有抗感染、镇痛、抗病毒、解热、抗凝血、免疫调节、抗变态反应等作用。

（六）预防与保健

颈椎病患者除治疗外，日常生活应该积极做出预防保健，可以减轻症状，避免反复发作。应选择合适的枕头，仰卧时枕头的高度约为一拳高，即卧时枕头高度应与一侧肩宽等高。日常注意防寒保暖，可常佩戴围巾等。可自行做一些颈椎患者自我可接受的伸屈旋转运动，幅度不宜过大，用力不宜过猛。

五、病案

【病案1】

王某，女，53岁，初诊日期：2014年10月13日。

[主诉]头痛伴肩背痛、双上肢麻木5年，加重3天。

[病史]5年前患者无明显诱因出现头痛伴肩背痛、双上肢麻木，就诊于天津市人民医院，诊断为脑梗死，住院治疗后于家中休养，期间头痛、双上肢麻木间作，2天前无明显诱因出现头痛加重伴汗出，测血压170/95mmHg，自服拜新同30mg，休息后无明显改善，今日就诊于我院门诊，现为进一步系统诊治收入我病区。现症：神清，精神可，头痛伴头晕，肩背部疼痛，双上肢麻木，四肢活动可，视物模糊，时有胸闷、气短、汗出等，纳可，寐差，小便调，大便干。

[检查]舌红暗，苔薄白，脉弦细。颈椎X线片示：颈椎生理曲度变直。颅脑CT（2014年10月13日，天津中医药大学第一附属医院）：脑缺血灶伴软化灶。

[西医诊断]颈椎病

[中医诊断]头痛病（气虚血瘀证）

[治疗]

1.治疗原则　益气活血，化瘀通络。

2.针灸取穴　主穴：风池（双）、天柱（双）、完骨（双）、颈夹脊、大椎；配穴：百会、四神聪、头维、上星、印堂、率谷（双）、肩髃（双）、肩井（双）、肩前（双）、肩髎（双）、阳池（双）、天宗（双）、合谷（双）、列缺（双）。

3.操作　风池、天柱、完骨向对侧眼球方向进针1寸，颈夹脊直刺1寸，行捻转补法。令患者端坐低头取穴，大椎直刺1.5寸，施捻转泻法。余穴均采用常规刺法。

4.治疗结果 针刺3次后，头痛减轻，肩背部疼痛伴双上肢麻木好转；针刺7次后，头痛头晕好转，肩背部疼痛、双上肢麻木较前缓解；针刺10次后，偶有头晕，无头痛，肩背部疼痛、双上肢麻木较前缓解；针刺14次后，未再发头晕头痛，偶有双上肢麻木。

【按语】患者舌红暗，苔薄白，脉弦细，并双上肢麻木间作，此属气血耗伤导致气血瘀滞，经脉痹阻所致。大椎激发诸阳之气，通经活络；风池、天柱疏通太阳、少阳之气，通络止痛；颈夹脊疏理局部气血；风府、完骨、百会、四神聪、头维、上星、印堂、率谷，均为局部取穴，起到疏通经络、清利头目的功效；肩髃、肩井、肩前、肩髎、阳池、天宗，取腧穴的近治作用，合谷、列缺为远端取穴，意在"经脉所过，主治所及"。诸穴合用，共奏舒筋活络、调和经气之功。

【病例2】

毛某，女，20岁，初诊日期：2016年5月27日。

［主诉］头胀不适3周，加重伴头晕恶心3天。

［病史］患者3周前夜间出现头胀不适、时有四肢麻木，曾至我院门诊经查诊断为"颈椎病"，经膏药外敷等治疗后症状减轻。3天前，于某美容院全麻下行吸脂治疗后出现头晕头胀，恶心呕吐，四肢麻木，经休息未见缓解，为求进一步诊治，至我科门诊经查以"颈椎病"收入院。现症见：头晕头胀，起卧等体位改变时头晕不适加重，伴恶心。神清，精神可，纳可，寐欠安，二便调。

［检查］颈椎生理曲度变直，$C_{4\sim7}$椎棘突旁压痛，击顶试验阴性，双侧椎间孔挤压试验阴性，臂丛神经牵拉试验阴性，颈部前屈旋转试验阳性，颈椎活动度：前屈：30°，后伸：10°，左屈：20°，右屈：20°，左旋：45°，右旋：45°。双上肢肌力Ⅴ级，双上肢感觉无减退，双侧肱二头肌腱反射、肱三头肌腱反射、桡骨膜反射对称引出，双侧霍夫曼征未引出。

［西医诊断］椎动脉型颈椎病

［中医诊断］项痹病（脾虚痰湿证）

［治疗］

1.治疗原则 舒筋活血，健脾化湿。

2.针灸取穴 颈夹脊，风池（双）、完骨（双）、玉枕（双）、天柱（双）、曲池（双）、合谷（双）、手三里（双）、手五里（双）、肩隅（双）、臂臑（双）、肩贞（双）、丰隆（双）、足三里（双）等

3.操作 常规消毒，直刺进针1～1.5寸，平补平泄手法，留针20～30分钟。

4.其他治疗 穴位拔罐、温灸、微波治疗。

5.治疗结果 经3～5天治疗患者头晕症状较前减轻，精神可，言语流利。经2周治疗，患者头晕、头胀、恶心等症状缓解。纳尚可，寐可，二便调，舌质红、苔薄白，脉弦。

【按语】患者既往过食肥甘厚味，致使脾胃受伤，脾失运化，痰浊内生，郁久化热，痰热互结，壅滞经脉，上蒙清窍。《丹溪心法·头眩》："无痰则不作眩，痰因火动。又有湿痰者，有火痰者。"患者舌脉俱为脾虚痰湿之征，治以健脾行气，祛湿化痰。本病当与中医"伤损筋骨"相鉴别，本患者以头胀、头晕持续加重，四肢麻木为主证，无外伤史，病史较长，而颈部伤筋有明确外伤史，症状以颈部疼痛为主，病史较短，故可鉴别。本病与西医"落枕"相鉴别，本患者头胀不适持续加重，病史长，而落枕系青壮年多见，有颈部疼痛，活动受限，因睡眠时枕头不适，卧姿不良，或睡眠时颈肩部感受风寒及突然扭转所致，不伴肢体症状，故可鉴别。

【病例3】

张某，女，30岁，初诊日期：2016年11月10日。

［主诉］眩晕伴颈肩部疼痛2个月，加重1天。

［病史］患者2个月前因劳累后出现眩晕伴颈肩部疼痛，未予治疗，症状时轻时重。1天前自觉症状加重，遂于我院就诊，来时症见：眩晕，天旋地转，恶心欲吐，颈肩部疼痛，劳累后加重，未诉心慌、胸闷、胸痛等其他特殊不适。纳寐可，二便调。否认既往病史及食物、药物过敏史。

［检查］神清，血压：123/80mmHg。舌淡，苔薄白，脉弦滑。颈椎X线片示：①颈椎生理曲度变直，颈椎失稳；②退行性骨关节病。

［西医诊断］颈椎关节病

［中医诊断］项痹病（寒湿内痹）

［治疗］

1.治疗原则 温阳散寒，活血通经。

2.针灸取穴 颈夹脊（C_{4-6}）、双侧风池、完骨、天柱、百会、四神聪、率谷、太阳、头维、印堂、合谷、肺俞、心俞、膈俞、水沟、内关等。

3.操作 患者坐位，穴位处皮肤以75%酒精常规消毒，选用华佗牌0.25mm×40mm针灸针。百会平刺，小幅度高频率捻转补法1分钟，至头顶部有麻胀感为度，四神聪向百会斜刺0.5寸，太阳向下斜刺，余头部穴位采用平刺法；完骨、风池穴针尖微下，向鼻尖斜刺0.8~1寸，天柱和颈夹脊直刺0.5~0.8寸，颈穴均采用捻转补法，以局部酸胀为宜；合谷穴直刺0.5~1寸，采用轻微幅度捻转。得气后，留针30分钟，在针尾部增加艾炷点燃，防止烫伤皮肤，每天1次，14次为1个疗程。

4.治疗结果 3次治疗后头晕症状缓解，1个疗程后颈肩部疼痛消失，患者为巩固疗效继续针灸1个疗程，随访未再复发。

【按语】 颈椎病中医称"痹病"，本病证属寒邪侵袭，导致气滞血瘀，经脉闭阻，清阳不升，发为眩晕。故本病以醒脑调神为基本治疗原则。取穴百会、上星、印堂为石学敏院士创立的"醒脑调神法"，旨在调神理气，令气行经通，血脉调和，从而定晕止眩。百会为手足三阳、督脉之会，调节一身之阴阳气血，起到振奋阳气，疏通经络，清窍除眩的作用，为治疗眩晕的要穴，印堂、上星均为督脉经穴，督脉行于腰背部正中，达巅顶，入于脑，手足三阳经均与之交汇，为"阳脉之海"，刺之通达全身之阳气，振奋全身功能。四神聪为经外奇穴，位于百会四周，为诸阳气聚汇之处。针刺时，四神聪针尖从四周向百会靠拢，意以引四围涣散之神聚结于三阳五会之所，通过督脉入络脑的效应，进而达到引神归原的目的。头维、四白乃足阳明经穴，此经为多气多血之经，针刺此二穴可以调和头面部气血，清利头目而定眩。风池穴为祛风要穴，可调畅脑部脉络之气血运行，使清阳之气上入清窍。完骨穴为足太阳、少阳之会，具有祛风、清热、宁神的功效。夹脊穴为经外奇穴，位于颈背部，为督脉与足太阳膀胱经经气外延、重叠覆盖之处，针刺颈夹脊能畅通督脉和膀胱经经气，疏通气血，调和阴阳。诸穴合用，共奏舒筋活络、定晕止眩之效。

第十四章　臂丛神经痛

一、概念

臂丛神经痛是颈胸神经根组成之臂丛及其周围神经干，由于不同原因损害所致上肢疼痛的总称。臂丛系由 $C_5 \sim T_1$ 的脊神经前支组成，经斜角肌间隙穿出，走行于锁骨下动脉后上方，经锁骨后方进入腋窝。臂丛5个根的纤维先合成上、中、下3干，围绕腋动脉形成内侧束、外侧束和后束，而后发出分支分布于上肢和胸、背。主要支配上肢的感觉和运动。各种原因所产生的臂丛神经痛的共同特点是有肩部及上肢不同程度的疼痛，可呈持续或阵发性加剧，夜间及活动上肢时疼痛更甚。臂丛神经支配区内可有感觉减退、肌力减退、肌肉萎缩、腱反射减低、自主神经功能障碍等表现。

臂丛神经痛属中医学"痹证""肩臂痛"范畴。痹证是由于风、寒、湿、热等邪气闭阻经络，影响气血运行，导致肢体筋骨、关节、肌肉等处发生疼痛、重着、酸楚、麻木，或关节屈伸不利、僵硬、肿大、变形等症状的一种疾病。轻者病在四肢关节肌肉，重者可内舍于脏。

中医文献中有关痹证的论述相当丰富。《内经》不仅提出了痹之病名，而且对其病因病机、证候分类以及转归、预后等均做了较详细的论述。如《素问·痹论》指出："风、寒，湿三气杂至，合而为痹也。其风气胜者为行痹，寒气胜者为痛痹，湿气胜者为着痹也。"《素问·四时刺逆从论》云："厥阴有余病阴痹，不足病生热痹。"因感邪季节、患病部位及临床症状的不同，《内经》又有五痹之分。《素问·痹论》曰："以冬遇此者为骨痹，以春遇此者为筋痹，以夏遇此者为脉痹，以至阴遇此者为肌痹，以秋遇此者为皮痹。"《素问·痹论》还以整体观阐述了痹与五脏的关系："五脏皆有合，病久而不去者，内舍于其合也。故骨痹不已，复感于邪，内舍于肾。筋痹不已，复感于邪，内舍于肝。脉痹不已，复感于邪，内舍于心。肌痹不已，复感于邪，内舍于脾。皮痹不已，复感于邪，内舍于肺。"并在预后方面指出："其入脏者死，其留连筋骨间者疼久，其留皮肤间者易已。"《灵枢·经脉》中提到"臑臂内前廉痛厥""肩前臑痛""肩臑肘臂外皆痛"等。本病病因病机为外邪侵袭手三阳经，经气闭阻，不通则痛。针刺治疗需辨明邪气客于手太阳经，证见"肩似拔，臑似折""颈颔肩臑肘臂外后廉痛"，邪中于手阳明经则证见"肩前臑痛大指次指痛不用"，邪中于手少阳经则证见"肩臑肘臂外皆痛，小指次指不用"。本病治疗实施中务求针感到位，手法达到量学要求，使气至病所，经络得通，止痛乃效。

历代医家还根据疾病的不同症状特点，赋予不同的病名，在治法方药上亦渐趋丰富。张仲景《金匮要略》有"湿痹""血痹""历节"之名，其中历节病的特点是遍历关节疼痛，仲景所创桂枝芍药知母汤、乌头煎等方，至今仍为临床常用。巢元方《诸病源候论》又称为"历节风"；王焘《外台秘要》述其症状痛如虎咬，昼轻夜重，而称"白虎病"；严用和《济生方》则称"白虎历节"；朱丹溪《格致余论》又称"痛风"；王肯堂《证治准绳》对膝关节肿大者称为"鹤膝风"，手指关节肿大者称为"鼓槌风"；李中梓《医宗必读·痹》阐明"治风先治血，血行风自灭"的治则；叶天士对痹久不愈，邪入于络，用活血化瘀法治疗，并重用虫类药剔络搜风，对临床均有较大指导意义。

（一）临床表现

疼痛为最主要的自觉症状，疼痛可为自发性或于颈臂活动时出现，常以一侧颈根部向肩臂乃至手指放射。呈钝痛、刺痛或灼痛，一般夜间较明显，头颈部活动、咳嗽、打喷嚏或用力时疼痛加重。某些病程长者，可见肩臂部肌肉松弛、萎缩。

（二）诊断

1.临床表现

（1）平均发病年龄是32岁，女性多见。右侧多见。缓慢起病，表现为肩胛疼痛，可放射至手臂内侧。可伴有前臂尺侧和手的麻木感、针刺感或其他感觉异常。上肢活动时疼痛加剧。后期可伴有肌力减弱和肌肉萎缩。锁骨下动脉受压可导致患肢发冷，阵发性苍白或发绀，有时还有雷诺现象。有的患者常在夜间发病，平卧一会儿后出现疼痛，成为"静止性感觉异常性臂痛"，常见于中年女性。

（2）发病及病情的轻重常与劳累以及季节、气候的寒冷，潮湿等天气变化有关，某些痹证的发生和加重可与饮食不当有关。

2.相关检查

（1）影像学检查：病变相关部位的骨关节X线和CT等影像学检查常有助于本病的诊断和确定骨关节疾病的病变部位与损伤程度。应根据其临床表现结合肌电图、上肢血流图、神经传导速度、神经电生理检查，颈椎、肩关节X线、CT检查诊断。

（2）体格检查：锁骨上及腋窝压痛，肩关节活动受限；上肢感觉障碍及腱反射异常；臂丛牵拉试验阳性；直臂抬高试验阳性。

（3）实验室检查：抗溶血性链球菌"O"、红细胞沉降率、C-反应蛋白、黏蛋白、血清免疫球蛋白、类风湿因子、血清抗核抗体、血清蛋白电泳、血尿酸盐等检查，有助于相关疾病的诊断与鉴别诊断。

（三）鉴别诊断

1.肩关节周围炎 本病老年人、妇女多发，肩关节各个方向的活动受限，以外展、上举更为严重，但无感觉障碍，后期常有肩峰突起，X线检查常无异常，后期可见肱骨头轻度骨质疏松及肱骨头上移，肩关节造影可见关节囊腔明显变窄。

2.肩肱关节脱位 多有肩部外伤史。X线检查有助于对肩肱关节脱位的诊断。

3.锁骨上肿物 因肺尖部原发肿瘤或转移瘤、锁骨上淋巴结节增生或浸润造成臂丛神经的压迫而产生疼痛、感觉障碍及肌肉萎缩等症状。锁骨上可触及肿物。

4.风湿性关节炎 临床表现为关节部位的疼痛、活动受限、甚至关节红肿，没有肢体放射痛，可伴发热等症。实验室检查见红细胞沉降率增快，抗溶血性链球菌"O"阳性。

二、病因病机

1.中医病因病机　本病为外感感风寒湿之邪，稽留肩臂，或跌打损伤，瘀血阻滞，经络不通，不通则痛所致，发病常急，疼痛剧烈，甚则肩臂不能举，头不能顾。手三阳及手三阴经脉均分布于肩臂之内、外侧，故凡各经脉病变时，均可出现本经循行部位的疼痛，其经筋为病，也可随其分布于颈、项、肩、臂等处而发生疼痛。因患者多平素体虚，因此本病以"邪气盛实，气血不通，经气壅滞"为主要病机。

（1）病因

痹证的发生与体质因素、气候条件、生活环境及饮食等有密切关系。正虚卫外不固是痹证发生的内在基础，感受外邪是痹证发生的外在条件。邪气痹阻经脉为其病机根本，病变多累及肢体筋骨、肌肉、关节，甚则影响脏腑。

1）外因

①感受风寒湿邪：久居潮湿之地、严寒冻伤、睡卧当风、暴雨浇淋、水中作业或汗出入水等，外邪注于肌腠经络，滞留于关节筋骨，收敛气血痹阻而发为风寒湿痹。由于感受的风、寒、湿邪各有所偏盛，而有行痹、痛痹、着痹之别。若素体阳气偏盛，内有蓄热，复感风寒湿邪，可从阳化热；或风寒湿痹经久不愈，易蕴而化热。

②感受风湿热邪：久居炎热潮湿之地，外感风湿热邪，袭于肌腠，继于经络，痹阻气血经脉，滞留于关节筋骨，发为风湿热痹。

2）内因

①劳逸不当：劳欲过度，将息失宜，精气亏损，卫外不固；或激烈活动后体力下降，防御功能降低，汗出肌腠，外邪乘袭。

②久病体虚：老年体虚，肝肾不足，肢体筋脉失养；或病后、产后气血不足，腠理空疏，外邪乘虚而入。如《济生方·痹》所云："皆因体虚，腠理空疏，受风寒湿气而成痹也。"

此外，恣食甘肥厚腻或海鲜发物，导致脾运失健，湿热痰浊内生；或跌仆外伤，损及肢体筋脉，气血经脉痹阻，亦与痹证的发生有关。

（2）病机

风、寒、湿、热、痰、瘀等邪气滞留肢体筋脉、关节、肌肉，经脉闭阻，不通则痛，是痹证的基本病机。患者平素体虚，阳气不足，卫外不固，腠理空虚，易为风、寒、湿、热之邪乘虚侵袭，痹阻筋脉、肌肉、骨节，而致营卫行涩，经络不通，发生疼痛、肿胀、酸楚、麻木，或肢体活动不灵。外邪侵袭机体，又因人的禀赋素质不同而有寒热转化。素体阳气偏盛，内有蓄热者，感受风寒湿邪易从阳化热，而成为风湿热痹。阳气虚衰者，寒自内生，复感风寒湿邪，多从阴化寒，而成为风寒湿痹。

痰浊、瘀血、水湿在疾病的发生发展过程中起到重要作用。邪痹经脉，脉道阻滞，迁延不息，影响气血津液运行输布。血滞而为瘀，水停而为痰，酿成痰浊瘀血，痰浊瘀血阻痹经络，可出现皮肤瘀斑、关节周围结节、屈伸不利等症。痰浊瘀血与外邪相合，阻闭经络，深入骨骱，导致关节肿胀、僵硬、变形。痹证日久，影响脏腑功能，津液失于输布，水湿停聚局部，可致关节肢体肿胀。痰瘀水湿可相互影响，兼夹转化，如湿聚为痰，血滞为瘀，痰可碍血，瘀能化水，痰瘀水湿互结，旧病新邪胶着，而致病程缠绵，顽固不愈。

病初邪在经脉，累及筋骨、肌肉、关节，日久耗伤血，损及肝肾，虚实相兼。痹证日久，也可由经络累及脏腑，出现相应的脏腑病变，其中以心痹较为多见，《素问·痹论》："心痹者，脉不通，烦则心下鼓，暴上气而喘。"临床常见心烦，惊悸，动则喘促，甚则下肢水肿，不能平卧等症状。

2.西医发病机制　臂丛神经痛多由邻近组织病变的刺激和本身炎症等原因所引起，颈椎关节病常为本病最常见的原因。由于骨质增生、椎间孔狭窄以及神经周围结缔组织增生纤维化，刺激或压迫神经根而引起肩及腕以上部位疼痛、麻木、甚至运动功能受限。臂丛神经痛分为特发性和继发性两类，以肩部及上肢不同程度的疼痛为主要临床表现。特发性臂丛神经痛主要与病毒感染免疫接种、外科手术等有关。继发性臂丛神经痛主要分为根性和干性两类，根性臂丛神经痛的主要原因为颈椎的各种病变。干性臂丛神经痛的原因有臂丛神经炎、颈部肿瘤、肺尖部肿瘤等。

三、辨证论治

1.邪壅经络　肩臂部疼痛，多为自发性或于颈臂活动时出现，常以一侧颈根部向肩臂乃至手指放射，呈钝痛、刺痛或灼痛，初起可见有恶风、发热等表证。舌苔薄白或黄，脉浮或浮缓。

2.肝肾亏虚 肩臂部疼痛，一般夜间较明显，日久不愈，可见肩臂部肌肉松弛、瘦削，关节活动不利，上肢肌力减退、腱反射减低。腰膝酸软，或畏寒肢冷，阳痿遗精，或骨蒸潮热，心烦口干。舌质淡红，舌苔薄白或少津，脉沉细弱或细数。

四、安全操作

（一）治则

舒筋通络，活血化瘀，通痹镇痛。

（二）治法

1.针刺法 风池、肩中俞、天宗、极泉、曲池、外关、后溪、压痛点刺络；急性剧烈疼痛期，选内关、水沟；慢性钝痛期，选百会、四神聪。

2.其他治疗 症状较轻可用悬带将肩保持上举和适当休息位置。药物治疗可采用泼尼松，卡马西平配合维生素B_1和维生素B_{12}营养神经代谢剂以消炎、止痛解痉、对症治疗。

（三）操作

取穴：风池、肩中俞、天宗、极泉、曲池、外关、后溪、阿是穴。

风池针刺针尖尖微下，向鼻尖方向或下颌方向直0.5～0.8寸，施用捻转平补平泻；肩中俞在第7颈椎棘突下，大椎旁开2寸处取穴，斜刺0.5～0.8寸，行捻转平补平泻，以局部酸胀为度。注意不可深刺，以防气胸；天宗在肩胛部，在肩胛骨的正中，冈下窝中央凹陷处，与第4胸椎相平，直刺或斜刺0.5～1寸，行捻转平补平泻，以局部酸胀，针感穿过肩胛传导至手指为度；极泉在腋窝顶点，腋动脉搏动处，避开腋动脉，直刺0.3～0.5寸，平补平泻，以整个腋窝酸胀，有麻电感向前臂、指端放散，以3次为度；曲池在肘横纹外侧端与肱骨外上髁连线中点，直刺1～1.5寸，平补平泻，以局部酸胀为度；外关在手背腕横纹上2寸，尺桡骨之间，直刺0.5～1寸，以局部酸胀，扩散至指端为度；神门直刺0.3～0.5寸，施用捻转平补平泻；后溪在第五掌指关节尺侧后方，第五掌骨小头后缘，赤白肉际处取穴，直刺0.5～1寸，平补平泻，以局部酸胀或向整个手掌部放散为度。

仔细触按寻找压痛点或疼痛部位。在此点或部位以三棱针点刺3～5点，深达皮下，加玻璃闪火罐，视出血5ml为度。

内关，位于腕横纹中点直上2寸，两筋间，直刺0.5～1寸，采用提插捻转结合泻法。内关采用作用力方向的捻转泻法，配合提插泻法，双侧同时操作，施手法1分钟；水沟，位于鼻唇沟上1/3处，向鼻中隔方向斜刺0.3～0.5寸，采用重雀啄手法，以流泪或眼球湿润为度。

百会、四神聪，均向后斜刺0.3～0.5寸，施用捻转平补平泻，行手法1分钟，留针20～30分钟。

（三）配方理论

臂丛神经痛属中医学"痹证"范畴。病因病机为外邪侵袭手三阳经，经气闭阻，不通则痛。针刺治疗需辨明邪气客于手太阳经，证见"肩似拔，臑似折""颈颔肩臑肘臂外后廉痛"。邪中于手阳明经则证见"肩前臑痛大指次指痛不用"。邪中于手少阳经则证见"肩臑肘臂外皆痛，小指次指不用"。可见臂丛神经痛属于经筋发病，多相当于经络病变中的手太阳小肠经的是动病。治疗取极泉，为心经要穴，针感放散，可疏通肩臂血脉，行气活血。后溪为手太阳经原穴，小肠经循臂、过肩、上项，为臂丛神经通路，有疏通经络、和气止痛之功。外关为上肢止痛要穴，疗效显著。"七星台"诸穴为治疗肩臂痛之验穴。痛点刺络拔罐直抵经络病所，去菀陈莝，直折病邪，以缓急止痛。本疗法实施中务求针感到位，手法达到量学要求，使气至病所，经络得通，止痛乃效。

心主血，脉藏神，极泉穴为手少阴心经要穴，可疏通调理心气，疏通少阴经气血，亦能疏通肩臂血脉，行气活血。外关穴为上肢止痛要穴，疗效显著。后溪穴通督脉，为小肠经原穴，小肠经循臂，过肩，上项，有疏通经络，解痉止痛之功。

针刺痛点直折病邪，缓急止痛。配穴为循经局部取穴，有疏通局部经络，止痛的作用，是治疗肩臂痛之验穴。《灵枢·口问》曰："耳者，宗脉之所聚也。"《灵枢·经脉》记载："小肠手太阳之脉……其支者……却入耳中。"又："三焦手少阳之……其支者……系耳后，直上出耳上角……其支者从耳后入耳中出走耳前。"又："手阳明之……耳，合于宗脉。"针刺治疗能起到良好的疏通经络止痛的作用。诸穴相配，使得气至病所，经络通，则疼痛止。"七星台"诸穴，为治疗肩臂之验穴。《针灸甲乙经》卷十云："肩重不举、臂痛，肩髎主之。"《玉龙赋》言："风湿搏于两肩，肩髃可疗。"《循经考穴编》载："肩贞，直刺入二寸五分，治肩骨一点大疼，宜单泻之。"《针灸集成》卷二有云："肩痛累月，肩节如胶连接，不能举，取肩下腋上两间空虚针刺，针锋几至穿出皮外，一如治肘之法，慎勿犯骨，兼刺筋结处，神效。"针刺治疗能起到良好的疏通经络止痛的作用。诸穴相配，使得气至病所，经络通，则疼痛止。

石学敏院士创立的"醒脑开窍"理论在中医脑病及疑难杂症的针灸实践中疗效确切。对于疼痛剧烈、迁延日久的臂丛神经痛，可以配合醒脑开窍针刺法的内关、水沟等穴，可使效果加倍。

（四）预防与保健

本病发生多与气候和生活环境有关，平素应注意防风、防寒、防潮，避免居暑湿之地。特别是居住寒冷地区或气候骤变季节，应注意保暖，免受风寒湿邪侵袭。劳作运动汗出肌疏之时，切勿当风贪凉，乘热浴冷。内衣汗湿应及时更换，垫褥、被子应勤洗勤晒。居住和作业的地方保持清洁和干燥。平时应注意生活调摄，加强体育锻炼，增强体质，有助于提高机体对病邪的抵御能力。

痹证初发，应积极治疗，防止病邪传变。病邪入脏，病情较重者应卧床休息。行走不便者，应防止跌仆，以免发生骨折。长期卧床者，既要保持患者肢体的功能位，有利于关节功能恢复，还要经常变换体位，防止褥疮发生。久病患者，往往情绪低落，容易出现焦虑心理和消化功能低下，因此，保持乐观心境和摄入富有营养、易于消化的饮食，有利于疾病的康复。

五、病案

【病案1】

刘某，男，56岁，初诊日期：2015年5月20日。

［主诉］颈部、肩部、肩胛部、前胸及双上肢痛3个月。

［病史］患者长期工作劳累，于3个月前自觉颈部、肩胛部及双上肢疼痛，每逢活动或劳累后加重，曾在当地医院查颈椎CT示：①颈椎退行性骨关节病；②颈椎间盘突出。虽经药物、按摩治疗均未见明显变化，故来我院诊治。现症见：神清，精神好。颈部，肩胛部及双上肢疼痛。纳好，寐欠安，二便调。

［检查］颈部、锁骨上窝有明显压痛，双上肢外展上举受限，牵引时疼痛加剧，上臂近端肌力减退，双上肢腱反射减弱，未引出病理反射。舌质淡，苔薄白，脉弦。

［西医诊断］臂丛神经痛

［中医诊断］痹证（邪壅经络）

［治疗］

1.治则 舒筋通络，通痹镇痛。

2.针灸取穴 水沟、内关、风池、肩中俞、天宗、极泉、曲池、外关、后溪，压痛点刺络。

3.操作 内关，直刺0.5～1寸，采用提插捻转结合泻法，双侧同时操作，施手法1分钟；水沟位于鼻唇沟上1/3处，向鼻中隔方向斜刺0.3～0.5寸，采用重雀啄手法，以流泪或眼球湿润为度；风池，针尖尖微下，向鼻尖方向或下颌方向直0.5～0.8寸，施用捻转平补平泻；肩中俞在第7颈椎棘突下，大椎旁开2寸处取穴，斜刺0.5～0.8寸，行捻转平补平泻，以局部酸胀为度，注意不可深刺，以防气胸；天宗在肩胛部，在肩胛骨的正中，冈下窝中央凹陷处，与第4胸椎相平，直刺或斜刺0.5～1寸，行捻转平补平泻，以局部酸胀，针感穿过肩胛传导至手指为度；极泉在腋窝顶点，腋动脉搏动处，避开腋动脉，直刺0.3～0.5寸，平补平泻，以整个腋窝酸胀，有麻电感向前臂、指端放散3次为度；曲池在肘横纹外侧端与肱骨外上髁连线中点，直刺1～1.5寸，平补平泻，以局部酸胀为度；外关在手背腕横纹上2寸，尺桡骨之间，直刺0.5～1寸，以局部酸胀，扩散至指端为度；神门直刺0.3～0.5寸，施用捻转平补平泻；后溪在第5掌指关节尺侧后方，第5掌骨小头后缘，赤白肉际处取穴，直刺0.5～1寸，平补平泻，以局部酸胀或向整个手掌部放散为度。

4.其他治疗 仔细触按寻找压痛点或疼痛部位。在此点或部位以三棱针点刺3～5点，深达皮下，加玻璃闪火罐，以出血5ml为度。

5.治疗结果 针刺治疗第7天：患者神清，精神好，颈部，锁骨上窝压痛，双上肢外展上举受限，牵引时疼痛较前减轻，上臂近端肌力减退，双上肢腱反射减弱，舌质淡，苔薄白；治疗第14天：患者神清，精神好，颈部，锁骨上窝无明显压痛，双上肢可小幅度外展上举，牵引时疼痛减轻，上臂近端肌力减退，双上肢腱反射正常，舌质淡，苔薄白；治疗第30天：患者神清，精神好，颈部，锁骨上窝无明显压痛，双上肢可大幅度外展上举，牵引时无明显疼痛，上臂近端肌力基本正常，双上肢腱反射正常，舌质淡，苔薄白。患者症状好转。

【按语】臂丛神经痛属中医学"痹证""筋痹""肩臂痛"等范畴。肩髎穴是手少阳经脉气血输注于肩臂部之要穴，其脉循行分布于上肢外侧，取之可疏通肩臂部经脉而镇痛，夹脊穴可治疗局部及上肢部的病证，大杼穴可祛风散寒、舒筋通络，合谷以通经活络，曲池，手三里、外关穴为上肢止痛要穴，疗效显著。诸穴相配，共奏祛风通络之功，辅以拔火罐以祛风除湿，温经活络。

【病案2】

尔某，男，56岁，初诊时间：2003年9月8日。

[主诉] 颈项及肩臂疼痛1周加重2天。

[病史] 患者于1周前劳累后出现颈项部疼痛，向肩臂及手指放射，疼痛难忍。曾就诊于多家医院，予口服止痛药治疗，效果不显。2天前疼痛加重，就诊于我院收入针灸科住院治疗。入院时情况：颈项部疼痛向肩臂部放射，呈刺痛，甚至烧灼样痛，夜间尤甚，不能入睡。

[检查] 舌暗红，脉弦紧。

[西医诊断] 臂丛神经痛

[中医诊断] 痹证（痛痹）

[治疗]

1.治疗原则 行气消瘀，通经止痛。

2.针灸取穴 水沟、内关、极泉、臑俞、肩外俞、肩中俞、天宗、曲垣、秉风、肩贞、风池、颈夹脊、后溪、外关。

3.操作 内关直刺0.5～1寸，采用提插捻转结合泻法，双侧同时操作，施手法1分钟；水沟向鼻中隔方向斜刺0.3～0.5寸，采用重雀啄手法，以流泪或眼球湿润为度；极泉直刺1寸，提插泻法，使针感向手指放射，手臂抽动3次为度；肩外俞、肩中俞向棘突方向斜刺0.5～1寸，泻法，令局部有胀感；后溪、外关提插泻法，使针感放射到手指。

4.其他治疗　自颈至肩臂选取3～5个痛点，刺络拔罐，令出血量达3～5ml，留罐5分钟。

5.治疗结果　入院第1天情况：疼痛明显缓解，睡眠改善。入院第4天情况：疼痛明显减轻，夜间鲜有疼痛。入院第7天情况：疼痛消失，痊愈出院。

【**按语**】臂丛神经痛属"痹证"范畴。以外邪侵袭手三阳经，经气痹阻，不通则痛。证见"肩似拔，臑似折"，"肩前臑痛，大指次指痛不用"，"肩臑肘臂外皆痛"，属于经筋发病，取极泉可疏通肩臂血脉，行气活血。后溪、外关有疏通手少阳、手太阳经络，活血止痛之功，"七星台"诸穴，为治疗肩臂之验穴。痛点刺络拔罐，意在祛其邪气瘀血，使经络气血运行通畅，达到祛瘀生新，行气活血，通络止痛的目的。本疗法实施中务求手法达到量学要求，使气至病所，经络得通，疼痛自消。

第十五章 腰椎间盘突出症

一、概念

腰椎间盘突出症是以腰腿痛为主证的常见的骨伤科疾病，指在腰椎间盘变性基础上，常因腰部遭受较重的外力作用，使腰椎间盘纤维环部分或全部破裂，髓核向外突出，刺激、压迫神经根或脊髓而引起的一系列神经症状。本病好发于 20～50 岁的青壮年，男性体力劳动者居多。由于腰椎负重量大、活动多，腰椎间盘突出多发于 $L_{4/5}$ 及 L_5/S_1。

本病属于中医学"腰痛病"的范畴，是指因外感，内伤或闪挫导致腰部气血运行不畅，或失于濡养，引起腰脊或脊旁部位疼痛为主要症状的一种病证。中医古代文献中有关本病的论述相当丰富。《素问·脉要精微论》曰："腰者肾之府，转摇不能，肾将惫矣。"指出了肾虚腰痛的特点。《素问·刺腰痛论》根据经络循行，阐述了足三阴、足三阳以及奇经八脉为病所出现的腰痛病证，并介绍了相应的针灸治疗。《诸病源候论·腰腿疼痛候》有云："肾气不足，受风邪之所为也，劳伤则肾虚，虚则受于风冷，风冷与真气交争，故腰脚疼痛。"认为肾虚、寒湿内侵可致腰痛。《丹溪心法·腰痛》载："腰痛主湿热、肾虚、瘀血、挫闪、有痰积。"在治疗方面，《证治汇补·腰痛》指出："治惟补肾为先，而后随邪之所见者以施治，标急则治标，本急则治本，初痛宜疏邪滞，理经隧，久痛宜补真元，养血气。"提出分清标本先后缓急的治疗原则。

（一）临床表现

本病的临床表现较为复杂，可因髓核脱出不同的方向和部位而引起不同的症状。主要表现为腰腿痛、麻木、下肢放射痛多放射至大腿后侧、小腿外侧、足跟部或足跟外侧，多为一侧腰腿窜痛，若椎间盘突出较大或位于椎管中央时，可为双侧下肢疼痛或麻木，咳嗽、喷嚏、用力排便时均可使神经根受压更加紧张而加重症状，步行、弯腰、屈颈、伸膝、坐起、挺腹时疼痛加剧，腰部活动受限，腰椎姿势异常，跛行，重则不能翻身，屈髋、屈膝卧床休息时疼痛减轻。病程日久，可有患肢肌肉萎缩，下肢放射痛部位感觉麻木，另外有的患者马尾神经受损，造成大小便功能障碍，便后有腻而不净之感。

（二）诊断

1.临床症状　腰痛合并下肢放射性疼痛，疼痛放射至小腿或足部；腰背部板滞、活动功能障碍。病程较久者，患者常有局限于小腿后外侧、足背、足跟或足掌的主观麻木感。

直腿抬高试验及直腿抬高加强试验阳性；屈颈试验阳性，严重者坐位屈颈试验不能完成；下肢后伸试验阳性。腹压增高时，则腰痛加剧，且伴有下肢放射性疼痛。$L_{4/5}$ 或 L_5/S_1 韧带侧方可触及明显的压痛点，按压痛点时，可引起小腿或足部的放射性疼痛。小腿前外或后外侧皮肤感觉减退，脚趾肌力减退，患侧膝、跟腱反射减退或消失。

2.检查　正、侧位 X 线片，可见脊柱侧弯，椎间隙变窄，椎体边缘唇状增生。但 X 线片征象不能作为确诊腰椎间盘突出症的唯一依据，可借此排除腰椎结核、骨性关节炎、骨折、肿瘤和脊椎滑脱等疾患。

重症患者或不典型的病例，在诊断有困难时，可考虑做脊髓碘油造影、CT扫描和磁共振扫描等特殊检查，以明确诊断及确切定位。

（三）鉴别诊断

1.急性腰肌筋膜、韧带扭伤和小关节滑膜嵌顿症　这些病都有腰痛剧烈，活动受限以及腰肌痉挛等症状，同时可有臀及下肢牵扯性疼痛，这种牵扯性疼痛与腰椎间盘突出的坐骨神经痛有实质性的不同。椎间盘突出是因突出物直接压迫神经根而引起的根性神经痛，具有典型阳性体征。而本病是因分布于腰部软组织的神经与坐骨神经有牵连关系，故引起的是牵扯性疼痛，临床上缺乏阳性体征，直腿抬高试验阳性，无感觉和反射改变，局部压痛点封闭可使疼痛消失。

2.慢性腰肌劳损　该病病程较长，症状较轻，压痛点广泛，腰痛与劳累、休息及风、寒、湿关系密切，可有骶棘肌板硬和下肢放射性疼痛，经休息、理疗、推拿可以治愈。

3.腰椎结核 本病也可产生腰痛和坐骨神经痛，特别是腰椎后缘和关节突结核，干酪样物可以突向椎管或直接压迫神经根。有时难以鉴别，但结核一般有午后低热，腰部强直，体重逐渐减轻，乏力，红细胞沉降率加快，肺部多有原发性病变。腰椎拍片可以发现间隙变窄，椎管边缘模糊不清，有骨质破坏，寒性脓肿，也可发现腰椎小关节破坏。

4.腰椎管狭窄症 本病可引起神经根压迫症状，表现为马尾神经间歇性跛行，站立行走时症状加重；卧床、下蹲时症状减轻。X线片可见椎板间隙减小，关节突肥大且靠近中线，椎管的矢状径和冠状径缩短，必要时行椎管内造影，CT和MRI常可明确诊断。

5.增生性脊柱炎 起病缓慢，腰痛不甚严重，受凉、外伤等诱因可使疼痛加剧，常并发一侧或双侧神经根激惹症状，神经根痛沿脊神经后根分布区域放射，脊柱活动引起疼痛及活动受限。无全身症状和肌肉萎缩，红细胞沉降率正常，X线片可见脊椎边缘唇状增生或骨刺形成，脊椎小关节边缘锐利，关节面骨质致密，关节间隙变窄。

6.强直性脊柱炎 有受寒湿病史，腰背及骶髂关节疼痛，脊柱强硬，脊柱各面活动受限制，症状与天气变化有关。X线片可见早期骶髂关节和小关节模糊，后期脊柱可呈竹节样改变。

7.梨状肌综合征 本病主要由于梨状肌损伤而致该肌的痉挛、充血和水肿等，压迫坐骨神经，或由坐骨神经在解剖上的变异而引起，但患者无腰痛或腰部阳性体征。主要在梨状肌局部有明显压痛或放射痛，而且可扪及该肌肿胀和痉挛。局部封闭后，症状和体征立即减轻或消失。

8.坐骨神经炎 本病与风、寒、湿及药物有关，无外伤劳损病史，呈持续性腰痛，夜间加重。腰部检查无阳性体征。活动和卧床休息后疼痛无变化。

9.妇科及泌尿系统疾患 腰骶部疼痛，常与下腹部疼痛同时存在，并与月经周期有明显关系。泌尿系统疾患伴有尿频、尿急、尿血、脓尿或发热，肾区叩击痛，X线片多无异常表现，但B超检查及实验室检查可明确诊断。

二、病因病机

1.中医病因病机 本病多有不同程度的外伤史，与体质因素、气候条件、生活环境及饮食等有密切关系，肾阳不足，筋骨失于温煦为内在基础，而外感六淫、气滞血瘀则为外在条件，邪气痹阻经脉为其病机根本，病变多累及肢体筋骨、肌肉、关节，甚则影响脏腑。

（1）病因：

1）感受外邪：久居潮湿之地、严寒冻伤、贪凉露宿、睡卧时被风、暴雨浇淋、水中作业或汗出入水等，外邪注于肌腠经络，滞留于关节筋骨，腰部气血痹阻而发为腰痛。

2）年衰体虚：劳逸不当，年老体虚，精气亏损，肝肾不足，肢体筋脉失养，腠理空疏，外邪乘虚而入。如《济生方·痹》所云："皆因体虚，腠理空疏，受风寒湿气而成痹也。"

3）跌仆闪挫：举重拾物，暴力扭转，坠堕跌打，或体位不正，用力不当，屏气闪挫，导致腰部经络气血运行不畅，气血阻滞不通，瘀血留着而发生疼痛。

（2）病机：成年人随着年龄的增加，肝肾亏虚、气血失养，以及不断地挤压、牵引和扭转等外力作用，使椎间盘逐渐变性，弹性减少，在外力的作用下，容易发生纤维环破裂和髓核向后外侧突出，少数患者腰部感受风寒后，引起腰肌肌肉痉挛，椎间盘内压升高，促使已有退行性变的椎间盘突出。

外感腰痛的主要发病机制是外邪痹阻经脉，气血运行不畅。寒为阴邪，其性收敛凝闭，侵袭肌肤经络，郁遏卫阳，凝滞营阴，以致腰府气血不通；湿邪侵袭，其性重着、黏滞，留着筋骨肌肉，闭阻气血，可使腰府经气不运；热邪常与湿合，或湿蕴生热而滞于腰府，造成经脉不畅而生腰痛。

内伤腰痛多由肾精气亏虚，腰府失其濡养、温煦。精气亏虚则肾气不充，偏于阴虚则腰府不得濡养，偏于阳虚则腰府不得温煦，故发生腰痛。内伤不外乎肾虚，而风、寒、湿、热诸邪，常因肾虚而乘客，内外二因，相互影响，痹阻经脉，发生腰痛。正如《杂病源流犀烛·腰脐病源流》所说，"腰痛，精气虚而即客病也"。

肝肾亏虚，筋骨脆弱，正虚而卫外不固，易受风寒湿热诸邪侵袭，阻滞经络，经气不利，气滞血瘀则变生疼痛、麻木、活动不利等诸症。

2.西医发病机制　腰椎间盘突出症是在腰椎间盘变性基础上，常因腰部遭受较重的外力作用，使腰椎间盘纤维环部分或全部破裂，髓核向外突出，刺激、压迫神经根或脊髓而引起的一系列神经症状。

三、辨证分型

1.气滞血瘀　本型多有腰部跌、扑、闪、扭等损伤史，起病较急，临床症状明显且持续存在，以腰腿窜痛为主，活动不利，动则痛剧，拒按，常出现抗痛性脊柱侧弯。舌紫暗或有瘀斑，脉涩。

2.寒湿阻络　本型多因寒湿侵袭或素有虚损复感风寒湿邪。症见腰肢疼痛持续，腰肌僵硬，侧弯明显，痛肢拘急不仁，活动受限，喜温喜按。舌淡苔白，脉沉迟。

3.虚损劳伤　本型多因素体亏虚或腰痛反复发作，起病缓，病程长，腰酸软疼痛，时轻时重，常因劳累、气候变化等诱因而复发，痛不拒按。舌淡，脉细弱。

四、安全操作

（一）治则

活血化瘀，舒经活络，消肿止痛。

（二）治法

1.刺络法　因此病从经络循行部位来看，多累及督脉、足太阳膀胱经和足少阳胆经，又与肾脏关系密切。因此多采用以上经络之穴位，还可采用两侧膀胱经夹脊排刺，或刺络拔罐疗法，均可获得较好疗效。

2.经穴刺法　治疗时机为腰椎间盘突出症急性期、缓解期、恢复期。

（1）方法：调神通络针法。

（2）主穴：水沟、内关，阿是穴刺络拔罐。

（3）辅穴：单侧型椎间盘突出、双侧型椎间盘突出，均配秩边、环跳、委中、阳陵泉、悬钟、昆仑，单侧者取患侧，双侧者取两侧；中央型椎间盘突出、上下型椎间盘突出，均配命门、腰阳关、腰俞。

（三）操作

1.刺络法　患者取俯卧位，沿两侧膀胱经施刺络法，对于腰部重点疼痛部位，用三棱针点刺3~5点，加用闪火罐，每罐出血3~5ml。

2.经穴刺法　患者取俯卧位，取患侧阿是穴、水沟、内关、秩边、环跳、委中、阳陵泉、悬钟、昆仑等，用捻转泻法，每穴1分钟；取命门、腰阳关、腰俞，用捻转补法，每穴1分钟，寒痛者加用温针灸；还可选用10%葡萄糖注射液10ml或当归、红花、川芎注射液10ml，在骶髂关节臀部痛点、承山穴周围等疼痛明显处穴位注射，每周1~2次。

（四）疗程

1.刺络法　每日1次，部位交替使用，10天为1个疗程。

2.经穴刺法　每日针刺2次，10次为1个疗程。

（五）配方理论

《灵枢·本脏》曰："经脉者，所以行血气而营阴阳，濡筋骨利关节者也。"因此，在针灸配方选穴上，选择与腰椎间盘脱出症有关的循行经脉而取穴，有着深刻的意义。在治疗本病中，因"腰痛拘急，牵引腿足"（《医学心悟》），所以，对于双侧下肢穴位的选取和刺法仍不容忽视，特别对于久病的腰椎间盘脱出症患者，宜采用补法施刺，促使血液循环和下肢萎缩的肌肉恢复，连同腰背部所选穴位，共施针法，以达舒筋活络、活血化瘀、消肿止痛之效，还可在针后，配合加用理疗、推拿按摩等治法，取效更快，以使患者更快康复。

阿是穴选取病痛局部或病痛的反应点，有酸、麻、胀、痛、重或斑点、色变、硬变、肿胀等反应，针刺阿是穴可以通经活络、舒筋止痛。腰为肾之府，由肾之精气所溉，腰部有任、督、冲、带诸脉布于其间，水沟为督脉要穴，可调神导气；心主血脉而藏神，内关为心包经络穴，可调理心气，疏通气血，二穴合用可醒脑开窍。命门、腰阳关、腰俞均为督脉穴位，且均位于腰部，针刺可壮腰益肾，祛除寒湿而止痛。本病疼痛多以下肢后侧及下肢外侧为主，为足太阳膀胱经及足少阳胆经循行所过，临床治疗时分别选取此两经穴位以疏导本经闭阻不通之气血，达到"通则不痛"的治疗目的。委中、秩边、昆仑为足太阳膀胱经穴位，具有舒筋通络，强腰膝的功效，是治疗腰痛常用腧穴；膀胱之脉，夹脊抵腰络肾，循经远取委中，可通调足太阳经气，即"腰背委中求"。《类经图翼》记载："大风眉发脱落，太阳疟从背起，先寒后热，熇熇然，汗出难已，头重转筋，腰脊背痛，半身不遂，遗溺，小腹坚，风痹髀枢痛，膝痛，足软无力。凡肾与膀胱实而腰痛者，刺出血妙，虚者不宜刺，慎之。此穴主泻四肢之热。委中者，血郄也，凡热病汗不出，小便难，衄血不止，脊强反折，瘛疭癫疾，足热厥逆不得屈伸，取其经血立愈。"秩边在臀部，平第四骶后孔，骶正中嵴旁开3寸，其下方有臀大肌，在梨状肌下缘，正当臀下动、静脉深层，当臀下神经及股后皮神经，外侧为坐骨神经。具有健腰腿，利下焦的功效。昆仑常用于治疗腰骶疼痛、脚跟肿痛等。选取足少阳胆经腧穴环跳、阳陵泉及悬钟。环跳为足少阳、太阳经交会穴，位于髀枢处，以局部治疗作用为主，主要用于风湿痹痛、下肢瘫痪、胫痛不可屈伸、麻痹不仁，有祛风除湿利关节的作用。《针灸甲乙经》曰："腰胁相引痛急，髀筋瘘，胫痛不可屈伸，痹不仁，环跳主之。"《铜人腧穴针灸图经》有云："治冷风湿痹，风疹，偏风半身不遂，腰胯痛不得转侧。"阳陵泉，为胆经腧穴，胆属阳经，膝外侧属阳，腓骨小头部似陵，陵前下方阳陵泉凹陷处经气像流水入合深似泉，故名"阳陵泉"，是足少阳之脉所入为合的下合穴，又为八会穴之筋会，为筋气聚汇之处。《难经·四十五难》云："筋会阳陵泉。"故阳陵泉是治疗筋病的要穴，特别是下肢筋病，临床较为常用。具有舒筋和壮筋的作用，配环跳、委中、悬钟，有活血通络，疏调经脉的作用，常用于治疗足少阳经体表循行通络上的病变。悬钟，别名绝骨，为八会穴之髓会，在小腿外侧，当外踝尖上3寸，腓骨前缘。布有腓浅神经和胫前动、静脉分支。主治胸腹胀满，颈项强急，落枕，偏头痛，半身不遂，腰腿疼痛，脚气及坐骨神经痛，下肢瘫痪等。《针灸甲乙经》云："在足外踝上三寸动者脉中，足三阳络，按之阳明脉绝乃取之。"共同配伍以舒筋活络，通经止痛。

石学敏院士创立的"醒脑开窍"理论在中医脑病及疑难杂症的针灸实践中疗效确切。对于疼痛剧烈、迁延日久的腰椎间盘突出症，可以配合醒脑开窍针刺法的内关、水沟等穴，可使效果加倍。

（六）预防与保健

预防腰痛，应注意在日常生活中要保持正确的坐、卧、行体位，劳逸适度，不可强力负重，避免腰部跌仆闪挫。避免坐卧湿地，暑季湿热郁蒸时，亦应避免夜宿室外，贪冷喜凉。涉水冒雨或身汗出后即应换衣擦身，或服用生姜红糖茶，以发散风寒湿邪。

急性腰痛应及时治疗，愈后注意休息调养，以巩固疗效。慢性腰痛除药物治疗外，注意腰部保暖，或加用腰托固护，避免腰部损伤。避免劳欲太过，防止感受外邪，经常活动腰部，或进行腰部自我按摩、打太极拳等活动，有助于腰痛的康复。

五、病案

【病案1】

李某，男，55岁，初诊日期：2016年4月27日。

[主诉]腰及右腿疼痛2周，加重1周。

[病史]患者26年前因练拉力扭伤腰部，后遗有腰部隐痛。2周前因搬重物出现腰痛不能转动，2天后右腿开始出现疼痛，以大腿后侧为甚，伴有右足趾麻木，休息后未见明显缓解，1周前因受凉疼痛症状加重，遂就诊于我院门诊治疗。现症见：右小腿后部剧痛，入夜尤甚，难以入眠，腰及患肢不能活动，饮食减少。

[检查]痛苦面容，$L_{3/4}$有轻度压痛，右侧臀肌萎缩伴压痛。右腿直腿抬高试验10°，臀点、腘点、腓点均有明显压痛，左右分髋试验(+)，无病理反射。舌质紫暗，有瘀斑，脉弦涩。腰部X线示：$L_{4/5}$椎间盘脱出。

[西医诊断]①腰椎间盘突出症；②坐骨神经痛

[中医诊断]痹证(血瘀证)

[治疗]

1.治疗原则　疏利气机，活血化瘀。

2.针灸取穴　大肠俞(右)、环跳(右)、委中(右)、秩边(右)、腰部夹脊穴(双)、肝俞(双)、肾俞(双)、膈俞(双)、血海(双)、百会、四神聪。

3.操作　秩边穴、大肠俞、环跳深刺，进针2.5寸，施提插泻法，令针感麻窜至足趾3次为度，余穴常规针刺，针刺后留针30分钟，每日治疗1次。

4.治疗结果　治疗1天后，患者自觉腰腿疼痛即明显减轻，能侧身坐起，短距离行走；治疗3天后，因活动量过大，腰腿疼痛复发；治疗1周后疼痛大减，直腿抬高达70°；治疗20余日，患者腰及右下肢疼痛基本缓解，压痛点消失，直腿抬高达70°以上，可独立行走，生活完全自理，但仍时有腰酸肢软乏力等症。再予配以肾俞、肝俞穴位治疗，继续治疗20余日后，腰酸肢软乏力等症消失，患者痊愈。

【按语】此患者疾病属中医"痹证"范畴，针刺大肠俞、腰部夹脊穴有利于减轻神经根水肿，配以环跳、委中、秩边等穴疏通局部经气以缓急止痛，膈俞、血海穴以活血化瘀。久病责之肝肾，患者病程较长，肝肾不足筋脉失荣，故后期治宜滋补肝肾、和营舒络。取肝俞、肾俞以补益肝肾、强筋健骨，配局部腧穴荣筋和营，百会、四神聪通督调神止痛，同时鼓励患者加强展腰、屈髋等功能锻炼，处理好动、静的关系，以促痊愈。

【病案2】

张某，男，60岁，初诊日期：2016年5月6日。

[主诉] 腰痛伴右下肢疼痛2年余，加重10天。

[病史] 患者2年前因受凉后出现腰痛，伴右侧下肢疼痛，疼痛呈针刺样并沿右下肢后侧向足跟部放射，受寒及弯腰等活动后加重。近10天症状加重，遂来我院就诊。现症见：患者神清，精神可，腰痛伴右下肢疼痛，疼痛沿右下肢向足跟部放射。纳可，寐安，二便调。

[检查] 舌红，苔薄白，脉弦细。拉塞格征（+）。腰椎MR示：①腰椎骨质增生，轻度骨质疏松，部分小关节退变；②$L_{4/5}$、L_5/S_1椎间盘向后突出，相应水平椎管及两侧椎间孔继发性狭窄。

[西医诊断] ①腰椎间盘突出症；②继发坐骨神经痛

[中医诊断] 痹证（风寒阻络证）

[治疗]

1.治疗原则 祛风散寒，疏通经络。

2.针灸取穴 水沟、内关、大肠俞、承扶、委中、承山、飞扬、跗阳、阳陵泉。

3.操作 患者左侧卧位，常规消毒，取0.30mm×75mm毫针，直刺右侧大肠俞2～2.5寸，行提插泻法，针感沿右侧下肢后侧向足跟部放射；取0.25mm×40mm毫针，右侧余腧穴行常规针刺。留针30分钟，每日1次，14次为2个疗程。

4.治疗结果　2个疗程后患者腰痛及右下肢疼痛消失，右下肢活动恢复正常，拉塞格征（－）。

【按语】本患者为感受风寒之邪而病，寒为阴邪，其性收敛凝闭，侵袭肌肤经络，郁遏卫阳，凝滞营阴，以致气血不通，不通而痛。根据经络的循行路线，足太阳膀胱经直接分布在腰及下肢后部，与坐骨神经分布基本吻合，大肠俞、承扶、委中、昆仑等为膀胱经穴位，直接调理腰部及下肢经络之气。委中为膀胱经下合穴，善治"腰背痛"。

【病案3】

杨某，女，26岁，初诊日期：2017年3月1日。

［主诉］腰部疼痛1个半月。

［病史］患者诉1个半月前无明显诱因出现腰部疼痛，活动受限，咳嗽、打喷嚏后症状加重，后就诊于天津医院，查腰椎MR，考虑腰椎间盘突出症，未予系统治疗，患者休息后症状未见明显缓解，后于我院住院治疗，予推拿、理疗、营养神经药物治疗后，症状好转出院。后症状反复发作，现患者为求进一步诊治，今日由我院门诊以腰椎间盘突出收入院，入院症见：腰部疼痛，腰部屈伸、转侧及床上翻身活动受限，症状持续发作，咳嗽、打喷嚏后症状加重，行走站立费力，久行久立困难，日轻夜重，纳可，夜寐安。

［检查］体温：36.5℃，呼吸：18次/分，心率：88次/分，血压：125/76mmHg。西医查体：神志清楚，精神反应可，营养良好，发育正常，形体适中，查体配合。腰椎生理曲度变浅，无侧弯。双侧竖脊肌、腰大肌板滞，腰部未触及明显条索、筋节。腰部活动度：前屈10°，后伸5°，左侧屈10°，右侧屈10°，左旋10°，右旋10°。$L_3 \sim L_5$棘突两侧旁开2cm压痛、腰部叩击痛（＋），无明显下肢放射痛，双侧委中穴、承山穴压痛。膝腱反射左（＋＋），右（＋＋）；跟腱反射左（＋＋），右（＋＋）。踝阵挛左侧（－），右侧（－）；巴宾斯基征左侧（－），右侧（－）；霍夫曼征左侧（－），右侧（－）。压颈试验（＋）；挺腹试验（＋）；双膝双髋屈曲试验（－）；"4"字试验左（－），右（－）；直腿抬高试验左：10°，右：45°；直腿抬高加强试验：左（＋），右（－）；跟臀试验：左（－），右（－）；股神经牵拉试验：左（－），右（－）。

中医查体：神清，精神可，面色红黄隐隐、明润含蓄，体型适中，毛发黑浓密润泽。语言清晰、流利，呼吸平稳，未闻及异常声音及体味。虚里按之应手，动而不紧，缓而不急，腹部未及疼痛、腹胀、痞满、积聚、肿块，舌暗红，苔厚腻，脉弦、滑。

腰椎正侧位X线片：①腰椎骨质未见明显异常；②骨盆骨质未见明显异常，小骨盆腔致密影。骨盆正位X线片：①腰椎骨质未见明显异常；②骨盆骨质未见明显异常，小骨盆腔致密影。

［西医诊断］腰椎间盘突出症

［中医诊断］腰痹病（经脉瘀阻证）

［治疗］

1.治疗原则 活血化瘀，通络止痛。

2.针灸取穴 腰部华佗夹脊穴、水沟、内关（双）、肾俞（双）、大肠俞（双）、关元俞（双）、阳陵泉（双），环跳（患侧）、秩边（患侧）、委中（患侧）。

3.操作 环跳、秩边、委中快针，以针感放射到足为度，腰部华佗夹脊穴、肾俞、大肠俞、关元俞、阳陵泉，平补平泻，留针20分钟，每日治疗1次。

4.其他治疗 穴位拔罐(1次/日)。治则：活血化瘀，舒筋通络。取穴：腰部华佗夹脊穴、肾俞（双）、大肠俞（双）、关元俞（双）、阳陵泉（双）5分钟。

5.治疗结果 入院第1天：腰部疼痛，腰部屈伸、转侧及床上翻身活动受限，症状持续发作，咳嗽、打喷嚏后症状加重，行走站立费力，久行久立困难，日轻夜重，纳可，夜寐安。入院第3天：腰部疼痛，腰部屈伸、转侧及床上翻身活动受限稍有缓解，症状间作，咳嗽、打喷嚏后症状加重，行走站立费力，久行久立困难，日轻夜重，纳可，夜寐安。入院1周：腰部疼痛，腰部屈伸、转侧及床上翻身活动受限稍有缓解，症状间作，咳嗽、打喷嚏后症状不明显，行走站立费力，久行久立困难，日轻夜重，纳可，夜寐安。入院第10天：腰部疼痛，腰部屈伸、转侧及床上翻身活动受限有缓解，症状间作，咳嗽、打喷嚏后症状不加重，行走站立费力，久行久立困难，日轻夜重，纳可，夜寐安。入院2周：腰部疼痛，腰部屈伸、转侧及床上翻身活动无明显受限，症状间发作，咳嗽、打喷嚏后症状不加重，行走站立不费力，可以久行久立，纳可，夜寐安。

【按语】本病当与梨状肌综合征相鉴别。梨状肌综合征患者疼痛多发于臀部，且疼痛呈"刀割样"或"烧灼样"，臀部压痛明显，可触及条索状隆起，梨状肌紧张试验阳性。而本病患者虽然腰部疼痛，腰部屈伸、转侧及床上翻身活动受限，症状持续发作，咳嗽、打喷嚏后症状加重，但是臀部压痛不明显，未触及条索样改变，梨状肌紧张试验阴性。故而二者可相鉴别。

本案中患者久劳，损及腰部筋脉，致局部气血运行不畅，经脉瘀阻，不通则痛，而见腰部疼痛，腰部屈伸、转侧及床上翻身活动受限，症状持续发作，咳嗽、打喷嚏后症状加重，舌、脉亦为经脉瘀阻之象。

治疗以病痛局部穴为主：腰椎夹脊，以疏通经络气血，达止痛之功，夹脊穴旁通督脉，与足太阳膀胱经经气交通，脏腑之气不仅通于膀胱经的背俞穴和督脉穴，也通过夹脊穴；环跳、秩边、委中用快针疏通经络，肾俞、大肠俞、关元俞、阳陵泉，温阳补肾，诸穴共奏佳效。

第十六章　坐骨神经痛

一、概念

坐骨神经痛又称"腰腿痛"，是以坐骨神经径路及分布区域疼痛为主要表现的综合征。属中医学"坐臀风""痹证"范畴，是临床多发病之一。坐骨神经痛按照病变部位分为根性坐骨神经痛和干性坐骨神经痛，临床以根性多见。针刺是治疗根性坐骨神经痛的有效方法之一，传统针刺治疗以疏通经络为主，石学敏院士在治疗根性坐骨神经痛过程中，注重经气闭阻致病的理论，根据舒筋活络，调神定志，通痹止痛的治则，采取针刺配合刺络拔罐的方法，临床疗效显著。

（一）临床表现

坐骨神经痛以腰及大腿背侧、小腿背外侧疼痛为主要表现，临床多急性或亚急性起病。发病初期常有腰部酸痛，疼痛自腰部向一侧臀部及大腿后侧、腘窝、小腿外侧和足部放射，呈烧灼样或刀割样疼痛，夜间为甚，严重者，坐卧难忍，夜痛难眠，寝食难安。根性坐骨神经痛可见咳嗽、打喷嚏、用力排便时疼痛加剧并向腿部放射。患者常取特殊的减痛姿势，日久造成脊柱侧弯，多弯向患侧。病变水平的腰椎棘突或横突常有压痛，布鲁辛斯基征（＋），拉塞格征（＋）。

（二）诊断

1.**病史**　患者有受凉、劳累或既往腰椎病病史，符合上述临床表现；

2.**查体**　直腿抬高试验（＋）；足趾背伸试验（＋）；屈髋试验（＋）；跟腱反射减弱或正常。根性坐骨神经痛：大肠俞、关元俞处压痛、叩击痛。干性坐骨神经痛：环跳、秩边、殷门、委中、承山、阳陵泉处压痛。

3.**检查**　MRI腰椎检查；X线腰椎正侧斜位检查；肌电图胫前肌和腓肠肌检查。

（三）鉴别诊断

1.骶髂关节炎或髋关节炎　多为亚急性或慢性起病，疼痛部位主要沿坐骨神经通路分布，腰部不适不明显，坐骨孔点、转子点、腘点压痛明显，感觉障碍明显，踝反射常减弱或消失，肌肉松弛，轻微肌萎缩等均可与本病鉴别。

2.妊娠子宫压迫　多由妊娠月份增加，子宫压迫坐骨神经所致，特点是随着子宫增大，疼痛逐渐明显，其鉴别主要依据病史。

3.糖尿病神经病变　由糖尿病引起的神经根病变，症状与本病相似，早期以感觉障碍为主，如严格控制血糖，平均7个月以上，大多病情好转甚可恢复，其鉴别主要为糖尿病病史在先，周围神经损害在后。

二、病因病机

1.中医病因病机　坐骨神经痛属于中医"痹症"范畴，多因风寒湿或跌扑闪挫、顽痹及筋痹所致，外邪侵袭肌腠，客于经络，阻滞气血运行；或痹久气血亏虚，肝肾不足；或瘀阻经络，经气失于疏导，气血阻滞，不通则痛。《金匮要略》有对"肾着"的记载，其特点为"腰以下冷痛，腰重如带五千钱"。《素问·举痛论》曰："寒气客于脉外则脉寒，脉寒则缩踡，缩踡则脉绌急，绌急则外引小络，故卒然而痛。"《灵枢·经脉》云："腰似折，髀不可以曲，腘如结，腨如裂……腰、尻、腘、腨、脚皆痛。"

2.西医发病机制　坐骨神经由第4、5腰神经和第1、2、3骶神经前支组成，由椎间孔出椎管后，走行于盆腔后侧，在梨状肌下部出臀部，沿大腿后侧、小腿后侧和足背外侧分布，凡是坐骨神经本身病变或遭受邻近组织病变累及皆可引发本病。其病因有原发性及继发性，原发性即坐骨神经无菌性炎症引起的疼痛；继发性疼痛即坐骨神经走行部位邻近组织病变，如腰椎间盘脱出症、椎管内肿瘤、腰椎关节退行性病变、腰肌急慢性损伤、梨状肌损伤等，其病理改变以椎间孔区神经根受压迫、缺血、缺氧、神经根水肿为主。

三、辨证分型

1.寒湿型　腰腿部冷痛重着，活动不利，喜暖喜按，遇寒冷或潮湿气候时加剧。舌苔白腻，脉沉而迟。

2. 肾虚型 腰腿部酸重无力，遇劳加重，休息后可减轻，或伴有夜尿频多，神疲乏力，或伴有眩晕耳鸣，心烦少寐，或伴有形寒肢冷，手足不温。舌淡，脉沉无力。

3. 血瘀型 腰腿部疼痛如刺，痛有定处，痛处拒按，日轻夜重，不能俯仰、转侧，或有外伤史。舌质紫暗，或有瘀斑，脉弦涩。

四、安全操作

（一）治则

舒筋活络，调神定志，通痹止痛。

（二）治法

1. 针刺法 大肠俞、环跳、委中、阳陵泉、风市、承山、飞扬、昆仑，急性剧烈疼痛期，选内关、水沟；慢性钝痛期，选百会、四神聪；腰肌损伤配合腰部膀胱经经筋（腰直肌）排刺；肾虚者加刺肾俞、太溪；血瘀者加刺血海、膈俞；寒湿者加腰阳关。

2. 刺络法 分别于疼痛侧太阳经、少阳经经络所过之处的大肠俞、环跳、风市、承山等部位刺络拔罐。

3. 电针法 上述针刺穴位，每次选取2～4个穴位，电脉冲刺激。

4. 温针法 穴位同上，每次选疼痛明显处穴位针刺，得气后针柄加灸。

5. 针对原发病灶的治疗 根据不同的原发病灶，配合不同的治疗方法，如腰椎间盘突出症需配合牵引和推拿治疗，椎管内肿瘤需手术治疗，原发病灶得以控制，针刺方能显效。

（三）操作

1. 针刺法 大肠俞，俯卧位平第4骶后孔，骶正中嵴旁开3寸，直刺2～2.5寸，得气后施以提插泻法1分钟，使触电感放射至足趾为度；环跳，侧卧位患肢在上稍屈曲，健肢在下伸直，大转子高点与骶管裂孔连线外1/3与内2/3交点处，直刺2～2.5寸，得气后施以提插泻法1分钟，使触电样感觉放射至足趾为度；委中，仰卧位抬起患侧下肢取穴，术者左手握住患肢踝关节，以肘部顶住患肢膝关节，在腘横纹中点处进针，直刺0.5～1寸，得气后施以提插泻法1分钟，以下肢抽动3次为度；承山，俯卧位腓肠肌两肌腹与肌腱交角处，直刺1～1.5寸，得气后施以提插泻法1分钟，使针感放射至足底为度；飞扬，俯卧位昆仑上7寸，当腓骨后缘处取穴，直刺进针1～1.5寸，得气后施以提插泻法1分钟；风市，仰卧位在大腿外侧正中线上，腘横纹上9寸处取穴，直刺进针1～1.5寸，得气后施以提插泻法1分钟；阳陵泉，仰卧位腓骨小头前下方的凹陷中取穴，直刺1～1.5寸，得气后施以提插泻法1分钟，使针感放射到达足趾为度；昆仑，仰卧位外踝尖与跟腱之间的凹陷中，直刺0.5～1寸，得气后施以捻转泻法1分钟。以上穴位施术后留针30分钟。

急性期：内关，位于腕横纹中点直上2寸，掌长肌腱与桡侧腕屈肌腱之间，直刺0.5～1寸，得气后施以提插捻转泻法1分钟。内关穴捻转泻法采用石学敏院士手法量学捻转补泻手法第一定义，即左侧捻转的方向为逆时针（相对患者而言），右侧捻转方向为顺时针。配合提插泻法，双侧同时操作；水沟，位于鼻唇沟上1/3处，向鼻中隔方向斜刺0.3～0.5寸，采用重雀啄手法，以流泪或眼球湿润为度，留针30分钟。

慢性期：百会、四神聪，均向后斜刺0.3～0.5寸，得气后施以捻转平补平泻法1分钟，留针30分钟。

腰肌损伤者配合膀胱经经筋排刺，在下肢后侧膀胱经筋循行线上进行排刺，直刺进针1～1.5寸，穴位间隔2～3寸，得气后施以捻转平补平泻法1分钟，留针15分钟。

2.刺络拔罐法 在膀胱经及少阳经循行部位，仔细触按寻找压痛点或疼痛部位，每次选取2～4个部位，每个部位用三棱针点刺3～5点，深达皮下，取大号玻璃罐闪火法拔之，视出血5～10ml为度，留罐时间为5～10分钟，用于疼痛急性发作，有缓急镇痛之效。

3.电针法 针刺得气后，每次取2～4个穴位加脉冲电针，每次30分钟，用于疼痛急性发作，有迅速止痛之效。

4.温针灸法 每次取疼痛处2～4个穴位，针刺得气后在针尾部放置大小合适的艾炷或在针尾处捏取适量艾绒，待艾炷或艾绒燃尽后更换再灸，直至局部皮肤潮红，有温经散寒之效。

（四）疗程

1.急性期（发病10天以内） 刺络每日1次，其他针法每日2次，15天以内最好连续治疗。15天后视病情改为刺络隔日1次，其他针法每日1次，急性期疗程为1个月。

2.稳定期（发病10～45天） 刺络隔日1次，其他针法每日1次，疗程1～3个月。

3.后遗症（发病超过45天） 刺络隔日1次，连续15次，其他针法每日1次，疗程延长，疗程视病情轻重而定。

（五）配方理论

根据坐骨神经痛疼痛部位，系属膀胱和胆经经气不利所致，或因风寒湿邪侵袭，阻滞经气运行，气滞血瘀，脉络瘀阻；或因肝肾不足，经脉失于濡养，导致太阳和少阳经脉受阻而发病，治疗当以疏调经气为主，根据"经脉所过，主治所宜"之理，选用大肠俞、环跳、委中、阳陵泉、飞扬、承山、昆仑等穴可以疏通太阳、少阳经气，祛邪外出，通经活络，临床疗效显著。针后配合艾灸或电针，可起到温经通络的作用，以增强疗效。石学敏院士在临床中特别强调神的重要性，《素问·宝命全形论》指出："凡刺之真，必先治神。"坐骨神经痛除疏经通络外，调神定志的治疗原则不可缺少，在急性疼痛期针刺内关、水沟，在慢性钝痛期配合百会、四神聪，通过调神止痛效如桴鼓。神是人体整个生命活动的最高主宰。人体精神活动、思维意识、感知闻嗅、躯体运动等功能活动的正常发挥都依赖神的支配，神同时也是脏腑功能盛衰、气血津液盈亏的外在征象，疾病的发生与神机失用相关，疼痛可引起伤神，且伤神状态可加重疼痛敏感度，痛觉从脑神出而知觉，因此疼痛是受脑神支配的。通过调神达到恢复脑神止痛的效果，实现形神协调与平衡，即"制其神，令气易行"，能收"以意通经""心寂则痛微"而镇痛之效。"脑为元神之府""督脉入络脑""心主血脉""脉舍神"，临床常以督脉穴位为主，辅以心经、心包经穴位以调神，选取内关、水沟、百会、四神聪理气调神。内关为八脉交会穴，通于阴维，是心包经络穴，能养心宁神，疏通气血；水沟、百会为督脉经穴位，督脉起于胞中，上行入于脑，为诸阳之会，可醒脑开窍，清脑安神定志，通调阳气，疏利气机，调和气血而止痛；四神聪位于头部，常与百会配合应用，诸穴合用以理气调神止痛。

刺络法源于《灵枢·官针》，"络刺者，刺小络之血脉也……始刺浅之，以逐邪气而来血气"。刺络法即为络刺，刺小络之血脉，令血出邪尽，血气复行。拔罐法，古称"角法"，通过燃烧罐内空气产生真空负压作用于皮肤，能够改善局部血液循环，调整免疫功能，提高痛阈，对坐骨神经痛这类疼痛性疾病常取得显著疗效。拔罐与针刺相结合便形成了一种新的治疗技术——刺络拔罐，使两者配合应用，通过拔罐方式控制出血量，使之达到血出邪尽、血气复行、祛瘀止痛的治疗目的。现代研究表明，针刺一方面能够改善局部微循环，改变受压神经根缺血缺氧及水肿状态，达到缓解症状的目的；另一方面通过调整丘脑和内侧丘脑非特异投射系统，激活内啡肽物质及抑制大脑皮层对体感皮层的疼痛反应，从而产生镇痛效果。

电针是在针刺基础上加以脉冲电刺激治疗，有研究表明，电针可以激发内源性阿片类物质的释放，可使神经递质成分发生改变，对痛觉神经产生阻滞作用，从而产生更稳定、更长效的镇痛效应。

温针灸法是在针柄上加艾炷或艾绒用以温针，其燃烧时所释放的热力借助针柄传至针尖，直达患病部位，行温和刺激，此法可祛除风、寒、湿三邪，以达温通经络、散寒止痛、调整机体失衡功能的效果，从而解除痹痛。西医学表明，灸法主要是利用艾火温和的热力扩张治疗部位毛细血管，改善微循环，并加速穴区组织内血液和淋巴循环，促进炎性渗出物特别是致痛物质的吸收、转移和排泄，从而达到或加强止痛效果。

五、病案

【病案1】

袁某，女，70岁，初诊日期：2014年10月27日。

[主诉]左侧腰腿痛4个月，加重1周。

[病史]患者于4个月前因在外露宿感受风寒，开始出现左侧腰至膝部窜痛。曾在厂保健站就医，予口服消炎止痛药物（具体用药不详），服后症状未见缓解，尚可坚持工作，但不能久坐。1周前患者无明显诱因出现左侧大腿后侧及小腿外侧呈针刺样剧痛，遂就诊于我院针灸科。现症：患者精神不振，面色少华，两目有神，被动体位，左侧大腿后侧及小腿外侧针刺样剧痛，行

走时以健侧持重，腰痛不得辗转，纳尚可，寐欠安。

[检查] 左腰、臀、腘、踝附近均有压痛点，无肌肉萎缩，拉塞格征左（+），直腿抬高试验左（+），分髋试验（+）。舌苔白腻，脉弦紧。

[西医诊断] 坐骨神经痛

[中医诊断] 痹证（寒湿证）

[治疗]

1.治疗原则 疏通经络，散寒止痛。

2.针灸取穴 大肠俞（左）、秩边（左）、环跳（左）、委中（左）、阳陵泉（左）、昆仑（左）、腰阳关、百会、四神聪。

3.操作 患者右侧卧位，选取规格0.30mm×75mm、0.25mm×40mm毫针，针刺部位常规消毒。大肠俞，在第4腰椎棘突旁开1.5寸处取穴，略向内斜刺2.5寸，得气后施提插泻法1分钟，令麻电感下窜至足尖为度；秩边，在第4骶椎旁开3寸处取穴，直刺2.5寸，得气后施提插泻法1分钟，令麻电感下窜至足底为度；环跳，侧卧屈腿，在股骨大转子最高点与骶骨裂孔连线外1/3与内2/3交界处取穴，直刺2.5寸，得气后施提插泻法1分钟，针感同大肠俞；腰阳关，仰卧位在第4腰椎棘突下取穴，直刺进针0.5~0.8寸；在委中，仰卧抬腿在腘横纹中点处取穴，直刺进针1寸，得气后施提插泻法1分钟，使下肢连续抽动3次为度；阳陵泉，在腓骨小头前下方处取穴，直刺1.5寸，得气后施提插泻法1分钟，令酸胀感向下放散至足跟为度；昆仑，在内踝尖与跟腱之间取穴，直刺透太溪方向，进针1寸，得气后施捻转泻法，令局部酸胀感向小趾放散为度，并针后加灸；百会，在前发际线正中直上5寸处取穴，向后斜刺0.5寸，得气后施捻转平补平泻法1分钟；四神聪，在百会前后左右各旁开1寸处取穴，针刺方向及补泻手法同百会穴。针刺得气后大肠俞、环跳、秩边、委中不留针，余穴留针30分钟，每日1次。

4.其他治疗 刺络拔罐法：按压膀胱经及胆经上循行路线，寻找压痛点，选取4处压痛点，常规消毒后，每个部位用三棱针点刺5个点，点刺后迅速拔火罐，留罐5分钟。

5.治疗结果 予针刺治疗2周后，患者左侧下肢疼痛明显减轻，继予针刺1周后可自行活动，无明显疼痛。

【按语】患者由于在外露宿，感受风寒湿之邪，邪气侵袭，首犯太阳，致经络气血阻塞不通，发为本病。因风为阳邪，其性主动，善行而数变，故初期有腰腿窜痛，寒性凝滞而稽迟，《素问·痹论》："痛者寒气多也，有寒故痛也。"故不通则痛；湿为阴邪，其性重浊，著而不移，阻碍气机故绵绵不愈。"风寒湿三气杂至，合而为痹也"，症见"腰似折，髀不可以曲，腘如结，腨如裂""腰、尻、腘、腨、脚皆痛"等证。委中是腰背足太阳经两分支在腘窝的汇合点，"腰背委中求"，该穴可疏调腰背部经脉之气血；大肠俞、环跳、秩边、阳陵泉可疏通局部经脉、络脉及经筋之气血，通经止痛；昆仑为膀胱经经穴，可舒筋活络，且在昆仑穴处施灸，可激发太阳经气，温经散寒；"督脉为阳脉之海"，配伍督脉上的腰阳关，进一步振奋机体阳气，发挥寒湿得阳则化之功。"久病必瘀""瘀血不去，新血不生"，患者病程较长必有瘀血阻滞气机，《灵枢·寿夭刚柔》："久痹不去身者，视其血络，尽出其血。"瘀血导致疼痛的特点为痛有定处，入夜尤甚。刺络拔罐即在点刺部位处加以拔罐，使邪气随瘀血而出，瘀血除新血得生，且能加速血液的运行，最终达到"通则不痛"的目的。

【病案2】

李某，女，48岁，初诊日期：2013年9月25日。

［主诉］左侧腰臀疼痛，伴左腿放射性疼痛1周。

［病史］患者于2年前夏天夜间在空调房内睡觉未盖衣被，翌日早晨自觉腰背酸痛，左侧下肢发凉、麻木，自用热水袋热敷腰腿，有所缓解，但未曾就医。1周前受凉后再次突发左下肢自臀部沿股后侧至小趾烧灼样剧痛，活动不利，行走困难。

［检查］直腿抬高试验(＋)。

［西医诊断］坐骨神经痛

［中医诊断］痹证（寒湿证）

［治疗］

1.治疗原则　疏风散寒，活血通络。

2.针灸取穴　环跳（左）、秩边（左）、腰阳关、足太阳经筋排刺（双侧）、百会、四神聪。

3.操作　患者俯卧位，选取规格为0.30mm×75mm毫针，环跳、秩边穴常规消毒后直刺进针2.5寸，施以提插泻法1分钟，以患侧下肢的针感沿下肢放射至脚趾为度，即以刺中脊神经跟或坐骨神经干效果为佳。然后选取规格为0.25mm×40mm的毫针，沿足太阳经筋在下肢背侧的循行处进行排刺，从承扶至昆仑穴处选取穴位直刺进针1.5寸，针距3寸，得气后施以提插泻法1分钟，针刺后用TDP灯照射百会、四神聪常规针刺。每日1次，每次30分钟，7天为1个疗程，疗程间隔1天。

4.其他治疗方案

（1）中药：制川乌10g　　制草乌10g　　细　辛3g　　制乳香10g

　　　　　制没药10g　　苍　术12g　　防　己10g　　牛　膝15g

　　　　　川　芎15g　　桂　枝12g　　甘　草6g

　　　　　　　　　　　水煎服，每日一剂(餐后半小时)，每次150ml。

（2）辅助疗法：TDL神灯照射。

5.治疗结果　　患者经1个疗程的治疗后疼痛明显缓解，2个疗程后已基本感觉不到疼痛，下肢活动恢复正常。

【按语】 患者有受凉的病史，太阳主一身之藩篱，最易被邪侵袭，故取足太阳膀胱经穴以散寒活血，疏通经络，配合TDP照射，增强温经的作用，疼痛自除。坐骨神经痛属中医"筋痹"范畴，《素问·调经论》："病在筋，调之筋。"在足太阳经筋上排刺，能够疏通足太阳经筋经气，祛邪通络，活血止痛。环跳、秩边二穴深部为坐骨神经神经根所在部位，针刺直接作用于神经根，能使神经周围的血管扩张，局部血液循环加速，炎症、渗出及水肿得到改善，从而解除组织的痉挛、水肿，缓解神经根压迫症状。

【病案3】

苏某，女，63岁，初诊日期：2015年8月2日。

[主诉]腰痛伴双下肢无力10余年，加重3天。

[病史]患者既往腰椎间盘突出症病史10余年，间断右下肢疼痛感，半月前因着凉后突然出现双下肢不能行动伴腰痛，当时神清，无胸闷憋气及头晕头痛，自行在家中予热敷及卧床休息后不适症状缓解，未到医院诊治。近3日患者自觉上楼后双下肢无力症状加重，为明确诊治，来我院就诊，为进一步治疗收入我病区。现症见：神清，精神可，语言清晰流利，双下肢无力，右下肢间断疼痛感，纳可，寐欠安，二便调。

［检查］舌淡白，苔白腻，脉弦细。腰椎CT（2010年5月4日，天津市第一中心医院）：①腰椎侧弯；②腰椎退行性变；③L$_1$～S$_1$膨出，压迫硬膜囊。腰椎高清晰螺旋CT平扫（2015年8月4日，天津中医药大学第一附属医院）：①腰椎骨质增生、骨质疏松、L$_3$椎体稍后滑移、腰椎侧弯畸形L$_{3/4}$～L$_5$/S$_1$椎间孔继发性较窄；②腰骶部移行椎（考虑骶椎腰化）；③L$_{1/2}$～L$_5$/S$_1$椎间盘膨出、部分椎间盘积气，L$_{1/2}$、L$_{3/4}$椎间盘稍后突出（继发相应水平椎管及椎间孔狭窄）；④部分椎体缘许莫氏结节；⑤L$_{1/2}$水平黄韧带钙化。

［西医诊断］①腰椎间盘突出症；②坐骨神经痛

［中医诊断］腰痛（风寒阻络证）

［治疗］

1.治疗原则　疏风散寒，通络止痛。

2.针灸取穴　水沟、内关、环跳、委中、大肠俞、肾俞、命门、志室、腰部夹脊穴、阳陵泉、悬钟、丘墟、膀胱经排刺、昆仑。

3. 操作　内关直刺0.5～1寸，采用提插捻转结合泻法，双侧同时操作，施手法1分钟；水沟位于鼻唇沟上1/3处，向鼻中隔方向斜刺0.3～0.5寸，采用重雀啄手法，以流泪或眼球湿润为度。环跳取穴时侧卧屈腿，进针2.5～3寸，提插泻法，令针感放散至足心，3次为度，后提针至皮下，减小刺激量；委中直刺1～1.5寸，提插泻法，令针感放射至足底；昆仑直刺0.5寸，捻转补法，令局部酸胀；大肠俞刺向横突进针1～1.5寸，施捻转补法，令局部酸胀感为度；余穴采用常规针刺手法。大肠俞、肾俞、命门、志室补法，环跳、承扶采用芒针，余穴均用捻转提插的泻法，以沿腰腿部足太阳、足少阳经产生向下放射感为度。每日针刺一次。

4.其他治疗　微波治疗(腰背部、腹部穴区)1次/日，湿敷治疗(腰背部、腹部穴区)1次/日，温灸(双下肢穴位)1次/日。

5.治疗结果　针刺3次后，双下肢无力改善，右下肢间断疼痛感；针刺5次后，双下肢无力较前改善，右下肢间断疼痛感减轻；针刺7次后，双下肢无力较前明显改善，右下肢间断疼痛感减轻；针刺11次后，双下肢无力较前明显改善，右下肢间断疼痛感明显减轻。

【按语】坐骨神经痛发作多呈单侧性，常以寒冷、潮湿、用力不当为诱发因素，病程可达数十年。沿着坐骨神经通路以放射性疼痛为主要特点，本病多因挫闪、外伤，感受风寒湿邪，湿热邪气浸润，或湿热郁久化热，体内郁结湿热，流注足太阳、少阳经脉。主证为腰部或臀部、大腿后侧、小腿后外侧及足外侧出现放射性、电击样、烧灼样疼痛。属于中医学"腰痛""筋痹"范畴，根源在于肝肾阴虚、气血虚弱，久之风寒湿邪痹阻经络、气滞血瘀而发病，病位是少阳胆经的循行区，病起于腰骶。腰乃肾之府，故诊疗坐骨神经痛，多从膀胱经、肾经、胆经入手，并参照坐骨神经的解剖走行。取穴偏于小腿与足踝，环跳、阳陵泉、承山、昆仑为治疗本证主穴。急性期应卧床休息，腰椎间盘突出者需卧硬板床，腰部宜束阔腰带。劳动时需采取正确姿势，平时注意防寒保暖。

第十七章　急性腰扭伤

一、概念

急性腰扭伤是一种急性撕裂伤，是在腰部活动过程中突然超出腰部正常活动范围，从而出现以腰部剧烈疼痛、活动受限为主要临床表现的综合征。本病有明显的外伤史，或在运动中感到腰部有"咯嗒"声响，随即产生腰部一侧或两侧剧烈疼痛，活动受限。本病系腰部肌肉、筋膜、韧带等软组织因外力作用突然受到过度牵拉，而造成软组织的牵拉伤或撕裂伤所致，多在弯腰屈髋伸膝姿势下，或搬运、抬起重物扭伤骶棘肌和腰棘间韧带。因此，本病临床常见于建筑、搬运、铸造工人和长期弯腰工作、平素缺乏体育锻炼的人，超常的剧烈运动也可造成本病，所以，在运动员中也多发此病。本病在中青年的发病率最高，20～40岁者发病率为50%以上，儿童及老人少见。腰部脊柱承担着人体1/2以上的重量，从事着复杂的运动，是日常生活和劳动中活动最多，最易受损伤部位之一。针刺治疗对本证有较好的疗效，能起到行气血、通经络、迅速止痛的作用，使受伤的筋肉功能恢复正常。

（一）临床表现

1.疼痛　通常伤后立即出现腰部一侧或两侧剧烈疼痛，疼痛呈持续性、刀割样或撕裂样，活动后加重，休息后减轻但不消除，咳嗽、大声说话、腹部用力时均可使疼痛加重。患者大多能指出较为明确的疼痛部位，局部压痛范围开始较大，以后逐渐局限。患者多用双手撑腰，以防止因活动而发生更剧烈的疼痛。但有时损伤当时疼痛不明显，过几小时或第2天晨起后感到明显疼痛。

2.腰部僵硬，活动受限　受损肌肉由于疼痛及其他各种病理因素而反射性引起痉挛，造成腰部僵硬，脊柱代偿性侧弯（一般多向患侧倾斜）。脊柱的前屈、后伸、侧弯、旋转等一切活动均因疼痛加重而受限。处于痉挛状态的肌肉可使疼痛加重，再度使肌肉痉挛，形成恶性循环。

3.放射性核牵扯性神经痛　有近半数急性腰扭伤患者有放射性或牵扯性神经痛，其疼痛部位多在臀部、大腿后部、大腿根部前内侧等处。

（二）诊断

1.病史　患者有搬抬重物史，有的患者主诉听到腰部清脆的响声。伤后重者疼痛剧烈，当即不能活动；轻者尚能工作，但休息后或次日疼痛加重，甚至不能起床。

2.查体　患者痛苦面容，强迫体位，可见患者腰部僵硬，腰前突消失，伴有脊柱侧弯及骶棘肌痉挛，损伤肌群常伴有比较明显的拘挛、压痛、叩击痛，直腿抬高试验呈阳性，但加强试验阴性。舌淡红，苔薄白，脉弦或紧。

3.检查　主要做腰部X线检查，损伤较轻者X线片无异常表现；损伤严重者，韧带损伤X线片在表现一般多无异常发现，或见腰生理前突消失，棘上、棘间韧带断裂者，侧位片表现棘突间距离增大或合并棘突、关节突骨折。

（三）鉴别诊断

1.关节突骨折、横突骨折、腰椎椎体压缩骨折　以上诸病，虽都有明显外伤史，而引起腰部剧烈疼痛，但X线检查可以显示上述病理改变。

2.棘上韧带、棘间韧带断裂　此二者都有明显外伤史，而引起腰部剧烈疼痛，行X线检查，可见棘间隙加宽。

3.腰椎间盘突出症　主要表现为腰腿痛、麻木、下肢放射痛多沿坐骨神经分布，即沿大腿后侧、小腿外侧、足跟部或足跟外侧，多为一侧腰腿的串痛，直腿抬高试验及加强试验阳性，腰部X线或MRI检查显示髓核突出；而急性腰扭伤多有外伤史，下肢放射痛多不明显，直腿抬高试验阳性而加强试验阴性，X线检查多无异常表现。

二、病因病机

1.中医病因病机　中医古籍中并没有与急性腰扭伤相对应的疾病，根据其主要的临床表现，可将其归于"腰腿痛"，属于中医的"瘀血腰痛""跌打损伤""伤筋"等范畴。在《素问·刺腰痛》中，既有"腰腿痛"的记载：

"衡络之脉令人腰痛，不可以俯仰，仰则恐仆，得之举重伤腰。"又云："肉里之脉令人腰痛，不可以咳，咳则筋缩急。"并列举治疗出腰腿痛的各种刺治之法。《素问·脉要精微论》载："腰者肾之府，转摇不能，肾将惫矣。"指出腰痛与肾的关系。本病或由风寒湿邪侵袭腰部经络，或由寒湿之邪愈久化热阻滞气血运行，导致气滞血瘀，或由肾虚腰府失养所致，且常有外伤病史。因属急性，故病程短而病证实，其中虽也有肾虚的本质，但以实证为多。不比其他各型腰痛常夹带"本虚"而发，其基本病机为筋脉痹阻，腰府失养。病位主要在肾脏、膀胱经。腰痛病在经络，但其根源在肾，"皆贯于肾而络于腰脊"，故其病位是外在经络，内属肾脏。经气闭实是标，肾气内伤是本。内因腰痛，以肾为主，闪挫瘀血，各随证治，但仍以膀胱、督脉为枢要。

2. 西医发病机制　急性腰扭伤的病理主要为腰部肌群急性扭伤后出现局部炎性渗出、肿胀、肌纤维断裂以及吸收修复的过程。当腰部肌肉、筋膜、韧带等软组织持续处于劳损、痉挛状态，在遇到外力撞击或突然扭转时，造成肌肉、肌腹、筋膜、韧带等组织过度牵拉扭转，损伤后局部组织多数有小血管断裂，引起出血形成小血肿，进一步导致急性无菌性炎症的产生，由于创伤后代谢产物对周围末梢神经的刺激，使腰肌保护性痉挛，而致使腰部诸肌应力失衡，腰部功能紊乱而引起腰部僵硬，活动受限。治疗的关键是加强血液循环，减少渗出，促进肌纤维的修复。

三、辨证分型

1. 寒湿腰痛　腰部冷痛重着，转侧不利，逐渐加重，静卧病痛不减，寒冷和阴雨天则加重。舌质淡，苔白腻，脉沉而迟缓。

2. 湿热腰痛　腰部疼痛，重着而热，暑湿阴雨天气症状加重，活动后或可减轻，身体困重，小便短赤。苔黄腻，脉濡数或弦数。

3. 瘀血腰痛　腰痛如刺，痛有定处，痛处拒按，日轻夜重，轻者俯仰不便，重则不能转侧。舌质暗紫，或有瘀斑，脉涩。

4. 肾阴虚腰痛　腰部隐隐作痛，酸软无力，缠绵不愈，心烦少寐，口燥咽干，面色潮红，手足心热。舌红少苔，脉弦细数。

5. 肾阳虚腰痛　腰部隐隐作痛，酸软无力，缠绵不愈，局部发凉，喜温喜按，遇劳更甚，卧则减轻，常反复发作，少腹拘急，面色㿠白，肢冷畏寒。

舌质淡，脉沉细无力。

四、安全操作

（一）治则

行气活血，通络止痛。

（二）治法

1.经穴刺法 以局部腧穴和循经取穴为主，选取后溪、委中、大肠俞、肾俞为主穴进行针刺。寒湿腰痛配腰阳关；湿热腰痛配昆仑；瘀血腰痛配膈俞；肾阳虚腰痛配命门；肾阴虚腰痛配太溪；疼痛甚者，取内关、水沟。

2.刺络法 对于急性腰扭伤患者可采取委中刺血和攒竹放血的刺络疗法，效果明显；还可在损伤肌群或压痛明显的部位刺络，在缓解疼痛方面疗效卓著。

3.阻力针法 腰部压痛点。

4.手针刺法 手针腰腿点。

（三）操作

1.经穴刺法 后溪直刺1寸，施用捻转泻法，并让患者进行腰部活动，至腰部疼痛缓解为度；委中俯卧位直刺1寸，施用捻转泻法1分钟；腰痛牵及腿者，委中仰卧直腿曲髋直刺1寸，施提插泻法，令疼痛下肢抽动3次为度，即刻出针；大肠俞直刺2~2.5寸，施提插泻法使针感放射至足部为度；肾俞直刺1~1.5寸，施捻转平补平泻1分钟；以上诸穴均不留针。如扭伤时间短，患侧运动功能受限，宜针刺扭伤对侧的相应腧穴，针刺得气后，让患者活动扭伤部位，直至疼痛明显减轻。急性扭伤早期，腰痛严重，坐卧不宁，可取内关直刺1寸，施捻转提插相结合泻法1分钟；水沟向鼻中隔方向斜刺0.3寸，施雀啄泻法，至眼球湿润或流泪为度。

2.刺络法

（1）委中点刺：患者直立，伸直膝关节，足跟用力着地，两手扶于桌上，术者左手张开，用四指握于患者膝部，拇指压于腘窝静脉下方2~3cm处，右手以三棱针点刺放血，以出血2~3ml为度；随后用消毒干棉球压迫止血2分钟。

（2）攒竹点刺：用较粗毫针刺入0.3寸，不留针，出针后以手指捏挤出血1～2滴；

（3）阿是穴刺络拔罐：按压寻找腰部最明显的压痛点，常规皮肤消毒后，用三棱针点刺3～5点，加用闪火罐，视出血3～5ml为度。

3.阻力针法 令患者活动腰部，寻找最痛苦的体态和腰部最明显的压痛点。保持最痛苦体态，在最明显的压痛点部位直刺0.5～1寸，施雀啄泻法，施术手法后将针退至皮下，令患者进行腰部活动，然后再进针至肌肉深层，如刺重复几次，直至活动中疼痛缓解为度。

4.手针刺法 腰痛点在手背，第2、3掌骨及第4、5掌骨之间，当腕横纹与掌指关节中点处，取扭伤同侧手部穴位，直刺0.5寸，施雀啄泻法，随针刺施术进行腰部活动，至疼痛明显减轻为度，效如桴鼓。

（四）疗程

每日针刺1次，10天为1个疗程，疼痛严重时可随时针刺，每日可刺数次。

（五）配方理论

1.经穴刺法 腰部脊柱承担着人体1/2以上的重量，从事着复杂的运动，是日常生活和劳动中活动最多、最易损伤的部位之一。临床以局部取穴和循经远取相结合的原则选穴，以达行气血、通经止痛的目的。"腰背委中求"，采用缪刺法，即左病针右，右病针左，针与患部相应有腧穴或压痛点，同样可以达到通经止痛、恢复运动功能的作用。

（1）后溪：微握拳取穴，在手掌尺侧，第五掌指关节后的远侧横纹头赤白肉际的凹陷中。后溪又为八脉交会穴，通于督脉，可疏通督脉经气，治疗督脉病症，督脉循行腰背正中，因此对于急性腰扭伤以正中部位疼痛者效果最佳。《针灸歌赋》指出："腿膝背腰痛遍，后溪穴先砭。"后溪为手太阳小肠经输穴，《难经》记载："输主体重节痛。"此外，手太阳小肠经在目内眦下交接足太阳膀胱经，所以腰部扭挫伤在膀胱经循行的部位也可以选用同名经的手太阳经经穴后溪，针刺后溪穴，可由浅入深地激发经气，具有行气活血、通络止痛之功。临床中针刺后溪穴常配合运动针法，即在针刺穴位得气后边施以提插泻法边嘱患者以能耐受的最大限度活动腰部，此法对于腰部正中疼痛的缓解效果良好。

（2）委中：俯卧取穴，当腘横纹中央，于股二头肌腱与半腱肌腱的中间，委中为足太阳经合穴，《灵枢·经脉》："膀胱足太阳之脉，起于目内眦……挟脊抵腰中。"说明足太阳膀胱经循行于腰部，"经脉所过，主治所及"，所以委中穴可以有效地治疗腰部的疾病。《灵枢·杂病》载："厥，挟脊而痛者……腰脊强，取足太阳腘中血络。"《素问病机气宜保命集》："腰痛不可忍，针昆仑及刺委中出血。"委中是"四总穴"之一，"腰背委中求"，委中穴属于足太阳膀胱经腧穴，"腰者，肾之府"，一般腰部的疾病均与肾有密切的联系，而足太阳膀胱经与足少阴肾经相交接，所以腰部的疾病可以选用膀胱经的委中穴。此外，急性腰扭伤属于经筋病，而《灵枢·经筋》言："足太阳之筋，起于足小指……上挟脊。"说明不论膀胱经经脉还是经筋都循行于腰部，急性腰扭伤选用委中穴合乎情理。

（3）肾俞：俯卧取穴，在腰部第二腰椎棘突下，后正中线旁开 1.5 寸处。《黄帝明堂经》云："主腰痛不可以俯仰。"肾俞是足太阳膀胱经经穴，也是背俞穴。针刺肾俞可以资助肾气，疏通膀胱经经气而止痛，故常用于防治急性腰扭伤。

（4）大肠俞：俯卧位取穴，位于第四腰椎棘突下，后正中线旁开 1.5 寸。大肠俞是足太阳膀胱经穴，又是背俞穴之一。《铜人腧穴针灸图经》卷中语："治腰髋疼，腰脊强不得回转。"《太平圣惠方·针经》云："理腰痛，腹鸣胀满，绕脐中痛……脊骨强。"深刺大肠俞，可使针感直达病所，"气至而有效"，从而起到疏通经络气血、调整机体各系统的功能的作用，达到恢复腰部功能之目的。

（5）水沟：亦名人中，位于面部，在人中沟的上 1/3 与中 2/3 的交点处。《针灸玉龙歌》："脊膂强痛泻人中，挫闪腰疼亦可针。"《针灸集要》曰："气满腰痛不可俯仰，或挫气腰痛，一切暴痛，刺水沟泻之。"《针灸大成·通玄指要赋》："人中除腰脊之强痛。"都阐明了急性扭伤所致的腰痛、活动不利等症状，可采用针刺水沟穴治疗。根据"不通则痛、通则不痛"的机制，取水沟通调督脉，泻经脉壅滞，同时采用强刺激，嘱患者走动并活动腰部，可以增强调理气血、疏通经络的作用，缓解疼痛的效果。水沟穴尤善于治疗腰部脊柱正中督脉循行线上的扭伤，针刺得气后行雀啄法，使眼球湿润或流泪为度。水沟穴为督脉末端之穴，"督脉入络脑"，与元神密切相关，通过通调督脉调节元神功能，起到镇痛的效果，石学敏院士根据《素问·灵兰秘典论》之"主不明则十二官危，使道闭塞而不通"之意，认为疼痛病机在于各种原因引起的经脉气血运行不畅，而经脉气血的流动又与心和神关系密切，神能导气，气畅则道通，通则不痛，"心寂则痛微"，急性腰扭伤患者以疼痛为主要临床表现，使用"调神法"治疗本病效如桴鼓，"制其神，令气易行"，能收"以意通经"而镇痛之效。

（6）内关：在前臂，肘横纹上2寸，掌长肌腱和桡侧腕屈肌腱之间。内关穴为心包经的络穴，具有养心安神、通调气血之功，内关可通心脉、安心神。急性腰扭伤疼痛甚者加针刺内关、水沟以调神止痛，调神止痛关键在于调心神，《灵枢·邪客》谓："诸邪之在于心者，皆在于心之包络。"心包是心的门户，心包代君受邪，凡外邪侵袭心，心包先受之，从而保护"生之本"的心脏，故调心神多选取心包上的腧穴。内关是心包经的络穴，其循经上系于心，故内关穴是调神止痛针法必选穴，可见内关治疗痛证是基于调神止痛理论。除了通过调神止痛以外，《标幽赋》载："住痛移疼，取相交相贯之迳。"此处指出了止痛的取穴原则，即选择各经相交叉的穴位，经络相交的穴位归属于多条经脉，如此能调节多条经脉的气血运行，内关为手厥阴络穴，又为八脉交会穴通阴维脉，可一穴调多经，具有宁心安神、宽胸理气、调畅气血、镇静止痛的功效。临床中选取内关穴治疗痛证，不仅可调节经络气血的运行，使经络气血恢复正常状态，还通过移神宁心，从源头解除疼痛的感觉，从疼痛病机及本质上治疗疼痛，止痛效果好，故选此穴缓解急性腰扭伤引起的疼痛症状。

2.刺络法　痛责之于瘀血，病在血络，瘀则生痛，痛则不通，腰部受伤瘀血，常使膀胱经气受阻，产生疼痛。"腰背委中求"，委中穴腘窝部常是瘀滞严重的部位，脉络青紫明显，于此放血可使经络畅通，消散腰部瘀积，缓解疼痛。临床实践证明，委中穴点刺或刺血后拔罐，对急性腰痛疗效满意，尤以急性腰扭伤效果最显著，腰部压痛点的点刺放血也是基于此理论，瘀血除新血才能得以生。

"攒竹者，诸阳之气攒聚于眉头，如新竹之茂"，攒竹穴为膀胱经阳气汇聚之处，针刺此穴可疏通太阳经经气，腰背部易受风寒湿邪侵袭，外邪入侵机体首犯太阳，针刺攒竹穴激发太阳经阳气，使阳气复、诸邪除。

3. 阻力针法 阻力针法，又称动刺法，是在相对活动的过程中进行针刺的疗法。通过针刺阳性反应点，配合肢体运动达到舒筋通络、消除瘀滞的作用。运用阻力针法治疗急性腰扭疗效的好坏与针刺腰痛点后进行腰部多种姿势活动是否得体有很大关系，单独针刺不进行很好的腰部活动，或虽然有活动但不是以腰部为主，疗效往往不佳，如配合腰部顺时针或逆时针方向缓慢转动则疗效甚佳。活动腰部起着疏通经脉的协同作用。用阻力针法治疗急性腰扭伤，病程愈短者疗效愈佳。

4. 手针刺法 腰痛穴是以中医经络理论和全息理论为基础研究出的手针疗法，根据十二经脉的根结与标本理论，手是经脉之气生发和布散之所。五脏六腑及各器官组织通过十二经脉之气，均能在手上寻找到相应的反应点，腰痛穴即急性腰扭伤或急性腰痛在手上的反应点。中医全息理论认为，肘膝关节以下的穴位对整个机体具有良好的调节功能，腰痛穴位于手背中段，恰好对应人体的腰部正中处，针刺腰痛点时配合腰部的运动，疏调腰部经脉及经筋气血，起到消除肌肉痉挛、缓解疼痛的目的。

五、病案

【病案1】

张某，男，40岁，初诊日期：2016年9月11日。

[主诉] 腰部疼痛5小时。

[病史] 患者2016年9月11日上午9时许，弯腰搬重物时突然出现腰部疼痛，疼痛剧烈，活动受限，行走困难，不能转侧，不能弯腰，无下肢放射痛，经休息后未缓解，特来我院就诊。现症：神清，精神可，腰部疼痛，右腰部压痛明显，痛处固定不移，以夜间为甚，活动受限，不能转侧，无下肢放射痛，纳可，寐安，二便调。

[检查] 舌淡红，苔薄白，脉弦。查腰背部肌肉紧张，$L_{3/4}$、$L_{4/5}$右侧压痛明显，疼痛拒按。腰椎CT示：未见异常。

[西医诊断] 急性腰扭伤

[中医诊断] 腰痛（瘀血腰痛）

［治疗］

1.治疗原则　活血化瘀，通络止痛。

2.针灸取穴　水沟、委中（双）、后溪（双）、腰夹脊穴、阿是穴。

3.操作　水沟穴，采用雀啄法，强刺激的同时嘱患者活动腰部；再刺委中穴，抬高下肢，针刺时出现下肢抽动后即出针；再刺后溪穴，施捻转补法1分钟；再刺腰夹脊穴及阿是穴，均施捻转提插泻法1分钟。每日1次，留针20分钟。嘱卧硬板床，睡前热敷10分钟。

4.其他治疗

（1）穴位拔罐：取腰部两侧拔罐。

（2）中药敷贴：川　乌30g　　草　乌30g　　豨莶草30g　　独　活30g
羌　活30g　　麻　黄30g　　苏　木30g　　川　断30g
煎药外敷。

5.治疗结果　治疗第1次后，患者即刻感到腰部疼痛明显减轻，腰部可前后左右小幅度活动。又连续治疗3次，每次治疗后患者腰痛均较前减轻，治疗第4次后患者腰痛消失，腰部活动自如。

【按语】腰痛是以自觉腰部疼痛为主证的一类病证。急性腰扭伤在临床中较为常见，多因腰部用力不当，致使腰部肌肉强烈收缩，导致腰部经络气血运行不畅，脉络不通，不通则痛。治疗本病时，委中穴为足太阳膀胱经合穴，为腰背部足太阳经两分支在腘窝的汇合点，《四总穴歌》更有"腰背委中求"之说，委中穴又为"血郄"，可以疏通腰背部气血，为治疗腰背部疼痛之要穴。水沟穴为治疗闪挫腰痛之经验效穴，且针刺水沟可起到调神止痛的目的。腰夹脊及阿是穴并配合热敷、拔罐疗法，可缓解肌肉紧张，促进局部血液循环，起到消炎止痛之功。外敷中药敷贴，起到加强活血止痛之功，疗效更佳。

【病案2】

李某，女，39岁，就诊日期：2017年3月12日。

［主诉］腰部疼痛6小时。

［病史］患者6小时前在家中搬重物时不慎扭伤腰部，导致腰部疼痛6小时，经自敷止痛膏药未缓解，故就诊于我院门诊。现症见：腰臀部疼痛，自述针刺样疼痛，有明显的压痛点，入夜尤甚，活动受限，不能转侧及俯仰，动则痛剧。

［检查］患者强迫体位，左侧腰肌僵硬痉挛，平$L_{3\sim5}$椎旁压痛。腰椎X线片示：无明显骨折、脱位及骨质改变。

［西医诊断］急性腰扭伤

［中医诊断］腰痛（瘀血腰痛）

［治疗］

1.治疗原则　活血化瘀，通络止痛。

2.针刺取穴　水沟、委中、腰夹脊、阿是穴

3.操作　首先患者取仰卧位，施针部常规皮肤消毒。水沟穴向鼻中隔方向刺入0.5～0.8寸，施雀啄泻法；委中穴直腿抬高取穴，直刺0.5～1寸，施提插泻法，以下肢体抽动为度，不留针；患者取俯卧位，腰椎夹脊穴直刺0.8～1寸，得气后施捻转泻法，留针20分钟。起针后，阿是穴三棱针点刺放血，拔罐10分钟。

4.治疗结果　治疗后即刻患者自觉腰痛明显减轻，并可以俯身及转侧。第2日，巩固治疗1次，无再发腰痛，活动受限恢复。

【按语】急性腰扭伤是腰部近关节部位的组织损伤，包括皮肤、肌肉、肌腱、韧带、血管等部位损伤。临床主要表现为腰部肿胀、疼痛、关节活动受限甚至导致双下肢活动异常。本病属于中医"腰痛"范畴，腰部用力不当，导致经络气血阻滞不通，瘀血停留于腰部，不通则痛。水沟穴位居督脉，可发挥远治作用，醒脑开窍，通经止痛。委中穴为四总穴之一，腰背委中求，配合腰部夹脊穴通经活络，阿是穴刺络拔罐，祛瘀止痛。诸穴合用，起到活血化瘀，通络止痛的作用。

第十八章　多发性硬化

一、概念

多发性硬化是以中枢神经系统白质脱髓鞘病变为特点，遗传易感个体与环境因素作用发生的自身免疫性疾病。多发于青、中年，女性较男性多见，本病急性活动期中枢神经白质有多发性炎性脱髓鞘斑，陈旧病变则由于胶质纤维增生而形成钙化斑，以多发病灶、易复发为特点，最常累及的部位为脑室周围白质、视神经、脊髓、脑干和小脑。其主要临床特点为症状体征的空间多发性和病程的时间多发性。目前病因尚不清楚，石学敏院士认为该病应属中医"痿证"范畴，其发病与脑神、肝肾、脾胃及督脉关系密切，脑神失司是本病的最终病机，以醒脑开窍、滋补肝肾、调和气血治疗，可收奏效。

（一）临床表现

肢体瘫痪多见，常见不对称性痉挛性轻截瘫，表现下肢无力或沉重感，感觉异常，单眼突发视力丧失或视物模糊，复视，平衡障碍，膀胱功能障碍、直肠功能障碍、性功能障碍、其他（如出汗功能障碍）等，精神症状表现为抑郁、易怒，也可见淡漠、嗜睡、强哭强笑、反应迟钝、重复言语、猜疑和迫害妄想等精神障碍。

（二）诊断

1.**症状**　有相关病史，符合以上临床表现。

2.**查体**　锥体束征或巴宾斯基征等病理征阳性；反射亢进，腹壁反射消失；眼球震颤与核间性眼肌麻痹并存；浅感觉和深感觉障碍，莱尔米特征；共济失调；痛性痉挛。

3.**实验室检查**　脑脊液检查；诱发电位（视觉诱发电位、脑干听觉诱发电位、体感诱发电位等）；MRI检查。

（三）鉴别诊断

1.急性播散性脑脊髓炎　多有感染史或疫苗接种史，起病较急且凶险，具有自限性，病程较多发性硬化短，多为单一病程，无缓解复发病史，常伴有高热、意识障碍、木僵、精神症状等。

2.皮质下动脉硬化性脑病　多有高血压病、动脉硬化病史，起病缓慢，发病年龄多在55~60岁，临床症状以精神障碍突出，如欣快或抑郁、淡漠等，本病是因高血压小动脉硬化，深穿支供血障碍，大脑长期处于低灌流状态，造成缺血性脱髓鞘损害。

3.系统性红斑狼疮和其他少见的自身免疫性疾病　在中枢神经系统白质可有多个病灶，这些疾病的中枢神经系统损伤与潜在的免疫性疾病的活动性及针对自身DNA或磷脂的自身抗体的水平相平行。多先有或合并有其他系统性损害，红斑狼疮MRI所示的病灶实为小血管炎或栓塞而致的小区域梗死性坏死，而非脱髓鞘炎性病灶。

4.白塞综合征　以再发性虹膜睫状体炎、脑膜炎、黏膜及生殖器溃疡、关节、肾、肺部症状以及大脑多发性病灶为鉴别特征。

5.球后视神经炎　多为双眼同时发病，表现为视力急剧下降，并伴有眼球疼痛，无中枢神经受损的症状和体征，眼底检查可见视盘水肿，治愈后一般不复发。

6.脊髓压迫症　其表现多为在病程某段时间出现根性疼痛，颈部疼痛、活动受限和因神经根受累引起的严重肌肉萎缩，可见于脊椎关节病变，而多发性硬化很少有以上症状。脑脊液蛋白含量可显著升高，脊髓MRI检查可确诊。

7.颅内肿瘤　多缓慢发病，且病情进行性加重；颅压增高；脑CT检查可见占位性病变。

8.遗传性共济失调　多在儿童期发病；病情逐渐加重，无缓解复发病史；脚呈弓形；查脊髓CT或MRI无相应的病灶。

二、病因病机

1.中医病因病机　本病与脑神、肝肾、脾胃及督脉关系密切，先天之肾精亏虚日久渐致脑髓、督脉失养、脾失健运，气血生成不足；抑或正气亏耗体虚，外感风寒湿邪，表邪传里，渐致筋脉痹阻，又或久病体虚，感受外邪入络，日久所致肝肾亏耗，气血化生不足，脑髓、筋脉、肌肉失养致痿。先天不足及后天失养共存，肾为先天之本，脾胃乃后天之本，肝肾、脾胃亏虚为其本质，风、火、痰、瘀、湿等内生之邪是其病理因素。病位主要在肝、肾、脾三脏。本虚标实是本病的基本病机，本虚主要为气血阴阳不足、脏腑功能失调，标实主要表现为湿热、湿浊、瘀血等。本病初期多为邪盛，反复发作后邪去正伤，逐渐演变为肝肾亏虚、脾肾阳虚之象。发作期多表现为邪实为主，可以兼有本虚之证；缓解期则以本虚为主。脑神失司是本病的最终病机。

2.西医发病机制 多发性硬化症是以中枢神经系统白质脱髓鞘病变为特点，遗传易感个体与环境因素共同作用发生的自身免疫疾病。多种免疫细胞、免疫因子、抗体和补体参与此过程，引起神经轴突髓磷脂及少突胶质细胞破坏和脱髓鞘反应，但其确切发病机制目前尚不明确，中枢神经系统免疫应答是其重要机制之一，天然免疫及获得性免疫对发病有重要作用，包括小胶质细胞或巨噬细胞的活化、炎性T细胞反应等，而 T 细胞各亚群，如 $CD4^+T$ 细胞、$CD8^+T$ 细胞、辅助性T细胞Th1以及Th17细胞等通过调控多发性硬化患者中枢神经系统免疫应答，参与多发性硬化发病机制。

三、辨证分型

临床上多发性硬化可以分为湿热浸淫、脾胃虚弱、肝肾亏虚三型。湿热浸淫多见于发作期，肝肾亏虚和脾胃虚弱则多见于缓解期。

1.湿热浸淫 多出现在发作期，常见不对称性痉挛性轻截瘫，表现为下肢无力或沉重感，感觉异常、复视、平衡障碍、直肠功能障碍、其他（如出汗功能障碍）等，平素嗜食肥甘厚味或者起居失宜，感受外邪。舌红苔黄腻，脉滑数。

2.脾胃虚弱 多见于缓解期，出现肢体乏力、感觉异常、视力下降、复视、共济失调、直肠功能障碍等，可伴有纳食欠佳，腹胀便溏。舌淡苔白有齿痕，脉缓。

3.肝肾亏虚 多见于缓解期，出现肢体乏力、感觉异常、视力下降、复视、共济失调、性功能障碍、膀胱功能障碍等，可伴有腰酸肢麻。舌淡苔白，脉弦细。

四、安全操作

（一）治则

醒脑开窍，滋补肝肾，疏通经络，补益脑髓，调和气血。

（二）治法

（1）主穴：内关、水沟、三阴交、极泉、尺泽、委中、风池、完骨、天柱、合谷、足三里、太冲；华佗夹脊穴。

（2）配穴：下肢肌萎缩配足阳明、少阳经排刺；排尿障碍选关元、中极、归来等穴；视力及视野障碍，选睛明、四白、头皮针视区、耳穴眼、目1、目2；疲劳乏力，选百会、四神聪、外关；语言障碍，选金津、玉液、上廉泉、旁廉泉等；吞咽障碍，选翳风、咽后壁点刺；湿热浸淫选阴陵泉、内庭；脾胃虚弱选脾俞、胃俞，肝肾亏虚选肝俞、肾俞。

（三）操作

内关，捻转提插泻法1分钟；直刺委中、极泉、尺泽，提插泻法，以肢体抽动3次为度；斜刺三阴交，沿胫骨内侧缘与皮肤呈45°，提插补法，以肢体抽动为度；雀啄水沟，至患者眼球湿润；风池、完骨、天柱捻转补法1分钟，合谷、足三里、太冲采用平补平泻法，至出现酸胀感；华佗夹脊穴排刺，留针30分钟。足阳明、少阳经排刺，直刺1~1.5寸，施以平补平泻法，至出现酸胀感为度。关元、中极、归来，均直刺1~1.5寸，提插补法，留针30分钟；睛明，进针时右手轻推眼球向外侧固定，左手缓慢进针，紧靠眶缘直刺0.5~1寸，四白，直刺0.3~0.5寸，不可过度提插捻转；视区位于后头部，由枕外粗隆督脉脑户穴旁开0.5寸起，向上引一直线长1.5寸，由此线的下端进针，向上沿皮刺入1.33寸，行快速捻转补法。耳穴：目1位于在耳垂前面，屏间切迹前下方，目2位于在屏间切迹后下方，多用斜刺45°~60°进针，施捻转补法。百会、四神聪均向后斜刺0.3~0.5寸，外关直刺0.5~1寸，补泻兼施，外关针感麻散至手腕。金津、玉液，刺络放血，上廉泉、旁廉泉，针向舌根1.5~2寸，用提插泻法。翳风，向喉结方向深刺2.5~3寸，捻转补法1分钟，至咽喉部麻胀，咽后壁点刺。阴陵泉，直刺1~1.5寸，施以捻转泻法，内庭直刺0.5～0.8寸，施以捻转泻法至出现酸胀感为度。脾俞、胃俞，针尖向脊柱方向斜刺0.5～0.8寸，施以捻转补法，肝俞、肾俞，针尖向脊柱方向斜刺0.5～0.8寸，施以捻转补法。

（四）疗程

每日针1次，10天为1个疗程，持续治疗3～5个疗程。

（五）配方理论

石学敏院士认为本病应属痿证范畴，其发病与脑神、脾胃、肝肾及督脉有密切关系。脑神失司是本病的最终病机，系脾胃、肝肾亏虚，气血阴阳不能上奉于脑所致，脑神失司，神不导气，发为本病。《景岳全书·痿证》谓："元气败伤则精虚不能灌溉，血虚不能营养者。"而脑为髓海，且灵机记性全在于脑，"神不使则主不明，主不明则十二官危"，故本病病位在脑。补肝肾以益脑髓，醒脑神以通经络，通经络以行气血为本病之治疗大法。针刺内关以通关窍、理三焦、调气机；水沟以振奋督脉之气而益脑髓；三阴交为肝脾肾三经之交会穴，平调肝脾肾以和气血；而足三里为胃经之合穴，益后天之气以补先天之气；合谷、太冲开四关调畅气机，委中、极泉、尺泽通经络而行气血；风池、完骨、天柱补脑益髓且清利头目。中医认为夹脊穴位于督脉与足太阳膀胱经之间，夹督脉伴太阳经而行，其定位、循行以及作用功能与督脉和膀胱经的循行密切相关。其中，督脉能"总督诸阳"，为"阳脉之海"，督脉行于脊里入络于脑。足太阳膀胱经在背部的循行路线上分布着脏腑的背俞穴。早在《后汉书·华佗别传》就有夹脊穴治疗"脚蹩"的记载，针刺夹脊穴上可益脑髓，下可通经活络，内可养脏腑，外达四肢百骸。故以"醒脑开窍"针法以醒神开窍，共奏补益肝肾、舒筋活络、平衡阴阳、扶正祛邪之效。

五、病案

【病案1】

某女，69岁，初诊日期：2013年11月4日。

[主诉] 双下肢不遂、右上肢麻木无力47年，进行性加重4个月。

[病史]患者于1966年1月1日无明显诱因突然出现右手麻木,遂就诊于当地医院,诊断为多发性硬化,经治疗后病情略好转(具体治疗不详),1974年10月出现平衡障碍,跛行,随后症状进行性加重,1992年出现双下肢无力,不能行走,需助行器辅助下行走,近4个月来双下肢症状明显加重,双下肢不遂,不能站立,不能行走,右上肢麻木无力,活动缓慢,不能做精细动作。为求进一步治疗故来我科。现症见:神清,精神可,语言清晰流利,双下肢活动不遂,时有拘挛,右下肢肿胀,右上肢无力,活动缓慢,不能做精细动作,右侧肢体感觉减退,脊柱向右侧弯曲,腰部无力,纳可,无饮水呛咳,寐欠安,小便自膀胱造瘘管引出,小便色黄,大便调。

[检查]舌红,苔薄黄,脉弦细。双下肢肌张力增高,被动屈曲双侧膝关节困难,右上肢无力,活动缓慢,不能做精细动作,脊柱向右侧弯曲,双侧上肢肌力4级,下肢肌力3级,右下肢水肿。双侧巴宾斯基征、查多克征、霍夫曼征、奥本海姆征、戈登征(+)。辅助检查:颅脑MR可见双半卵圆中心胼胝体、脑干及双小脑半球异常信号,脑萎缩、透明隔间腔增宽,两侧中耳乳突炎性增宽。

[西医诊断]多发性硬化

[中医诊断]痿病(气血亏虚证)

[治疗]

1.治疗原则 醒脑开窍,滋补肝肾,疏通经络,补益脑髓。

2.取穴及操作 先刺双侧内关穴,直刺1~1.5寸,采取捻转提插泻法1分钟;继刺水沟,用雀啄泻法,至流泪或眼球湿润为度;双侧三阴交,直刺1~1.5寸。因患者下肢肌张力高容易痉挛,故采用浅刺、直刺进针法,手法要求轻巧;继刺右侧极泉、尺泽穴,直刺进针1~1.5寸,用提插泻法,以上肢抽动3次为度;继刺双侧风池、完骨、天柱穴,直刺0.8~1寸,采用捻转补法,施术1分钟。辅以穴位拔罐,取穴:双侧背俞穴、患侧肩髃、肩髎、肩中俞、肩外俞、天宗、秉风、大杼、阿是穴等。下午针刺华佗夹脊穴。辅以中药:丹芪偏瘫胶囊4粒,一日3次。

3.治疗结果 治疗后第7天,右下肢肿胀减轻,双下肢肌张力较前减轻,拘挛频率和间隔时间明显减少;治疗后第26天,右下肢肿胀消失,患者借助外力可自行坐起,无体位性低血压。在这次治疗前,此患者曾经在我病区接受过2次治疗，分别为2011年10月23日至2012年1月21日及2013年4月2日至2013年6月26日。第1次入院时情况：神清，精神可，语言清晰流利，持续双下肢活动不利，双下肢肌张力增加，被动屈曲双侧膝关节困难，右上肢麻木无力，活动缓慢，不能做精细动作，右上肢肌力3级，右下肢肌力2级，脊柱向右侧弯曲，纳可，寐安，二便调。住院期间主要治疗经过：以醒脑开窍针刺治疗为主，以醒脑开窍、滋补肝肾、疏通经络、补益脑髓为治则，具体针刺方法同前，中药予丹芪偏瘫胶囊4粒口服，每日3次，针灸外洗液50ml外洗，每日2次。出院时情况：右上肢活动不遂，麻木无力较前缓解，手腕手指活动欠灵活，精细动作稍差，右下肢肌力3级，无明显抽搐。第2次入院时情况：神清，精神可，语言清晰流利，双下肢不遂，时有拘挛，下肢肿胀，右上肢无力，活动缓慢，不能做精细动作，右侧肢体麻木，脊柱向右侧弯曲，腰部无力，小便自膀胱造瘘管引出，小便色黄，大便调，纳可，无饮水呛咳，寐安。住院期间主要治则及治疗经过同前，中药同前，又予扶正合剂50ml口服，每日2次。出院时情况：患者下肢肿胀及拘挛较前缓解，余症同前。

【病案2】

张某，女，35岁，初诊日期：2015年6月16日。

［主诉］步态不稳8年。

［病史］患者于2007年8月无明显诱因出现步态不稳，休息后未缓解，就诊于当地医院，查CT未见出血或梗死灶，未系统治疗。近年患者辗转多家医院治疗，步态不稳症状未见明显改善，于2014年1月查颈椎MRI示：脊髓炎。3月查颅脑MRI示：脑内多发性硬化斑（桥脑区、双侧基底节区、放射冠区及半卵圆中心可见散在大小不等、新旧不一斑片状长或稍长T_1、长T_2异常信号；双侧脑室后角白质区见对称斑片状稍长T_1、长T_2信号）；脑白质脱髓鞘病变。刻诊：患者神清，精神可，站立、步态不稳，不能独立行走，语言流利，纳可，寐安，小便可，便干。

［检查］四肢肌力正常，肌张力正常。四肢腱反射亢进，双侧巴宾斯基征、霍夫曼征（+）。轮替试验、指鼻试验未见异常。舌红，苔薄，脉弦。辅助检查：颅脑MRI：脑内多发性硬化斑（新旧桥脑区、双侧基底节区、放射冠区及半卵圆中心可见散在大小不等、新旧不一斑片状长或稍长T_1、长T_2异常信号；双侧脑室后角白质区见对称斑片状稍长T_1、长T_2信号）；脑白质脱髓鞘

病变。

［西医诊断］多发性硬化

［中医诊断］痿病（脾胃气虚证）

［治疗］

1.中医治疗原则　醒脑开窍，补益脾胃，疏通经络。

2.取穴及操作

（1）仰卧位（醒脑开窍针刺法为主）：内关、水沟、三阴交、极泉、尺泽、委中、曲池、合谷、印堂、四白、头维、风池、百会、四神聪、天枢、下脘、关元、血海、梁丘、阳陵泉、阴陵泉、丰隆、丘墟、太冲。

（2）俯卧位（华佗夹脊刺为主）：百会、四神聪、风池、曲池、合谷、华佗夹脊穴（小幅度、高频率捻转补法）秩边、小腿膀胱经排刺（委中至昆仑）、三阴交、太溪。

醒脑开窍针刺法与华佗夹脊刺间隔交替进行。

3.治疗结果　治疗2周后患者可尝试自行站立，治疗1月后患者可自行行走约5米。

【**按语**】多发性硬化是以中枢神经系统白质脱髓鞘病变为特点，遗传易感个体与环境因素作用发生的自身免疫性疾病。多发性硬化是中枢神经系统脱髓鞘疾病中最常见的疾病。因其有较高的发病率、慢性病程和青壮年易感的特点而备受重视。其临床特征为发作性视神经、脊髓和脑部的局灶性障碍。以时间多发性和空间多发性为其特征。

【**病例3**】

患者，女，67岁，初诊时间2008年10月5日。

［主诉］双下肢不遂、右上肢无力44年，进行性加重1年。

［病史］1966年1月1日无明显诱因突然出现右手麻木，就诊于当地医院，诊断为多发性硬化症，经治疗病情略有好转。1974年10月出现平衡障碍，跛行，后症状加重，1990年出现双下肢无力，需助行器辅助下可行走。近1年双下肢无力明显加重，出现双下肢不自主抽动，右上肢麻木无力进行性加重，活动迟缓。刻下症见：神志清楚，精神可，呼吸平稳，语言清晰流利，翻身、坐起需人扶持。持续双下肢活动不利伴无意识抽动，肌力2级；右上肢麻木无力，肌力3级，抬离床面5°，腕下垂，手指可轻微屈伸，精细动作不能，脊

柱向右侧弯曲。纳可，寐安，二便调。

［检查］视野缺损，右指鼻试验(+)，双下肢跟膝胫实验阳性，双上肢霍夫曼征(+)，双下肢巴宾斯基征、查多克征、奥本海姆征(+)，NIHSS评分：21分，Barthel指数评分：40分，简化Fugl-Meyer运动功能评分：33分。颅脑MRI：双半卵圆孔中心-胼胝体、脑干及双小脑半球异常信号，考虑多发性硬化。其母有头晕易于跌倒病史，未确诊。

［西医诊断］多发性硬化

［中医诊断］痿病（肝肾阴虚证）

［治疗］

1.治疗原则 醒神通络，补益肝肾，调气和血。

2.取穴及操作 针灸处方以醒脑开窍为主，配合华佗夹脊穴，穴取内关、水沟、三阴交、极泉、尺泽、委中、曲池、合谷、足三里、太冲、华佗夹脊、风池、完骨、天柱等穴。先刺内关，直刺15～30mm，施捻转提插的复式手法，施术1分钟；水沟向鼻中隔下斜刺5～10mm，施雀啄手法，以眼球湿润或充满泪水为度；三阴交沿胫骨内侧后缘进针30～45mm，针尖向后斜刺与皮肤呈45°，施提插泻法，至患侧下肢抽动3次为度；极泉在原穴下30mm处，直刺30～45mm，施提插泻法，以患侧上肢抽动3次为度；尺泽直刺15～30mm，施提插泻法，以患侧前臂及示指抽动3次为度；委中仰卧位直腿抬高取穴，直刺15～45mm，施提插泻法，以患侧下肢3次抽动为度；合谷直刺30～45mm，刺向三间处，施提插泻法，以患侧示指伸直为度；曲池、足三里直刺30～45mm；施捻转补法，太冲直刺15mm～30mm；施捻转泻法；夹脊穴斜刺30～45mm，刺至脊柱横突，施小幅度捻转补法；风池、完骨、天柱直刺30～45mm，施捻转补法1分钟。

3.治疗结果 治疗15天患者双下肢抽搐明显减少；20天右上肢可抬离床面60°；37天右上肢可抬离床面90°；53天双下肢无不自主抽搐，右上肢抬举过头，腕关节屈伸30°；63天可自主翻身，双下肢肌力3级，可抬离床面30°并保持10秒；75天右腕关节屈伸灵活，右手可抓握遥控器；83天右手可持笔，可对抗一定的外力；90天扶栏杆可站立5分钟，NIHSS评分11分，Barthel指数评分65分，简化Fugl-Meyer运动功能评分：73分。

【按语】多发性硬化症是以中枢神精系统白质脱髓鞘病变为特点，遗传易感个体与环境因素共同作用发生的自身免疫疾病。多种免疫细胞、免疫因子、抗体和补体参与此过程，引起神经轴突髓磷脂及少突胶质细胞破坏和脱髓鞘反应，但多年来有关多发性硬化病因和发病机制的一些观点仍在反复论证中，因此本病的治疗尚在摸索阶段，以大剂量激素冲击和免疫抑制剂为主，而收效甚微，而其不良反应也是不可忽视的。中医药治疗在本病中颇有疗效，值得重视。

石学敏院士认为中医针灸为本病的治疗独辟蹊径。本病属中医"痿证"范畴，证属肝肾亏虚，气血亏虚证，《景岳全书·痿证》谓："元气败伤则精虚不能灌溉，血虚不能营养者。"而脑为髓海，且灵机记性全在于脑，神不使则主不明，主不明则十二官危，故本病病位在脑。补肝肾以益脑髓，醒脑神以通经络，通经络以行气血为本病之治疗大法。针刺内关以通关窍、理三焦、调气机；水沟以振奋督脉之气而益脑髓；三阴交为肝、脾、肾三经之交会穴，平调肝脾肾以和气血；而足三里为胃经之合穴，益后天之气以补先天之气；合谷、太冲开四关调畅气机，委中、极泉、尺泽通经络而行气血；风池、完骨、天柱补脑益髓且清利头目。中医认为夹脊穴位于督脉与足太阳膀胱经之间，夹督脉伴太阳经而行，其定位、循行以及作用功能与督脉和膀胱经的循行密切相关。其中，督脉能"总督诸阳"，为"阳脉之海"，督脉行于脊里入络于脑。足太阳膀胱经在背部的循行路线上分布着脏腑的背俞穴。早在《后汉书·华佗别传》就有夹脊穴治疗"脚躄"的记载，王玉明在其研究中发现针刺夹脊穴的特定针感效应的组织形态学基础是硬脊膜，临床应用以不刺破硬脊膜为限度，所以针刺夹脊穴上可益脑髓，下可通经活络，内可养脏腑，外达四肢百骸。

石学敏院士以醒脑开窍针刺法配合华佗夹脊刺为多发性硬化的治疗做出有益的尝试，已有许多患者因此而受益。石院士认为本病治疗关键有3点：①针灸及早介入；②严格按照操作手法量学的标准进行操作；③临证当以醒神、调神、安神为先。

第十九章 小儿脑性瘫痪

一、概念

小儿脑性瘫痪，简称"小儿脑瘫"，是最常见的儿童致残性疾病之一，对我国人口素质产生极大影响。通常是指在出生前到出生后1个月内由各种原因引起的非进行性脑损伤或脑发育异常所导致的中枢性运动障碍。临床上以姿势与肌张力异常、肌无力、不自主运动和共济失调等为特征，常伴有感觉、认知、交流、行为等障碍和继发性骨骼肌肉异常，并可有癫痫发作。出生1个月后各种原因引起的非进行性中枢性运动障碍，有时又称为获得性脑瘫。目前为止，对脑瘫尚无根治的办法，各种康复治疗手段，只能降低其残疾程度，据全国小儿脑瘫学术会议的估算，国内脑性瘫痪的发病率为1.8‰～4.0‰，按照每年2000万新生婴儿计算，全国每年新增约3.6万～8万脑瘫患儿，数量十分庞大，给家庭和社会造成沉重的经济压力给患儿家属造成精神痛苦和心理负担。

根据小儿脑瘫的症状，大部分医家将其归属于"五迟""五软""五硬""小儿痴呆"范畴。清代吴谦在《医宗金鉴》中最早提出"五迟"一病，同时期医家张璐在《张氏医通》指出："五迟者，立迟、行迟、齿迟、发迟、语迟是也。"《幼幼新书》最早提出："小儿五软不治，手软、项软、脚软、腰软、背软。"到了明代，儿科医家鲁伯嗣在《婴童百问·五软》书中确立"五软"，即"头软""项软""手软""脚软""肌肉软"。清代陈复正的《幼幼集成》正名"五硬"，分别是"颈硬""手硬""脚硬""腰硬""肉硬"。石学敏院士根据小儿脑瘫脑髓空虚，督脉瘀阻，窍闭神匿的基本病机，提出以"补益脑髓，通调督脉，醒脑开窍"为主的"通督调神"针法治疗，该针灸治疗主要是依据脑瘫的中医病因病机辨证治疗，以达到活血化瘀，补肾填髓，通督醒脑，醒脑开窍，启迪神志之功效。从西医学角度来讲，其作用为引发肌体平衡的恢复，扶正祛邪，利用在相应部位刺激，使局部及整体的血气调和，增加抗病能力，平衡身体机能，放松肌肉张力，增加肌力，以恢复健康。

（一）临床表现

1. 早期症状

（1）新生儿或3个月内的婴儿易惊、啼哭不止、厌乳和睡眠困难。

（2）早期喂养、进食咀嚼、饮水、吞咽困难，以及流涎、呼吸障碍。

（3）感觉阈值低，表现为对噪声或体位改变易惊，拥抱反射增强伴哭闹。

（4）生后不久的正常婴儿，因踏步反射影响，当直立时可见两脚交互迈步动作。3月龄时虽然可一度消退，但到了3个月仍无站立表示或迈步者，即要怀疑小儿脑瘫。

（5）过"百天"的婴儿尚不能抬头，4~5月挺腰时头仍摇摆不定。

（6）握拳：一般出生后3个月内婴儿可握拳不张开，如4个月仍有拇指内收，手不张开应怀疑小儿脑瘫。

（7）正常婴儿应在3~5个月时看见物体会伸手抓，若5个月后还不能者疑为小儿脑瘫。

（8）一般婴儿出生后4~6周会笑，以后认人。痉挛型小儿脑瘫患儿表情淡漠，手足徐动型常呈愁眉苦脸的样子。

（9）肌肉松软不能翻身，动作徐缓。触摸小儿大腿内侧，或让小儿脚着床或上下跳动时，出现下肢伸展交叉。

（10）僵硬，尤其在穿衣时，上肢难穿进袖口；换尿布清洗时，大腿不易外展；擦手掌以及洗澡时出现四肢僵硬，表现为不喜欢洗澡。

（11）过早发育。小儿脑瘫患儿可出现过早翻身，但是是一种突然的反射性的翻身，全身翻身如滚木样，而不是有意识的节段性翻身。痉挛型双瘫的婴儿，坐稳前可出现双下肢僵硬，像芭蕾舞演员那样的足尖站立。

2. 主要症状

（1）运动障碍：自我控制能力差，严重的则双手不会抓东西，双脚不会行走，有的甚至不会翻身，不会坐起，不会站立，不会正常地咀嚼和吞咽。

（2）姿势障碍：各种姿势异常，姿势的稳定性差，3个月仍不能头部竖直，习惯于偏向一侧，或者左右、前后摇晃。不喜欢洗澡，洗手时不易将其拳头掰开。

（3）智力障碍：智力正常的患儿约占1/4，智力轻度、中度不足的约占1/2，重度智力不足的约占1/4。

（4）语言障碍：语言表达困难，发音不清或口吃。

（5）视、听觉障碍：以内斜视及对声音的节奏辨别困难最为多见。

（6）生长发育障碍：矮小。

（7）牙齿发育障碍：牙齿质地疏松、易折。口面功能障碍，脸部肌肉和舌部肌肉有时痉挛或不协调收缩，咀嚼和吞咽困难，口腔闭合困难以及流口水。

（8）情绪和行为障碍：固执、任性、易怒、孤僻，情绪波动大，有时出现强迫、自伤、侵袭行为。

（9）有39%~50%的脑瘫儿童由于大脑内的固定病灶而诱发癫痫，智力重度低下的孩子发生率较高。

（二）诊断

1.**诱发因素**　小儿脑瘫诱发因素较多，具体包括早产、低体质量、遗传和宫内感染等。

2.**临床早期表现**　患儿出生时全身表现为软弱无力，并未立即出现呼吸，喂食难度较大，抬头和翻身均出现滞缓情况，同时患儿发育较为迟缓，肌张力过大或者过低，伴有明显的不协调情况。部分患儿坐姿呈现"W"状态，并且四肢屈曲不正常，同时伴有诸如哭闹、易怒或者异常安静等异常行为，也有患儿不会认人，不会哭，视力不正常。

3.**辅助检查**　脑电图、CT、MRI检查显示异常，可作为辅助检查手段和依据。

（三）鉴别诊断

1.**进行性脊髓肌萎缩症**　本病于婴儿期起病，多于出生3~6个月后出现症状，少数患儿出生后即有异常，表现为上下肢呈对称性无力，肌无力呈进行性加重，肌萎缩明显，腱反射减退或消失，常因呼吸肌功能不全而反复患呼吸道感染，患儿哭声低微、咳嗽无力，肌肉活组织检查可助确诊，本病不合并智力低下，患儿面部表情机敏，眼球运动灵活。

2.运动发育迟缓 有些小儿的运动发育稍比正常同龄儿落后，特别是早产儿。但其不伴异常的肌张力和姿势反射，无异常的运动模式，无其他神经系统异常反射。运动发育落后的症状随小儿年龄增长和着重运动训练后，症状可在短期内消失。

3.先天性肌弛缓 患儿生后即有明显的肌张力低下，肌无力，深腱反射低下或消失。平时常易并发呼吸道感染。本病有时被误诊为张力低下型脑瘫，但后者腱反射一般能引出。

4.智力低下 本病常有运动发育落后，动作不协调，原始反射、vojta姿势反射、调正反应和平衡反应异常，在婴儿早期易被误诊为脑瘫，但其智力落后的症状较为突出，肌张力基本正常，无姿势异常。

二、病因病机

1.中医病因病机 《景岳全书·先天后天论》《活幼心书》以及《医宗金鉴》中有提及小儿脑瘫的发病是先天不足、后天失宜共同作用所致。认为其病机为先天形气未充而致胎失所养不足，后天失宜，气血无源，损伤脑髓，促使小儿脑瘫的发病。《古今医统·五软五硬》中对本病病因有较清晰的认识，认为此病病机主要为肝肾不足，脾胃亏损，气血亏虚。《保婴撮要》中有相关论述："五硬者……此阳气不营于四末也……此症从肝脾二脏受病。"其认为肝主筋、肾主骨，肝肾亏虚则发五迟；肾主髓，脑为髓海，肝肾同源，肝肾亏虚则髓海空虚，故见痴呆等。小儿脑瘫病因可概括为先天禀赋不足或后天失养。先天不足则肝肾亏损，肾藏精，主骨而生髓，脑为髓海，脑为元神之府，髓海空虚则元神失养。后天失养致心脾气血不足，气虚则血停，气虚则水停，故生痰瘀；又有感受邪毒者，脑髓受损，气滞痰生，痰瘀阻络。《医学衷中参西录》："脑为髓海……实由于肾中真阳真阴之气，酝酿化合而成，至精至贵之液体缘督脉上升而贯注于脑者也。"痰瘀阻滞督脉，则肾之精及其他各脏腑之精不能上输于头，则脑髓更无所养，原神更无所奉。头为精明之府，先失所养，更加清窍为痰瘀邪毒所蒙，故窍闭神匿，神不导气，发为此病。故其基本病机可概括为髓海空虚，督脉瘀阻，窍闭神匿，为本虚标实之证。

2.西医发病机制 一是出生前的高危因素，如父母遗传因素或母亲妊高征、重度贫血、放射线损伤、一氧化碳中毒，弓形虫、风疹病毒、巨细胞病毒感染，孕期患糖尿病、阴道出血等胎盘异常、父母亲吸烟、酗酒、吸毒、母患精神病；二是分娩时的高危因素，如早产、围生期缺氧缺血性脑病、窒息、颅内出血、脐带绕颈、高胆红素血症等；三是出生后的高危因素，如中枢神经系统感染、吸入性肺炎、缺氧缺血性脑病、胆红素脑病、颅内出血、感染、中毒及营养不良、出生儿性别等。其中以早产、窒息及母亲患病因素最为多见。

三、辨证分型

1.肝肾亏损 筋骨痿弱，坐起、站立、行走、生齿等明显迟于正常同龄小儿，头项痿软，天柱骨倒，头型方大，目无神采，反应迟钝，囟门宽大，易惊，夜卧不安。舌质淡，舌苔少，脉沉细无力，指纹淡。

2.心脾两虚 语言发育迟滞，精神呆滞，智力低下，头发生长迟缓，发稀萎黄，四肢痿软，肌肉松弛，口角流涎，吮吸咀嚼无力，或见弄舌，纳食欠佳，大便秘结。舌淡胖，苔少，脉细缓，指纹色淡。

3.痰瘀阻滞 失聪失语，反应迟钝，意识不清，动作不自主，或有吞咽困难，口流痰涎，喉间痰鸣，或关节强硬，肌肉软弱，或有癫痫发作。舌体胖，有瘀斑瘀点，苔腻，脉沉涩或滑，指纹暗滞。

四、安全操作

（一）治则

醒脑开窍，补益脑髓，调神督脉。

（二）治法

主方一：风府、水沟、百会、神庭、印堂、风池、完骨、天柱。
主方二：华佗夹脊盘龙刺。配穴：内关、曲池、手三里、足三里、绝骨、八邪、八风，言语不利加廉泉；肝肾亏损型加肝俞、肾俞；心脾两虚型加心俞、脾俞；痰瘀阻滞型加膈俞、血海、气海。

（三）操作

1.针刺法

（1）主方一：风府直刺0.5寸，风池、完骨、天柱均针向喉结方向0.5~0.8寸，均以小幅度高频率捻转补法，得气后行针1分钟，不留针；水沟小幅度雀啄泻法，百会、神庭向后平刺0.5~0.8寸，小幅度高频率捻转补法；印堂向鼻根方向刺0.3~0.5寸，轻捻转，不提插。

（2）主方二：取华佗夹脊穴，自上而下依次左右交替针刺，直刺0.5~1寸，小幅度高频率捻转补法，得气后留针，因留针时其针排列如龙，盘踞在患者背部，故名"盘龙刺"。

（3）配穴：内关直刺0.5寸，平补平泻；曲池、手三里、足三里、绝骨直刺0.5~1寸，提插捻转补法；八邪、八风直刺0.5~0.8寸，小幅度捻转泻法；语言不利者加廉泉，针向舌根方向，进针约0.3~0.5寸，轻提插，得气后留针；肝俞、肾俞，针尖指向脊柱方向斜刺0.5~0.8寸，小幅度捻转补法；心俞、脾俞，针尖指向脊柱方向斜刺0.5~0.8寸，小幅度捻转补法；膈俞，针尖指向脊柱方向斜刺0.5~0.8寸，小幅度捻转泻法；血海直刺0.5~1寸，小幅度捻转泻法；气海直刺0.5~1寸，小幅度捻转补法。每日针灸1次，两组主方隔日交替使用，需留针的穴位，每次留针约30分钟，10次为1个疗程，疗程之间休息1天。

2.电针　电针华佗夹脊穴，取自C_7~L_5相应华佗夹脊穴，用28号1~2寸针，向背中线斜刺或平刺，根据患儿身长针数不限；用平补平泻法，行捻转手法，使针感沿肋间或脊椎传导，于针柄处接电针仪(连续波，强度以肌肉或针柄微颤动为度)。每次电针30分钟，每日1次，1个月为1个疗程。共3个疗程。

3.头针疗法　主区——下肢瘫痪：取对侧运动区上1/5；下肢瘫痪：取对侧运动区中2/5；辅区——平衡区。痉挛型——取运动区震、颤控制区；共济失调型、手足徐动型——取双平衡区；各型均取四神针、智三针。

4.头针滞针法　神志改变者：顶中线、四神聪。肢体运动障碍：颞前斜线、顶旁1线、顶旁2线。语言障碍：颞前线及语言2、3区。智力障碍：四神聪、益智区。情感异常(少数)：额中线、额旁1线。患者取坐位，由助手或家长固定好患儿头部、选用26～28号1～1.5寸毫针，常规消毒后，根据临床症状选择上述头部穴位，使针与头皮呈30°角快速刺入头皮下，当针尖到达帽状腱膜下层时(囟门未闭婴幼儿应特别注意避开此区，以防损伤脑组织)，使针尖与头皮平行继续缓慢进针，深度达1～1.5寸，然后单向捻转针，使针旋转3～6周，且感觉针下沉紧，难以再捻转为度，人为造成滞针，通常留针15～30分钟。出针时先反方向将针捻转2～3周。再小幅度左右旋转，使滞针松解，然后缓慢地把针拔出，并注意压迫止血。滞针法根据患儿大小及耐受性所采取滞针程度有所不同，婴幼儿滞针程度宜稍轻。

5.捏脊疗法 患儿取俯卧位，背部肌肉放松。术者站于患儿侧方，用两手拇指桡侧面顶住患儿尾骶部(鱼尾穴)两侧皮肤，食指和中指前按，与拇指相对用力捏起皮肤，随捏随提，双手交替捻动并向前推进，即自鱼尾起沿脊柱两侧肌肤向上至大椎穴止。操作时腕关节放松，动作灵活、协调，做有节律的、均匀的循环捏动。捏法应顺序而进，先捏住肌肤，次提起，次捻动，再推动，使捏脊动作连绵不断。捏法需用指面捏提肌肤，不要用指端挤捏，否则易产生疼痛，更不能拧转肌肤。用力要适当，捏拿肌肤过多，则不易向前推进；过少则皮肤疼痛且容易滑脱；用力过重则手法欠灵活；过轻则不易得气。每次操作由下向上而行，每次或3遍，或6遍，或9遍(自鱼尾起沿脊柱两侧肌肤向上至大椎穴止为1遍)。捏脊一般以脊柱为中心分3条线，即左右膀胱经线和中督脉线，先捏左膀胱经3次，次捏右膀胱经3次，再捏中督脉线3次，共计9次。为加强手法感应，通常在应用时每条线采用"捏三提一法"，即每条一般先捏脊1遍，从第2遍开始，每捏3次，向上提拿1次。疗程：5次/周，每次120 s，20次为1个疗程，连续治疗3个疗程。

（四）疗程

每日针1次，10天为1个疗程，持续治疗3～5个疗程。

（五）配方理论

小儿脑瘫多因先天不足则肝肾亏损，肾藏精，主骨而生髓，脑为髓海，脑为元神之府，髓海空虚则元神失养，或后天失养导致。《医学衷中参西录》："脑为髓海……实由于肾中真阳真阴之气，酝酿化合而成，至精至贵之液体缘督脉上升而贯注于脑者也。"痰瘀阻滞督脉，则肾之精及其他各脏腑之精不能上输于头，则脑髓更无所养，原神更无所奉。故取督脉之穴：水沟、风府、百会、神庭、印堂，督脉为阳脉之海，手厥阴心包经之穴内关，诸穴配合奏健脑开窍醒神之效；风府、风池、完骨、天柱补益脑髓；以华佗夹脊穴以通调气机，理气活血，通调脏腑。曲池、手三里、足三里阳明经之穴，"治痿独取阳明"，以疏通经络，改善肢体功能；绝骨为髓会，取补益脑髓之功效；八邪、八风浅刺，改善手指痉挛症状，促进四肢末端的活动；廉泉为治疗失语要穴，治疗言语不利，可改善患儿语言功能。

（六）注意事项

《灵枢·逆顺肥瘦》云："婴儿者，其肉脆，血少，气弱，刺此者，以毫针浅刺而疾发针，日再可也。"故治疗之时宜短针浅刺，切勿过深伤及脏腑，2岁以下患儿以半寸之针，2岁以上患儿以1寸针治疗。且小儿难以配合，故治疗时应尽量少留针，危险穴位不留针，头顶、四肢等较安全部位如需留针之时，应让家长协助保持患儿体位不变。

（七）得气的判断

"调神针法"强调针刺"得气"，《标幽赋》云："气之至也，如鱼吞钩饵之浮沉，气未至也，如闲处幽堂之深邃。"《灵枢·终始》："邪气来也紧而疾，谷气来也徐而和。"但患儿年幼不知言，故医者更应专心致志，通过针下感觉来判断气至与否及其性质。

五、病案

【病案1】

张某，女，1岁10月，初诊日期：2012年2月10日。

[主诉]发现运动发育迟缓伴姿势异常1年余。

[病史]患儿于入院1年前（6个月龄）发现左侧肢体运动欠灵活，左手握拳明显，不主动抓握，不会坐，抬头尚可，遂就诊于天津市儿童医院，查颅脑MRI示：脑室脑沟增宽、脑室周围白质软化灶。诊为"发育迟缓"，建议康复治疗，后间断康复治疗，未有明显进步。后就诊于我院儿科门诊。现神清，

精神反应可。语言不能，偶发"爸爸"声，抬头翻身均可，翻身欠灵活，可独坐，坐位较稳定，腹爬可，四爬可数步，四点支撑欠稳定，双膝跪立位不稳，可扶站，不能独站，立位可支持体重，不会走，偶咳，少痰，不喘，鼻塞、流清涕，无脓涕，无发热，食欲欠佳，寐安，小便可，大便干。

［检查］肱二头肌、肱三头肌腱反射活跃，膝腱反射活跃；巴宾斯基征（+）。

［西医诊断］①小儿脑性瘫痪；②上呼吸道感染

［中医诊断］五迟、五软（痰瘀滞络证）

［治疗］

1.治疗原则　醒脑开窍，补益脑髓，调神督脉。

2.针灸取穴及操作　水沟向鼻中隔方向斜刺，进针0.3寸，施用雀啄泻法，以眼球湿润为度；内关、直刺0.5～1寸，施用捻转泻法1分钟；风池、完骨、天柱直刺1寸；神门直刺0.3寸；肾俞直刺1寸；百会、四神聪向后平刺0.7寸，均用小幅度高频率（小于90°、120转/分以上）捻转补法；太冲、丰隆直刺0.5～1寸，施用提插捻转泻法，1分钟；三阴交直刺0.5～1寸，施用提插补法1分钟。余穴同前。

3.治疗结果　运用上穴治疗1次，患儿可独站约1分钟，治疗3周后患儿四爬灵活，可独站。

【按语】患儿系足月剖宫产，先天禀赋不足，肝脾肾不足，出生时期因产程稍长，而致气血运行不畅，日久而生痰瘀，瘀血、痰浊阻络，元气阴血不能濡养脏腑脑髓，而致脑髓失其所用，气血不能输布于四肢，脉络不同，而致四肢筋脉拘挛，故而上肢肌张力较高，项背部肌张力较高，四肢运动不灵活，为痰瘀阻络之象，故中医证属痰瘀滞络之五迟、五软。在治疗上，以开窍启闭，改善元神之府——大脑的生理功能为主，在取穴上，以阴经腧穴为主，重在手法操作上。针灸治疗通过强刺激使处于睡眠状态的脑组织细胞再度活化起来，这种对神经具有激活作用的强刺激可反射性地兴奋大脑皮质，加速血流，使受损的处于半休眠状态的细胞复苏，甚至达到正常脑细胞的代谢作用，激发潜能状态的细胞活化，因为损伤的脑细胞虽然不能复生，但可最大极限地活化代偿损伤细胞的能力，所以针灸治脑就是活化代偿功能，是治本之法。

【病案2】

胡某，女，15岁，初诊日期：2017年9月21日。

[主诉]反应迟钝，发育迟缓15年。

[病史]患者自幼反应迟钝，语言迟缓，运动发育迟滞，行走困难，6岁时仍步态不稳，先后就诊于各大医院，考虑脑瘫、运动神经元疾患，经治疗与康复锻炼稍有好转，行走欠平稳，2017年9月21日为求系统康复治疗，于我病区住院治疗。时神清，精神可，反应迟钝，语言缓慢，可简单交流，部分答不对题，剪刀步态，足下垂，足内翻，双手手指痉挛状态，不能持物。纳可，寐欠安，二便调。

[检查]双下肢足内翻、足下垂，双下肢肌张力增高，腱反射亢进，剪刀步态，双手手指痉挛状态，不能持物。双上肢肌力4级，双下肢肌力4级，双侧巴宾斯基征（-）。舌淡红边有齿痕，脉沉细。

[西医诊断]小儿脑性瘫痪

[中医诊断]小儿痴呆症（脾肾阳虚证）

[治疗]

1.治疗原则　醒脑开窍，滋补脾肾，疏通经络，补益脑髓。

2.针灸取穴　主穴：内关、水沟、三阴交；配穴：极泉、尺泽、委中、风池、完骨、天柱、百会、四神聪、太溪、头维、曲池、合谷透三间、足三里、太冲、丘墟透照海、脾俞、肾俞、三焦俞。

3.操作　住院期间治疗以醒脑开窍针刺治疗为主、中药汤剂及穴位埋线为辅，针药并用，治以醒脑开窍、滋补肝肾、疏通经络、补益脑髓。针灸治以醒脑开窍、疏通经络、滋补肝肾，选取内关、水沟、三阴交等为主穴，醒脑开窍法具体操作随症加减。中医治以补益脾肾，予口服中药汤剂。经治病情好转后出院。出院后维持原治疗方案于当地医院继续接受治疗，间断随诊。

4.其他治疗　中药还少丹加减；华佗夹脊穴埋线。

5.治疗结果　治疗1年，患儿现反应较前灵敏，行走较平稳，手指屈伸较前灵活，精细运动尚可，语言交流无障碍，可做简单数学题，生活基本自理。

【按语】脑性瘫痪是一组在小儿早期即发病的非进行性综合征，表现为非阵发性的中枢随意肌功能受累，如肢体痉挛、姿势控制异常和不随意运动等，并可同时伴有癫痫、智力低下、语言和视觉障碍等。由发育不成熟的大脑（产前、产时或产后）先天性发育缺陷（畸形、宫内感染）或获得性（早产、低出生体重、窒息、缺氧缺血性脑病、胆红素脑病、外伤、感染）等非进行性脑损伤所致。本患儿查体可见足内翻、足下垂，剪刀步态，智力低下，语言障碍。追溯病史，患儿自幼运动发育迟缓、语言发育缓慢，系由出生时产道挤压而致大脑发育不完全。西医治疗主要是加强护理，充分的营养，合理的教育和功能训练。本患儿婴幼儿时期未系统治疗，疏于调护，故15岁仍不能与人正常交流，下肢痿弱。

中医学中，小儿痴呆为智能障碍的一种疾病，系先天禀赋不足，心脾肾失养所致，主要责之于肾。心主神明，赖肾精濡养而神明出焉；肾为先天之本，藏精，主骨生髓通脑；脾主四肢肌肉，为后天之本，气血生化之源。肾阳虚衰，则精血无以濡养心神，髓海不足，而致脑失所养，神明欠慧，故智力低下，答不对题，不能与人正常交流；脾肾不足，元气阴血不能濡养脏腑，四肢不充、骨髓不足，故见筋骨痿弱，故足下垂、手指握固不能；肝血不足，则筋脉拘挛，可见足内翻、手指痉挛。

本患儿自幼反应迟缓，语言迟缓，运动发育迟缓，属中医儿科"五迟"之"语迟""行迟"之症，结合舌脉，辨证属脾肾阳虚证，确立治则以滋补脾肾，补益脑髓为主。醒脑开窍针刺疗法是以醒脑开窍为治则，多用于治疗以"窍闭神匿，神不导气"为基本病机的中风病。内关属手厥阴心包经、水沟属督脉、三阴交为足三阴经交会穴，三穴配合可醒脑开窍、滋补肝肾；极泉、尺泽、委中分属手少阴心经、手太阴肺经及足太阳膀胱经，功在调和气血、疏通经络；合谷透三间改善手指握固功能，配合八邪浅刺，改善手指痉挛症状；百会属"阳脉之海"督脉，配合四神聪可健脑醒神，是治疗痴呆的要穴；风池、完骨、天柱补益脑髓；太溪滋阴补肾；风府、哑门属督脉，为治疗失语要穴，可改善患儿语言功能；背俞穴选取脾俞、肾俞、三焦俞，滋补脾肾、通调脏腑。辅以华佗夹脊穴埋线治疗，取$C_{2\sim8}$夹脊穴以通调气机，理气活血。

本案例中，患儿系先天禀赋不足，后天脾胃失养，心神失养，神明失用，而致"窍闭神匿，神不导气"，故以醒脑开窍针刺法导气通神，补益脑髓为主，中药汤剂还少丹加减滋补脾肾，生津养血为辅。

第二十章　多系统萎缩

一、概念

多系统萎缩是由 Graham 和 Oppenheimer 于 1969 年首次命名的一组原因不明的散发性成年起病的进行性神经系统变性疾病，主要累及锥体外系、小脑、自主神经、脑干和脊髓。本综合征累及多系统，包括纹状体黑质系及橄榄脑桥小脑系，脊髓自主神经中枢乃至脊髓前角、侧索及周围神经系统。临床上表现为帕金森综合征，小脑、自主神经、锥体束等功能障碍的不同组合，故临床上可归纳为3个综合征：主要表现为锥体外系统功能障碍的纹状体黑质变性，主要表现为自主神经功能障碍的 Shy-Drager 综合征和主要表现为共济失调的散发性橄榄脑桥小脑萎缩。目前尚未查到权威性的较全面的发病率统计学资料。但专家们认为该病在我国发病率和患病率均较低。多系统萎缩发病年龄多在中年或老年前期(32~74岁)，其中90%在40~64岁，明显早于特发性帕金森病的病程3~9年。

石学敏院士认为该病应属中医"虚劳"范畴，虚劳又称虚损，是以五脏虚证为主要临床表现的多种慢性虚弱证候的总称。其发病与脑神、肝肾关系密切，脑神失司是本病的最终病机，治以醒脑开窍，滋补肝肾，调和气血，可收良效。

(一)临床表现

90%多系统萎缩患者在临床有三大主征，即小脑症状、锥体外系症状、自主神经症状。

1.帕金森综合征　主要表现为肌僵直和运动缓慢，而震颤罕见，双侧同时受累，但轻重可不同。

2.小脑性共济失调　临床表现为进行性步态和肢体共济失调，从下肢开始，以下肢的表现为突出，并有明显的构音障碍和眼球震颤等小脑性共济失调。

3.自主神经功能不全　常见临床表现有体位性低血压、无汗和对热不能耐受、便秘、偶可腹泻、吞咽困难、夜尿增多、尿频、尿急、尿失禁和尿潴留、阳痿和射精不能、瞳孔大小不等和Horner综合征、哮喘、呼吸暂停和呼吸困难，严重时需气管切开。斑纹和手凉是自主神经功能障碍所致，有特征性。男性患者最早出现的症状是阳痿，女性患者为尿失禁。

4.其他

（1）20%的患者出现轻度认知功能损害。

（2）常见吞咽困难、发音障碍等症状。

（3）睡眠障碍，包括睡眠呼吸暂停、睡眠结构异常和快动眼睡眠行为异常等。

（4）其他锥体外系症状：腭阵挛和肌阵挛皆可见，手和面部刺激敏感的肌阵挛是多系统萎缩的特征性表现。

（5）部分患者出现肌肉萎缩，后期出现肌张力增高、腱反射亢进、巴宾斯基征阳性，视神经萎缩。少数有眼肌麻痹、眼球向上或向下凝视麻痹。

（二）诊断

临床表现的多样性给多系统萎缩的诊断带来很大困难，这也是导致多系统萎缩诊断标准千变万化的原因。目前已有一个由多学科专家组成的组织制订的多系统萎缩诊断标准。多系统萎缩的临床表现包括帕金森样症状、小脑和锥体外系体征、自主神经功能障碍症状。多系统萎缩的生前诊断依据临床表现，而且仅能做出可能或疑似诊断，确诊需病理证实。自主神经功能试验、神经内分泌试验、头颅MRI检查、括约肌肌电图检查可以为临床诊断提供依据。

1999年Gilman等提出了多系统萎缩的4组临床特征和诊断标准。

1.自主神经功能障碍或排尿功能障碍；

2.帕金森样症状；

3.小脑性共济失调；

4.锥体系功能障碍。

（三）鉴别诊断

1.直立性低血压 当人体处于直立体位时，由于调节和维持正常血压的神经或心血管系统功能障碍，无法使血压随体位发生相应的变化所出现的低血压状态。临床特征：血压在直立后7分钟内突然下降，降霜大于15mmHg，伴有脑供血不足的症状。直立性低血压的发病率占总人口的4%，老年患者占总患病群体的33%，主要分为特发性(合并有自主神经系统症状)、继发性(继发各种神经系统疾病)以及体位调节障碍(血管抑制性晕厥)，一般不合并膀胱和直肠功能障碍。

2.帕金森病综合征 过去的尸解结果，临床诊断为原发性帕金森病的患者中，有5.1%~11%尸解证实为多系统萎缩。1995年Wenning报道英国帕金森病脑库中370例生前有帕金森综合征临床表现的脑标本中，经神经病理学检查35例(9.5%)符合多系统萎缩的病理诊断，这些患者的平均发病年龄为55岁，生前均表现为帕金森综合征。自主神经受累者占97%；小脑性共济失调者占34%；有锥体束征者占54%；平均存活7.3年。提示在临床诊断为特发性帕金森病的患者中，有将近10%的患者病理学检查结果证实符合多系统萎缩的诊断标准。

3.其他 另外注意与家族性散发性橄榄脑桥小脑萎缩、进行性核上性麻痹、皮质基底核变性、痴呆等鉴别。

二、病因病机

1.中医病因病机 虚劳形成的原因颇为复杂。先天不足、饮食劳倦、久病失养、失治误治等多种病因作用于人体，引起脏腑气血阴阳亏虚，日久不复，形成虚劳。

虚劳虽有因虚致病，因病成劳，或因病致虚，久虚不复成劳的不同，而其病理性质，主要为气、血、阴、阳的亏虚，病损主要在五脏。由于虚损的病因不一，往往首先导致与病邪相关的某脏气、血、阴、阳的亏损，但由于五脏互关，气血同源，阴阳互根，所以在病变过程中常互相影响。一脏受病，累及它脏。

脾胃虚弱，运化无力，又可津停成痰；或虚火炼液为痰，痹阻经脉；气虚无力推动，可致瘀血停滞；或肝肾阴虚，虚火内炽，灼伤津液，而致津亏血瘀，脉络失畅。五脏受损，功能失调，生化乏源，又加重了精血津液的不足，筋脉失于灌溉濡养，脑髓空虚，神窍闭阻。病势日渐发展，病情趋于复杂。

脾失健运，肝肾亏损，脑失所养，病久不已，气血阴精亏耗，以虚证为主，但可夹痰、夹瘀，表现本虚标实之候。故临床常呈现因虚致实，虚实夹杂的复杂病机。

2.西医发病机制　多系统萎缩的病因不明，目前认为可能的机制有脂质过氧化损伤、酶代谢异常、慢病毒感染、神经元凋亡、少突胶质细胞胞质内包涵体等，导致的进行性神经系统多系统变性。多系统萎缩的基本病理表现包括神经元缺失、胶质细胞增生，主要发生在下橄榄核、脑桥、小脑、黑质、纹状体和脊髓的中侧柱。

三、辨证分型

1.气虚络瘀　久病体虚，四肢无力，肢体动作欠稳，肌肉瘦削，面色萎黄，气少懒言，手足麻木不仁，四肢青筋显露，可伴有肌肉活动时隐痛不适。舌痿不能伸缩，舌质暗淡或有瘀点、瘀斑，脉细涩。

2.痰瘀痹阻　起病较缓，肢体强痉，屈伸不利，皮肤紫暗，言语不清，两手握固，大小便闭，面白唇暗，静卧不烦，四肢不温，痰涎壅盛。苔白腻，脉沉滑缓。

3.肝肾亏虚　起病缓慢，渐见肢体僵硬，拘挛变形，行动缓慢，尤以下肢明显，腰膝酸软，不能久立，甚至步履全废，腿胫大肉渐脱，或伴有尿频而清，四肢不温。舌红脉细，或舌淡红，脉沉细。

4.阴虚风动　起病缓慢，肢体僵硬，动作笨拙，言语不清，反应迟钝，头晕耳鸣，腰酸，手指瞤动，口干咽痛，声音嘶哑，大便干燥，遗精或遗尿，或妇女月经不调。舌质红，苔腻，脉弦细数。

四、安全操作

（一）治则

醒脑开窍，滋补肝肾，疏通经络，补益脑髓，调和气血。

（二）治法

1.针刺法

（1）主穴：内关、水沟、三阴交、极泉、尺泽、委中、风池、完骨、天柱、合谷、足三里、太冲、百会、四神聪。

（2）配穴：气虚络瘀型加气海、血海；痰瘀痹阻型加丰隆、曲池、血海；肝肾亏虚型加太溪、肾俞、肝俞；阴虚风动型加太溪、夹脊穴。小脑性共济失调选后颅凹排刺；排便障碍选天枢、大横；排尿障碍选关元、中极、归来等穴；眼球震颤，选睛明、四白、球后；语言障碍，选金津、玉液、上廉泉、旁廉泉等；吞咽障碍，选翳风、咽后壁点刺。

2.温灸 曲池、足三里、神阙、气海、关元。

3.穴位拔罐 患侧肩髃、肩髎、大椎、肩中俞、肩外俞、天宗、秉风、大杼、环跳、风市、阿是穴。

4.耳针 取心、肾、神门、交感、内分泌。

（三）操作

1.针刺法 内关直刺0.5～1寸，采用捻转提插结合泻法，施手法1分钟。水沟：向鼻中隔方向斜刺0.3～0.5寸，用重雀啄法，至眼球湿润或流泪为度。三阴交：沿胫骨内侧缘与皮肤呈45°斜刺，进针1～1.5寸，用提插补法，使患侧下肢抽动3次为度。极泉：原穴沿经下移1寸，避开腋毛，直刺1～1.5寸，用提插泻法，以患侧上肢抽动3次为度（不留针）。尺泽：屈肘呈120°，直刺1寸，用提插泻法，使患者前臂、手指抽动3次为度（不留针）。委中：仰卧直腿抬高取穴，直刺0.5～1寸，施提插泻法，使患侧下肢抽动3次为度（不留针）。风池、完骨、天柱：针向喉结，进针2～2.5寸，采用小幅度高频率捻转补法，每穴施手法1分钟。合谷、足三里、太冲采用平补平泻法，至出现酸胀感。百会、四神聪均向后斜刺0.3～0.5寸，平补平泻。血海、气海：直刺1～1.5寸，施捻转补法。丰隆：直刺1～1.5寸，施提插泻法。曲池：捻转泻法1分钟。太溪：进针0.5～1寸，施捻转补法1分钟。肝俞、肾俞、膈俞：刺向横突，进针1.5寸，施捻转补法1分钟。夹脊穴：进针0.5寸，沿督脉左右而刺。小脑性共济失调选后颅凹排刺：直刺0.5～1寸，施以平补平泻法，至出现酸胀感为度。天枢、大横：均直刺1～1.5寸，提插泻法。关元、中极、归来：均直刺 1 ~ 1.5 寸，提插补法。睛明：进针时右手轻推眼球向外侧固定，左手缓慢进针，紧靠眶缘直刺 0.5 ~ 1 寸。四白、球后：直刺 0.3 ~ 0.5 寸，不可过度提插捻转。金津、玉液：用三棱针点刺放血，出血 1 ~ 2ml。上廉泉、旁廉泉：针向舌根 1.5 ~ 2 寸，用提插泻法。翳风：向喉结方向深刺 2.5 ~ 3 寸，捻转补法 1 分钟，至咽喉部麻胀，咽后壁点刺。

余穴采用平补平泻手法。得气后均留针 30 分钟。

2.温灸 每日 1 次，采用温和灸，每穴灸 5 分钟。

3.穴位拔罐 每日 1 次，采用留罐法，留罐 5 分钟。

4.耳针 每日自行按压 3 ~ 5 次，每次每穴按压 30 ~ 60s，3 ~ 7 日更换 1 次，双耳交替。

（四）疗程

1.初期 针灸治疗，每日 2 次；其他治疗每日 1 次；2 周内应不间断治疗。2 周后视其症状可改为针灸治疗每日 1 次，其他治疗每日 1 次，或隔日 1 次。初期疗程一般为 1 个月。

2.稳定期 针灸治疗每日 1 次；其他治疗隔日交替使用，疗程 2 ~ 3 个月。

3.后遗症期 针灸治疗每日 1 次，但疗程延长，愈后较前两期差。

（五）配方理论

多系统萎缩属神经内科疑难疾病，西医学对其发病机制尚无明确的解释，仅采取对症和支持治疗为主，效果并不理想。石学敏院士根据中医理论认为本病系肝肾亏虚，精血生化无源，下元虚衰，五脏不荣，本病主要病位责之肝、肾、脑，病理因素主要为虚、痰、瘀。因此在治疗上采用醒脑开窍针刺法配合后颅凹排刺以醒脑开窍、补益肝肾，调节脏腑功能。内关为八脉交会穴之一，通于阴维，属厥阴心包之络穴，有养心宁神，疏通气血之功。水沟为督脉、手足阳明之会，又因督脉上行于脑，三阴交为足太阴、足厥阴、足少阴三经之会，有益肾生髓之效。肾藏精，精生髓，脑为髓海，髓海有余可促进脑的生理功能的恢复，三穴相配可促进脑组织的代谢和修复，改善人脑的生理功能，起到醒神开窍之效，风池、完骨、天柱三穴补益髓海，脑络化生有源。极泉、尺泽、委中激发肢体经气，疏通经络。选多气多血之足三里、合谷为主穴，针之可培元固本、补益下焦。百会位于巅顶，属于督脉，督脉为"阳脉之海"，通过与足太阳膀胱经的横络联系，统摄调节十二经脉，调整影响脏腑气血，故百会具有升阳举陷、回阳固脱之效，配四神聪可调阴阳，填精补髓。百会与太冲相配为调气要穴，与太冲疏肝理气的作用相结合，以调畅全身气机。配肝经原穴太冲可以治疗机体运动和感觉障碍。诸穴合用共奏醒脑开窍，滋补肝肾，疏通经络，补益脑髓，调和气血之效。此外，石学敏院士认为针灸治疗多系统萎缩的作用可能是其有效地改善了头部供血不足和延缓小脑的萎缩，达到减轻甚至缓解多系统萎缩患者病情的治疗效果。

五、病案

【病案1】

乔某，女，62岁，初诊日期：2018年3月16日。

［主诉］头晕伴双下肢步态不稳渐进加重4年余。

［病史］患者于2013年12月逐渐出现头晕，起床、坐位站起时症状明显，不伴复视耳鸣心悸等症，无头痛、呕恶及肢体活动不利，初期患者未重视，此后症状逐渐明显，伴左下肢步态不稳，先后就诊于环湖医院、天津医院、天津、医科大学总医院等，查颅脑MRI未见明显异常，颈椎MR示：颈椎间盘突出，颈髓未见异常，此后患者出现排便无力，头晕症状不缓解、行走左下肢不稳逐渐加重，于2014年3月就诊于天津医科大学总医院神经内科，诊断为多系统萎缩，患者此后间断服用中药汤剂治疗，仍觉头晕，体位变动时明显，伴行走欠稳、大便无力，于2017年初自觉右下肢也出现无力，双手逐渐出现持物不稳、步态不稳加重，至2018年初症状明显，行走困难，为进一步治疗，今日来我院住院治疗。现症见：神清，精神可，语言尚清楚，反应较迟缓，近期记忆力减退，双侧肢体活动不协调，双手持物不稳，步态迟缓不稳，夜寐欠安，小便可自控，大便无力，需开塞露辅助。

［检查］右上腹部及下腹部可见手术后瘢痕，双上肢肌力4级，双下肢肌力3级，慌张步态，双侧跟膝胫试验（＋）。闭目难立征无法检查。

颅脑MRI（2018年3月16日，天津中医药大学第一附属医院）：①脑白质少许脱髓鞘斑。②脑萎缩。提示脑白质少许脱髓鞘改变，结合患者病史及桥脑轻度十字征改变，进一步明确入院诊断为多系统萎缩。

颈椎MR（2014年1月7日，天津医科大学总医院）：①$C_{4/5}$ ~ $C_{6/7}$椎间盘后突出，同水平黄韧带增厚。②颈椎病，$C_{2/3}$ ~ $T_{4/5}$椎间盘变性。心电图（2018年3月16日，天津中医药大学第一附属医院）：窦性心律，大致正常心电图。

［西医诊断］多系统萎缩

［中医诊断］眩晕病（肝肾亏损证）

［治疗］

1.治疗原则 醒脑开窍、滋补肝肾、疏通经络、益气活血。

2.针灸取穴 内关、水沟、三阴交、极泉、尺泽、委中、风池、完骨、天柱、太溪、人迎、头维、曲池、合谷、足三里、太冲，顶颞前斜线、顶颞后斜线、肩髃、臂臑、手足腕踝关节附近穴位。

3.操作 常规消毒，取内关（双）捻转提插泻法1分钟；水沟，雀啄泻法至眼球湿润为度；三阴交（患），提插补法至肢体抽动3次为度；极泉、尺泽、委中（患），提插泻法至肢体抽动3次为度(不留针)；风池、完骨、天柱（双），捻转补法1分钟；双侧太溪，捻转补法1分钟；人迎、头维、曲池、合谷、足三里、太冲，均取双侧，捻转泻法1分钟；头皮针，顶颞前斜线、顶颞后斜线；芒针肩髃、臂臑等，取患侧；微针针取手足腕踝关节附近穴位，留针30分钟，取患侧。

4.其他治疗

3月22日患者自觉呼吸较费力，呈腹式呼吸，中医证属肺肾两虚，肾气不固，予中药以补肺益肾，方剂组成如下：

熟地黄20 g	酒萸肉15 g	山 药15 g	菟丝子10 g
肉 桂10 g	泽 泻15 g	牡丹皮10 g	茯 苓15 g
盐杜仲10g	当 归15 g	盐补骨脂10g	续断片10 g
赤 芍15 g	酒黄精15 g	牛 膝15 g	酒苁蓉15 g

共4剂，水煎服，每日一剂(餐后半小时)，每次150ml。

金匮肾气丸6g，每日口服2次（整取1盒分服），以温补肾阳。

3月29日综观患者舌脉证表现，证属阴阳两虚，予中药以益气升阳，调和气血，方剂组成如下：

党参片15 g	炙甘草10 g	炒白术15 g	炙黄芪30 g
升 麻15 g	陈 皮15 g	北柴胡10 g	当 归20 g

赤　芍15g	麸炒枳壳10g	木　香10g	熟地黄15g
牛　膝15g	白　芍15g	桔　梗10g	酒苁蓉15g

　　　　　　　共7剂，水煎服，每日一剂(餐后半小时)，每次150ml。

穴位拔罐：每日1次。取穴：肩髃、肩髎、大椎、肩中俞、肩外俞、天宗、秉风、大杼、环跳、风市、阿是穴等，以上均取患侧以疏通经络、活血化瘀。脑反射治疗(股四头肌治疗)每日1次(双下肢)。

温灸(双下肢穴位)：每日1次。

5.治疗结果　经住院治疗14天，患者症状均有改善，继续门诊治疗。

【按语】本病属中医眩晕范畴，眩晕属肝所主，与髓海不足、血虚、邪中等多种因素有关。《素问·至真要大论》云："诸风掉眩，皆属于肝。"《灵枢·海论》曰："髓海不足，则脑转耳鸣，胫酸眩冒。"《灵枢·卫气》说："上虚则眩。"《灵枢·大惑论》中说："故邪中于项，因逢其身之虚……入于脑则脑转，脑转则引目系急，目系急则目眩以转矣。"患者年老体衰，阴阳两虚，阴虚则髓海不足，无以充盈于脑；阳虚则清阳不升，发为眩晕。故治疗以醒脑开窍针刺治疗为主，以醒脑开窍、滋补肝肾、疏通经络、补益脑髓、升举清阳。

【病案2】

吴某，男，51岁，初诊日期：2015年10月9日。

[主诉]行走不稳7年余。

[病史]患者于2008年1月出现渐进性行走不稳，直线行走困难，在当地医院治疗后无明显改善。2009年1月左右患者症状逐渐加重，并逐渐出现言语不清，肢体动作欠稳，二便自控力差，同年5月就诊于上海华山医院，考虑诊断为"小脑共济失调"，予丁螺环酮、丁苯肽、弥可保等治疗无明显改善，症状进行性加重，8月27日发现立卧位血压差距30mmHg以上，行相关检查未发现异常，予激素治疗后症状缓解，后因副作用明显停用激素。于2009年10月症状反复且较前加重，就诊于浙江新安国际医院，诊断为"多系统萎缩"，继予激素治疗，未见缓解。其后病情进行性加重，未再系统治疗。2012年就诊于北京301医院，予营养神经等治疗(具体药物不详)，症状无明显改善。今日为求进一步诊治，收入我病区。现症：神清，精神可，头晕，语言謇涩，行走不稳，双上肢精细动作欠准，视物模糊，时有胸闷憋气，饮水偶呛，纳

可，晨起反酸时作，入睡困难，夜间易醒，鼻鼾明显，大便排便困难，便质干燥，小便频急，有示意，自控力差。

［检查］患者发音含糊缓慢、强弱不等，饮水偶呛，右侧咽反射减弱，双侧上下肢肌力均为4级，双上肢指鼻试验不稳，轮替试验缓慢不协调，双侧跟膝胫试验（＋），闭目难立征（＋），双侧巴宾斯基征（＋），双下肢水肿、沿胫骨面皮疹，右下肢明显。颅脑MRI（2009年10月30日，外院）：脑萎缩。经颅彩色多普勒：①血流频谱欠佳。②双侧椎动脉、基底动脉血流速度减慢。颈动脉彩色多普勒：双侧颈动脉轻度硬化。心脏彩色多普勒(住院)：①主动脉硬化，②左室舒张功能减低。心电图：心肌缺血。右下肢静脉彩色多普勒：右下肢静脉血流通畅，瓣膜功能可。左下肢静脉彩色多普勒：左下肢静脉血流通畅，瓣膜功能可。

［西医诊断］多系统萎缩

［中医诊断］痿病（肝肾亏损证）

［治疗］

1.治疗原则　醒脑开窍、滋补肝脾肾、疏通经络。

2.针灸取穴　百会、四神聪、上星、风池（双）、完骨（双）、翳风（双）、廉泉、曲池（双）、内关（双）、合谷（双）、中极、秩边（双）、血海（双）、梁丘（双）、丰隆（双）、三阴交（双）、太冲（双）。

3.操作　百会、四神聪直刺进针，捻转得气；上星刺向百会，施小幅度高频率捻转补法；风池、完骨、翳风三穴向喉结方向刺入1～1.2寸，施捻转补法；廉泉向舌根方向刺入0.5～1寸，施提插捻转；中极针刺1～1.5寸，施捻转补法；秩边向水道方向进针3～4寸，使针感到达小腹；太冲施捻转泻法；余穴常规操作。

4.其他治疗

柏子仁30g	炒酸枣仁30g	北沙参15g	麦　冬15g
当　归10g	桔　梗6g	砂　仁10g	醋龟甲10g
茯　苓10g	麸炒枳壳10g	姜厚朴10g	生龙骨30g
生牡蛎30g	火麻仁30g	酒苁蓉15g	琥　珀0.5g
首乌藤30g	丹　参30g	百　合10g	甘　草6g

水煎服，日一剂，每次150ml。

同时配合艾灸、神经和肌肉刺激治疗、脑反射治疗、中药浸洗、经筋推拿治疗、穴位按摩、耳针穴位治疗。

5.治疗结果 治疗1周后，患者自觉下肢较前有力。治疗3周后，患者自觉小便控制较前改善。针刺4周后，患者能在家人搀扶下行走，小便控制较前改善。患者半年后复诊巩固治疗效果，病情平稳。

【**按语**】西医学认为多系统萎缩是一组原因不明的神经系统多部位进行性萎缩的变性疾病或综合征。病理上主要累及纹状体黑质系统、橄榄脑桥小脑系统和自主神经系统等。临床表现为不同程度的帕金森样症状、小脑共济失调症状、自主神经功能障碍症状以及锥体束征。

中医对该病并无专论，但从其症状上可归属为"颤证""痿证"等。中医认为本病病位在脑，证属肝脾肾亏虚，脑髓失养。针刺治疗本病尚在探索阶段，目前只能改善患者的部分症状，以及在此基础上延缓病情发展，提高患者生存质量，远期治疗的方法和效果还待研究。

第二十一章　帕金森病

一、概念

帕金森病是一种中老年人常见的运动障碍疾病，发生于中枢神经系统。帕金森病属中医"瘛疭""颤证"范畴。中医学认为本病为肝肾阴虚等原因引起肝风内动而致、西医学认为本病与黑质和黑质纹状体通路的变性有关。其病理改变为，在患者黑质严重破坏，不能制造黑质多巴胺时，此通路的神经纤维也变性，导致神经末梢处多巴胺的不足，这一纹状体抑制性神经递质与纹状体兴奋神经递质的乙酰胆碱失去平衡状态，就出现了震颤症状。而针灸治疗帕金森病，可能有改变神经递质变化的作用，故治疗效果显著。因此针刺治疗帕金森病是有效方法之一。石学敏院士在治疗帕金森病的过程中，注重了肝风内动而致发病，且心主神志，为五脏六腑之大主的理论，制订了以醒脑开窍、息风为主的针刺治疗方案，临床收到了较好的治疗效果。

（一）临床表现

本病的特征性的表现是静止性震颤、肌僵直、步态和姿势障碍以及运动迟缓等椎体外系症状。运动迟缓包括起动缓慢，冻结、小步、慌张步态，自发动作减少、写字过小、坐位起立困难、发音困难、构音障碍和吞咽困难等。在病程的中晚期会出现非运动症状如抑郁、便秘、睡眠障碍、认知损害等。

查体可见语言迟缓；慌张步态；吞咽活动减少；面容呆板，双眼凝视，瞬目减少，呈现"面具脸"；书写时字越写越小，呈现"写字过小征"；拇指与屈曲的示指间呈"搓丸样"动作，频率为 $4 \sim 6\text{Hz}$；特殊的屈曲体姿，表现为头部前倾，躯干俯屈，上肢肘关节屈曲，腕关节伸直，前臂内收，下肢髋及膝关节均略为弯曲；四肢肌肉强直，肌张力呈铅管样或齿轮样增高；下颌反射亢进；轻偏瘫和锥体束征。

（二）诊断

1.中老年发病，缓慢进行性病程。

2. 4项主征（静止性震颤、肌强直、运动迟缓、姿势步态异常）中至少具备2项，且至少具备前两项中的一项，症状不对称。

3.左旋多巴治疗有效。

4.患者无眼外肌麻痹、小脑体征、直立性低血压、锥体系损害和肌萎缩等。

（三）鉴别诊断

帕金森病是以肢体震颤为主要症状的疾病，但有很多疾病均可以出现类似震颤的症状，因此在治疗帕金森患者时应认真进行鉴别诊断。

1.**精神性震颤**　特点是震颤的节律性不明显，时轻时重，时而较粗大，时而较细微，患者在注意时震颤常加重，用暗示方法也可使震颤减轻或加剧，并通常无肌张力改变和运动减少的特点，也不具有帕金森病面容和姿态。

2.**老年性震颤**　震颤是细微的震颤，初期只有在运动时出现震颤，之后在静止时也有出现，患者并无肌张力增强和运动减少的特点。

3.**家族性震颤（遗传性震颤、原发性震颤）**　是常染色体显性遗传病，常发生于一个家族的几代成员中，震颤是本病的唯一症状，其速度快于帕金森病震颤，大多在25岁前发作，震颤在一生中均存在。无肌强直和特殊姿态、运动减少等症状。

4.**甲状腺功能亢进性震颤**　震颤通常很微细，多局限于手指，两手平伸或用力时才明显，由于患者有甲状腺功能亢进症等其他病证，故易与帕金森病相鉴别。

5.**脑炎后帕金森综合征**　首先有脑炎病史，常见动眼危象，皮脂溢出及流涎增多。见于腔隙状态的血管性帕金森综合征，是由纹状体的腔隙中风引起，以步态障碍为突出，可有痴呆和锥体束征，而震颤、运动徐缓少见，可由MRI或CT检查确诊。

6.**多系统变性**　由多系统变性引起的帕金森叠加综合征、不自主运动、眼球运动障碍、直立性低血压、运动神经元病及痴呆等方面的表现。

7.**中毒性震颤**　一氧化碳中毒、酒精中毒、镇静剂过量等均可引起震颤，表现为记忆力减退、定向力丧失或减弱、智力衰退、痴呆等。部分因药物中毒造成震颤的患者在停药后症状可缓解。

8.动脉硬化性 多起自一侧。患者常伴有大脑皮质供血不足的表现，如头晕、睡眠障碍、记忆力锐减等症状，并可有单侧或双侧的锥体束征、假性延髓麻痹等现象。

二、病因病机

1.中医病因病机 颤证病在筋脉，与肝、肾、脾等脏关系密切。上述各种原因，导致气血阴精亏虚，不能濡养筋脉；或痰浊、瘀血壅阻经脉，气血运行不畅，筋脉失养；或热甚动风，扰动筋脉，而致肢体拘急颤动。

本病的基本病机为肝风内动，筋脉失养。"肝主身之筋膜"，为风木之脏，肝风内动，筋脉不能任持自主，随风而动，牵动肢体及头颈颤抖摇动。其中又有肝阳化风、血虚生风、阴虚风动、瘀血生风、痰热动风等不同病机。

肝肾乙癸同源，若水不涵木，肝肾交亏，肾虚髓减，脑髓不充，下虚则高摇。若脾胃受损，痰湿内生，土不栽木，亦可致风木内动。

本病的病理性质总属本虚标实。本为气血阴阳亏虚，其中以阴津精血亏虚为主；标为风、火、痰、瘀为患。标本之间密切联系，风、火、痰、瘀可因虚而生，诸邪又进一步耗伤阴津气血。风、火、痰、瘀之间也相互联系，甚至也可以互相转化，如阴虚、气虚可转为阳虚，气滞、痰湿也可化热等。颤证日久可导致气血不足，络脉瘀阻，出现肢体僵硬，动作迟滞乏力等现象。

颤证的病理因素为风、火、痰、瘀。风以阴虚生风为主，也有阳亢风动或痰热化风者。痰或因脾虚不能运化水湿而成，或热邪煎熬津液所致。痰邪多与肝风或热邪兼夹为患，闭阻气机，致使肌肉筋脉失养，或化热生风致颤。火有实火、虚火之分。虚火为阴虚生热化火，实火为五志过极化火，火热耗灼阴津，扰动筋脉不宁。久病多瘀，瘀血常与痰浊并病，阻滞经脉，影响气血运行，致筋脉肌肉失养而病颤。

2.西医发病机制 多巴胺和乙酰胆碱是纹状体内两种重要的神经递质，功能相互拮抗，维持二者之间的平衡对于基底节环路活动起着重要的调节作用。脑内多巴胺递质通路主要为黑质-纹状体通路。患帕金森病时由于黑质多巴胺能神经元变性、缺失，纹状体多巴胺含量显著降低(超过80%)，造成乙酰胆碱系统功能相对亢进，导致肌张力增高、运动减少等临床表现。近年研究发现，在中脑–边缘系统和中脑–皮质系统多巴胺含量也显著减少，这可能与智能减退、行为情感异常、言语错乱等高级神经活动障碍有关。

导致黑质多巴胺能神经元变性死亡的确切发病机制目前尚不完全清楚，但已知氧化应激、线粒体功能缺陷、蛋白错误折叠和聚集、胶质细胞增生和炎症反应等在黑质多巴胺能神经元变性死亡中起着重要作用。

三、辨证分型

本病主要症状为肢体震颤，齿轮样强直，手呈搓丸样动作，表情呆板等。中医根据兼有症状不同分为4型。

1.肝风内动　眩晕欲仆，头摇耳痛，项强肢颤，语言謇涩，手足麻木，行步不稳。舌红苔白，或腻，脉弦有力。

2.痰热动风　形体丰腴，神呆懒动，胸脘痞闷，头晕项强，肢体颤动。舌红，苔黄腻或白腻，脉弦滑或数。

3.肾阴不足　形体消瘦，头晕耳鸣，失眠多梦，盗汗，急躁易怒，腰膝酸软，肢体麻木，项背拘急，头项摇动，肢颤日久不愈，步行不稳，动作迟缓。舌暗红，少苔，脉弦细。

4.气血两虚　肢体震颤，久不得解，程度或轻或重，面色不华，神呆懒言，心悸失眠，肢软无力，颈项拘强，头晕自汗，步态不稳。舌淡伴齿痕，苔薄白，脉沉细无力。

四、安全操作

（一）治则

以"醒脑开窍"为主。

1.肝风内动　平肝潜阳，息风通络。

2.痰热动风　清热化痰，息风止颤。

3.肝肾阴虚　滋补肝肾，育阴息风。

4.气血两虚　益气养血，息风活络。

（二）治法

1.针刺法

（1）主穴：内关、水沟、风池、太冲、百会。

（2）配穴：肝风内动型加风府、合谷；痰热动风型加合谷、丰隆、中脘；肾阴不足型加复溜、后溪、三阴交；气血两虚型加足三里、三阴交、血海。

2.头针疗法 取前神聪到悬厘连线，此线称顶颞前斜线，此线上1/5主治下肢震颤，中2/5主治上肢震颤，下2/5主治头摇、嘴震颤。一侧震颤针对侧顶颞前斜线，双侧震颤针双侧顶颞前斜线。

3.电针疗法 百会、悬厘。

（三）操作

1.经穴刺法 内关直刺0.5~1寸，施捻转泻法1分钟。水沟施雀啄手法，至眼球湿润或流泪；风池穴，向对侧眼球方向斜刺，进针1~1.5寸，施捻转泻法；太冲直刺0.5~1寸，施捻转泻法；百会穴向后沿皮刺一寸，施捻转平补平泻法，令局部酸麻胀感。风府直刺1~1.5寸，施捻转泻法，令针感向局部或四肢放射；合谷直刺0.5~1寸，提插泻法，令针感向手指传导；丰隆直刺1~1.5寸，施提插泻法；中脘直刺1~1.5寸，施捻转泻法；三阴交直刺1~1.5寸，施提插补法；复溜直刺1~1.5寸，提插补法；太溪直刺1寸，施捻转补法；足三里直刺1~1.5寸，施捻转补法；血海直刺1~1.5寸，施捻转补法。

2.头针疗法 一般斜刺进针，进针深度为0.5~1寸，进针后捻转3~5分钟，留针5分钟，再捻转、再留针，反复3次，即可出针。

3.电针疗法 进针后稍捻转，得气后连接电极，刺激强度以患者感觉适宜为止，通电20~30分钟。

（四）疗程

1.初期 经穴刺法，每日2次；其他刺法每日1次；2周内应不间断治疗。2周后视其症状可改为经穴刺法每日1次，其他刺法每日1次，或隔日1次。初期疗程一般为1个月。

2.稳定期 经穴刺法每日1次；其他刺法隔日交替使用，疗程2~3个月。

3.后遗症期 经穴刺法每日1次，但疗程延长，愈后较前两期差。

（五）配方理论

帕金森病在中医学中归属于"瘛疭"范畴，是临床常见病种之一。该病源于《内经》。《素问·至真要大论》："诸风掉眩，皆属于肝。"《张氏医通》卷六："有头动而手不动者，盖木盛则生风生火，上冲于头，故头为颤振，若散于四末，则手足动而头不动也。"《医宗己任编》："大抵气血俱虚，不能荣养筋骨，故为之振摇，而不能主持也。"帕金森病是针灸治疗效果较好的病症。我们通过多年的临床及研究，认为针刺治疗帕金森病可明显改善症状，针刺可能有控制神经变性的作用，促进血液循环，改变病理状态。石学敏院士认为，帕金森病与肝肾有关，尤其与肝的关系更为密切，大部分患者因肝肾阴虚，不能滋养肝木、血虚生风，风盛则动，而震颤不已。另外，"脑为元神之府"为五脏六腑之大主，脑神不足，调控失司，神不导气，震颤不得自控。针刺治疗帕金森病在古代有很多记载，如《普济方》："曲池……主手不得举，瘛疭癫疾。"内关为八脉交会穴之一，通于阴维，属厥阴心包之络穴，有养心宁神，疏通气血之功。水沟为督脉、手足阳明之会，又因督脉上行于脑，有益肾生髓之效。肾藏精，精生髓，脑为髓海，髓海有余可促进脑的生理功能的恢复，改善人脑的生理功能，收到"醒神开窍"之效，风池补益髓海，脑络化生有源。"百病皆生于气"，调气即可治百病。百会、太冲相配为调气要穴，百会为百脉之会，具升阳举陷、回阳固脱之效，与太冲疏肝理气的作用相结合，以调畅全身气机。配肝经原穴太冲可以治疗机体运动和感觉障碍。诸穴合用共奏醒脑开窍，滋补肝肾，息风通络之效。石学敏院士在传统的镇肝息风治疗基础上采用了醒脑开窍，滋补肝肾，息风的治疗方法，收到了较好的效果。

五、病案

【病案1】

王某，男，90岁，初诊日期：2016年8月4日。

［主诉］下颌及舌体震颤2年余。

［病史］患者于2年余前无明显诱因出现下颌及舌体不自主震颤，语言流

利，四肢活动可，当时神清，无头晕头痛，无胸闷憋气、二便失禁等症，就诊于天津医科大学总医院，查多巴胺转运蛋白现象示：双侧纹状体区多巴胺转运蛋白密度减低，诊断为"帕金森病"，并予口服美多芭（多巴丝肼片）治疗，经治震颤症状未见明显缓解。近2个月于我院针剂及口服中药汤剂治疗，症状改善不明显，现为进一步治疗收入我病区。现症：神清，精神可，语言清晰流利，反应迟钝，下颌及舌体不自主震颤，偶右手不自主震颤，行走迟缓，口角流涎，饮水偶呛，咳嗽咳少量白色泡沫痰，偶胸闷憋气，无头晕头痛、胸痛等症，纳可，寐安，小便调，大便干燥，2日一行。高血压病40余年，最高180/80mmHg，平素口服施慧达半片1次/日，血压控制在120~130/70mmHg。

［检查］体温：36.2℃，心率：60次/分，呼吸：18次/分，血压：169/84mmHg。西医查体：神志清楚，精神可，被动体位，查体欠合作，肌力上肢肌力5级，下肢肌力4级。中医查体：面色偏红，语言清晰流利，反应迟钝，下颌及舌体不自主震颤，偶右手不自主震颤，行走迟缓，口角流涎，饮水偶呛，纳可，寐安，小便调，大便干燥，2日一行。舌紫暗，苔黑，脉弦细。心电图：窦性心律、左心室肥大。多巴胺转运蛋白现象：双侧纹状体区多巴胺转运蛋白密度减低。颅脑MR平扫：①脑白质少许脱髓鞘斑；②脑萎缩。

［西医诊断］①帕金森病；②高血压病

［中医诊断］颤病（痰热动风证）

［治疗］

1.治疗原则　化痰息风，滋补肝肾，疏通经络，补益脑髓。

2.针灸取穴　百会、四神聪、内关（双）、水沟、风池（双侧）、完骨（双侧）、天柱（双侧）、太溪（双）、行间（双）、丰隆（双）、头维（双）、曲池（双）、合谷（双）、太冲（双）、足三里（双）。

3.操作　内关捻转提插泻法1分钟；水沟雀啄泻法至眼球湿润为度；风池、完骨、天柱捻转补法1分钟；双太溪、足三里捻转补法1分钟；行间、丰隆捻转泻法1分钟；头维、曲池、合谷、太冲捻转泻法1分钟，留针20分钟，每日治疗1次。

4.其他治疗　予中药汤剂每日1剂，治以健脾化痰祛湿，益气活血，具体方药如下：

砂　仁12g^{后下}	酒苁蓉30g	炒白术20g	麸炒苍术15g
广藿香20g	佩　兰15g	姜厚朴15g	炙黄芪45g
当　归20g	徐长卿20g^{后下}	橘　络10g	甘　草6g

水煎服，日一剂，每次150ml。

5. 治疗结果　入院第1天：反应迟钝，下颌及舌体不自主震颤，偶右手不自主震颤，行走迟缓，口角流涎，饮水偶呛，纳可，寐安，小便调，大便干燥，2日一行。入院第3天：反应迟钝，下颌及舌体不自主震颤，右手不自主震颤略减少，行走迟缓，口角流涎，饮水偶呛，纳可，寐安，小便调，大便干燥，2日一行。

入院1周：反应迟钝，下颌及舌体不自主震颤稍缓解，右手不自主震颤明显减少，行走迟缓，口角流涎，饮水偶呛，纳可，寐安，小便调，大便干燥，2日一行。入院第10天：反应迟钝，下颌及舌体不自主震颤稍缓解，偶右手不自主震颤，行走迟缓，口角流涎，饮水呛咳减轻，纳可，寐安，小便调，大便干燥，2日一行。入院2周：反应稍迟钝，下颌及舌体不自主震颤明显缓解，偶右手不自主震颤，行走缓慢，口角未流涎，饮水呛咳减轻，纳可，寐安，小便调，大便干燥，2日一行。

【按语】 帕金森病与中医学的"颤证""震颤""振掉""颤振""颤病""脑风"类似。《素问·至真要大论》云："诸风掉眩，皆属于肝；诸寒收引，皆属于肾……诸暴强直，皆属于风……"掉即颤振，收引即拘急挛缩，强直即僵硬。《素问·上古天真论》云："男子……七八肝气衰，筋不能动，天癸竭，精少，肾脏衰……"《张氏医通》谓："颤振则但振动而不屈也。"《杂病证治准绳·诸风门·颤振》云："颤，摇也；振，动也。筋脉约束不住而莫能任持，风之象也……此病壮年鲜有，中年以后乃有之，老年尤多。"

中医理论认为帕金森病之发生与年老体衰、七情内郁、饮食不当等有关。肝肾阴亏是本病的主要病机。肝藏血，肾藏精，老年人多血虚精亏再加之摄生不慎，或疾病所伤致肝肾阴虚，筋脉失养，不能制约肝阳，使肝风内动造成颤动振掉或拘急强直；劳倦过度，饮食失节，或思虑内伤，心脾俱损致气血不足，不能荣于四末，筋脉失于濡养而致震颤之疾；气滞血瘀情志内郁，或痰湿，气滞不畅，鼓动不能，血行缓慢而痹阻脉道致筋脉失濡而手足颤动，动作减少，屈伸不利；痰热动风五志过极，木火太甚，风火相煽，痰热互阻，克伐脾土故见四肢颤动；若风火盛而脾虚，则津液不行。痰湿停聚，风痰邪热阻滞经络发为颤证。

本病取穴百会、四神聪均位于巅顶，前者是督脉、足厥阴肝经、足太阳膀胱经交会的部位，有益肾充髓、宁神醒脑之功；后者是经外奇穴，可宁心安神、明目聪耳。风池是足少阳胆经要穴，胆与肝互为表里通过对风池穴的刺激可以使肝风息、胆火宁、颤动止。四关即合谷、太冲，合谷为多气多血的手阳明大肠经穴，有补气血、强后天之本的功效；太冲为足厥阴肝经原穴，有平肝息风、养心安神之功。二者一阳一阴、一气一血，相互依赖协调配合达到平衡阴阳、通达气血的效果。丰隆为健脾利湿、化痰要穴。足三里可补益气血，强健中焦运化功能。三阴交是足三阴经的交会穴，太溪是足少阴肾经原穴，刺激二穴具有滋阴益肾、调气和血、舒肝健胃、壮水之源以条达肝木的作用。诸穴合用共同达到调和阴阳、肝肾同治、滋阴息风、养血柔筋的功效。

大量研究也验证针刺能提高脑内多巴胺的含量及脑内多巴胺神经元的兴奋性，从而使帕金森病获得有效治疗。

【病例2】

李某，女，82岁，初诊日期：2014年1月3日

［主诉］四肢活动不利伴不自主颤抖2个月余。

［病史］患者于2013年11月1日始，无明显诱因渐进出现四肢活动不利，伴不自主颤抖，当时无头晕头痛，无胸闷憋气、二便失禁等症，于天津医科大学总医院查颅脑MR示：脑缺血软化灶。诊为脑梗死、帕金森病，予口服药物治疗（具体不详），至今日上述症状未缓解遂就诊于我院门诊，为进一步治疗收入我病区。现症见：神清，精神可，语言清晰流利，四肢活动不利伴不自主颤抖，饮水偶呛，纳可，寐安，二便调。冠状动脉粥样硬化性心脏病病史30余年，素服"地奥心血康胶囊"。

［检查］神经系统检查：四肢肌力4级，双侧指鼻试验不稳，双侧轮替实验缓慢不协调，跟膝胫实验（+），巴宾斯基征（+）。颅脑MRI（2013年11月1日，天津医科大学总医院）：脑缺血软化灶。心电图（2014年1月3日，天津中医药大学第一附属医院）：窦性心动过速。

［西医诊断］①脑梗死；②冠状动脉粥样硬化性心脏病；③帕金森病。

［中医诊断］中风病（中经络）（肝肾亏虚证）

［治疗］

1.治疗原则 醒脑开窍，滋补肝肾，疏通经络，补益脑髓。

2.针灸取穴 内关（双侧）、水沟、三阴交（取患侧）、极泉、尺泽、委中（取患侧）、风池、完骨、天柱（双侧）、双风池、双太溪；人迎、头维、曲池、合谷、足三里、太冲，均取双侧；头皮针：顶颞前斜线、顶颞后斜线；芒针：肩髃、臂臑等，取患侧；微针：取手足腕踝关节附近穴位，取患侧；耳针穴位治疗(1次/日)：心、肝、肺、肾、三焦，取双侧。

3.操作 内关（双侧）：捻转提插泻法1分钟；水沟：雀啄泻法至眼球湿润为度；三阴交（患侧）：提插补法至肢体抽动3次为度；极泉、尺泽、委中（患侧）：提插泻法至肢体抽动3次为度(不留针)；风池、完骨、天柱（双侧）：捻转补法1分钟；太溪（双侧）：捻转补法1分钟；人迎、头维、曲池、合谷、足三里、太冲，均取双侧，捻转泻法1分钟；头皮针取穴：顶颞前斜线、顶颞后斜线；肩髃、臂臑等 取患侧；微针针刺：取手足腕踝关节附近穴位，取患侧；耳针穴位治疗：取双侧心、肝、肺、肾、三焦。

4.其他治疗

（1）中药：活血通络汤剂活血祛瘀通络，灯盏生脉胶囊益气养阴、活血健脑。

（2）西药：抗凝、改善心肌供血、改善脑代谢、改善脑循环。

5.治疗结果 治疗7天，患者不自主颤动减少；治疗14天，患者四肢活动不利好转，饮水无呛咳。

【**按语**】帕金森病是一种影响多个系统的慢性神经系统性疾病，其临床表现为肢体、手指震颤僵硬或呈特殊姿势、肌强直、身体疼痛、吞咽困难、失眠等。从目前所知的观点看，帕金森病患者均有纹状体多巴胺的减少。多巴胺神经系统的生理作用是抗衡纹状体内的兴奋性胆碱能活动，是纹状体的抑制性调制机制之一。纹状体内含有大量的乙酰胆碱。正常状态下，乙酰胆碱和多巴胺的效应之间存在着一种平衡状态。帕金森病发病时，多巴胺减少，乙酰胆碱浓度没有改变，此时平衡被打破，胆碱能活性占优势。中医认为该病的本质是肝肾亏损，阴亏阳亢，水不涵木，虚风内动。在五脏中，肝肾二脏尤为重要，肾者命之根，肝者生之本，肝肾对于人体的重要性就如同水之源泉、树之根本。肝肾之间还存在着极为密切的关系，中医称之为"肝肾同源"。肝在五行属木，肾属水，水木之间是水生木的母子关系，肝木需要肾水的滋养、涵养，如果肾水不足甚至枯竭，肝木得不到滋养，肝木就会出现各种病理现象，肝主筋脉，肾水匮乏，肝阴如无源之水，筋脉失养，可见肢体震颤、筋脉拘急、肌肉强直、关节屈伸不利、运动减少等病症，中医称这种病理改变为"水不涵木"。就一般情况而言，肾亏往往较肝虚为早，肾亏在前，肝虚在后。《素问·上古天真论》说："五八肾气衰，发堕齿槁……七八肝气衰，筋不能动。"《素问·至真要大论》更是明确指出："诸风掉眩，皆属于肝"；"诸寒收引，皆属于肾"。掉即震颤，收引即筋脉拘急、肌肉强直、关节屈伸不利。《素问·脉要精微论》说："夫五脏者，身之强也。头者，精明之府，头倾视深，精神将夺矣；背者，胸中之府，背曲肩随，府将坏矣；腰者，肾之府，转摇不能，肾将惫矣；膝者，筋之府，屈伸不能，行则偻附，筋将惫矣；骨者，髓之府，不能久立，行则振掉，骨将惫矣。"这节经文应该是中医对帕金森病病症的最早认识。该患者考虑为脑梗死合并帕金森病，针刺同时兼顾补益肝肾，故临床疗效显著。针对此类患者针刺手法不宜过重，疼痛、紧张等均易加重帕金森病之症状。

第二十二章　吉兰－巴雷综合征

一、概念

吉兰－巴雷综合征又称急性多发性神经根炎，是一种病因未明、急性起病的以脊神经根、周围神经及脑神经损害伴脑脊液中蛋白－细胞分离为特征的综合征。临床典型特点是对称性周围性的肢体麻痹，迟缓性瘫痪，更严重者可有呼吸肌与颅神经的麻痹。

本病属于中医"痿证"范畴。痿证系指外感或内伤，使精血受损，肌肉筋脉失养以致肢体弛缓、软弱无力，甚至日久不用，引起肌肉萎缩或瘫痪的一种病证。痿者萎也，枯萎之义，即指肢体痿弱，肌肉萎缩。凡手足或其他部位的肌肉痿弱无力，弛缓不收者均属痿证范畴。因多发生在下肢，故又有"痿躄"之称。

（一）临床表现

1.前驱期　发病前几天有感染史，如感冒、发烧、腹泻、胃肠炎、皮疹等。

2.典型表现

（1）运动障碍：多从下肢远端无力开始，多在24～48小时发展成为广泛性周围神经麻痹，其顺序先由下肢到上肢，然后到腰背部，不能坐起或翻身，颈肌迟缓。腱反射减弱或消失。呼吸肌受累可出现呼吸困难。部分累及脑神经，以单侧或者双侧面神经麻痹最为多见，其次为舌咽神经、迷走神经麻痹，出现声音嘶哑、吞咽障碍等。

（2）感觉障碍：皮肤蚁行感、针刺样痛感，有或无手套、袜套式感觉障碍。

（3）自主神经功能障碍：出汗、皮肤潮红、手足肿胀、营养障碍、心动过速等。少数可出现一过性排尿困难。

（4）心血管系统障碍：仅见于瘫痪严重的患者，脉搏常在100次/分以上，有血压突然降低或者血压上升与降低交替出现。也可发生心律不齐，心电图改变等。

（二）诊断

1.症状与体征

（1）运动障碍首发症状常为双下肢无力，从远端开始逐渐向上发展，四肢呈对称性弛缓性瘫痪。轻者尚可行走，重者四肢完全性瘫痪，肌张力低，腱反射减弱或消失。急性重症患者，起病后很快出现呼吸肌麻痹，表现呼吸困难，声音低哑，咳嗽无力，缺氧、发绀，甚者因完全性呼吸肌麻痹而丧失自主呼吸。

（2）脑神经损害舌咽-迷走神经受损较为常见，表现吞咽困难，饮水呛咳，构音障碍，咽反射减弱或消失；其次是面神经受损，表现为周围性面瘫；动眼神经亦可受累，表现眼球运动受限；三叉神经受损较少，张口困难及面部感觉减退。单纯脑神经受累较少，多与脊神经同时受损。

（3）感觉障碍主观感觉异常较少见，可有异物感、蚁行感、烧灼感、针刺感及酸痛感等。客观感觉障碍不明显，或有轻微的手套、袜套样四肢末端感觉障碍，少数患者有关节位置觉障碍，及感觉性共济失调。常有拉塞格征阳性及腓肠肌压痛。

（4）自主神经障碍表现：皮肤潮红或苍白，多汗，四肢末梢发凉；血压、心率、二便异常。

（5）其他少数患者有精神症状；或有头痛、呕吐、视盘水肿；或一过性下肢病理征；或有脑膜刺激征。

2.实验室检查

（1）脑脊液检查：起病后1周出现脑脊液蛋白增高，细胞数正常，呈蛋白-细胞分离现象，多在病程第3周蛋白增加到高峰，可超过1g/L，以后又逐渐下降。

（2）肌电图：平均单位运动电位减少，主动收缩时无干扰波，末梢神经特别是运动神经传导速度明显减慢。

（三）鉴别诊断

1.多发性周围神经病 缓慢起病；感觉、运动、自主神经同时受累远端重于近端；无呼吸肌麻痹；无神经根刺激征；脑脊液正常；多能查到病因，如代谢障碍、营养缺乏、药物中毒，或有重金属及化学药品接触史等。

2.急性脊髓灰质炎 多见于小儿，起病有高热，肌肉瘫痪多呈节段性，1~3日达到高峰，瘫痪双侧不对称，无感觉障碍。发病数周，脑脊液细胞数增多。脊髓灰质炎病毒分离或者血清抗体效价增高可确诊。

3.脊髓炎 脊髓休克时多为迟缓性瘫痪，休克解除为上运动神经元性瘫痪，有括约肌障碍，有不全性脊髓损害表现，脑脊液有炎症性改变。

4.小儿麻痹 由脊髓灰质炎1、2、3型病毒引起，有传染性。常有高烧，高烧退即产生麻痹。一般为不对称性弛缓性麻痹，近端重于远端。脑脊液有浆液性炎症改变。

5.全身型重症肌无力 四肢无力，晨轻夕重，活动后加重，休息后症状减轻；无感觉障碍；常有眼外肌受累，表现上眼睑下垂、复视等；新斯的明试验阳性；肌电图重复刺激波幅减低；脑脊液正常。

6.低钾血症 有呕吐腹泻、食欲不振。肢体有迟缓性瘫痪，以近端为重，严重者可累及全身肌肉，以致呼吸困难。无感觉障碍。血钾低。

二、病因病机

1.中医病因病机 痿证的病因很广泛，外感、内伤均可导致痿证。正如《证治准绳·痿》所说："五劳五志六淫尽得成五脏之热以为痿也。"痿病的发生有如下病机。

（1）肺热津伤：津液不布感受温热毒邪，高热不退，或病后余热燔灼，伤津耗气，皆令"肺热叶焦"，不能布送津液以润泽五脏，遂成四肢肌肉筋脉失养，痿弱不用。此即《素问·痿论》"五脏因肺热叶焦，发为痿躄"之谓也。

（2）湿热浸淫：气血不运外感湿热之邪，或久居湿地，冒受雨露，感受寒湿之邪郁遏化热，或饮食不节，生冷肥甘太过，损伤脾胃，脾不能运化水湿而内生湿热，若湿热未及清除，濡滞肌肉，浸淫经脉，气血不运，肌肉筋脉失养而发为痿证。此即《素问·生气通天论》所谓"湿热不攘，大筋软短，小筋弛长，软短为拘，弛长为痿"之义。

（3）脾胃受损，精血不足：脾胃为后天之本，气血生化之源，五脏六腑，四肢百骸赖以温煦滋养。若素体虚弱，久病成虚，或饮食不节，脾胃受损，脾胃既不能运化水谷以化生气血而精血不足，也不能转输精微，五脏失其润养，筋脉失其滋煦，故发为痿证。正如《医宗必读·痿》所云："阳明者胃也，主纳水谷，化精微以滋养表里，故为五脏六腑之海，而下润宗筋……主束骨而利机关"；"阳明虚则血气少，不能润养宗筋，故弛纵，宗筋纵则带脉不能收引，故足痿不用"。

（4）肝肾亏损，髓枯筋痿：素体肝肾亏虚；或因房色太过，乘醉入房，精损难复；或因劳役太过而致肝肾亏损；或五志失调，火起于内，耗灼精血，均可致肝肾亏损。肝血不足，肾精亏虚，肝不主筋，肾不主骨，髓枯筋痿，肌肉也随之不用，发为痿证。另外，也有因实致虚者，如湿热留滞不化，下注于肝肾，久则亦能损伤，导致筋骨失养。《脾胃论·脾胃虚弱随时为病随病制方》所言之"夫痿者，湿热乘肾肝也，当急去之，不然则下焦元气竭尽而成软瘫"，即指这种情况。

痿证的病因有外感、内伤。暑热湿邪为外因，脾胃虚弱、肝肾阴虚为内因，内外因相互影响。病位虽在肌肉筋脉，但关乎五脏，尤以肝、肾、肺、胃最为密切，因肝藏血主筋，肾藏精生髓，津生于胃，肺通调布散津液，故《临证指南医案·痿》强调本病为"肝肾肺胃四经之病"。其病机则为热伤肺津，津液不布；湿热浸淫经络，气血不运；脾胃受损，气血精微生化不足；肝肾亏损，髓枯筋痿。而且这些病机常可互相传变，如肺热叶焦，津失敷布，则五脏失濡，内热互起；肾水不亏，水不制火，则火灼肺金，导致肺热津伤；脾虚与湿热更是互为因果，湿热亦能下注于肝肾，伤及肝肾之阴。归根结底，痿证是由五脏内伤，精血受损，肌肉筋脉失于滋养所致。故其病理性质有虚有实，一般是热证、虚证居多，虚实夹杂者亦不少见。热证以虚热为多，湿热为患则属实；虚证为精血亏虚，亦有气虚者；因虚不运，痰湿、瘀血、湿热、湿邪、积滞等，都可兼夹发生。故《证治汇补·痿躄》说："内热成痿，此论病之本也，若有感发，必因所挟而致。"

2. 西医病因病机　本病病因尚未充分阐明。约70%的吉兰-巴雷综合征患者发病前8周内有前驱感染史，通常见于病前1~2周，少数患者有手术史或疫苗接种史。目前认为吉兰-巴雷综合征是一种自身免疫性疾病。分子模拟学说认为，病原体某些成分的结构与周围神经的组分相似，机体发生错误的免疫识别，自身免疫性T细胞及自身抗体对周围神经组分进行免疫攻击，导致周围神经脱髓鞘。

三、辨证分型

1. 八纲辨证　因为本病的发展过程，有不同的阶段特点，按急则治标，缓则治本的原则，分为急性期和恢复期辨证论治。

（1）急性期（实证）：肢体痿软无力，头身沉重，胸脘满闷，咳痰不爽，小便赤黄。苔白腻，脉滑数。

（2）恢复期（虚证）：以四肢软瘫无力为主证，或口渴、小便频数，或食少纳呆、腹胀便溏、神疲乏力，或腰膝酸软、遗精早泄、头晕目眩。舌红或淡，苔黄或少苔或苔薄白，脉细数或沉细。

2. 脏腑辨证　根据疾病发展过程分为4个证型，即肺热津伤、湿热浸淫、脾胃虚弱、肝肾阴亏。

（1）肺热津伤：喉干鼻燥，口渴心烦，咳嗽而呛，小便热痛，下肢痿软，甚则不用。舌红苔黄，脉细数。

（2）湿热浸淫：面黄身重，恶热喜凉，下肢痿软，甚不任地，久则肌瘦，溲赤涩痛。舌苔黄腻，脉象濡数。

（3）脾胃虚弱：肢体痿软无力日重，食少纳呆，腹胀便溏，面浮不华，神疲乏力。舌淡，舌体胖大，苔薄白，脉沉细或沉弱。

（4）肝肾阴虚：头目眩晕，腰脊酸软，遗精早泄，两足心热，下肢渐痿，甚而不用。舌质红绛，脉细数。

四、安全操作

（一）治则

1. 急性期　调神开窍，清热利湿，通经活络。

2.恢复期 调神开窍，扶正培本，疏络和营。

（二）治法

1.针刺法

（1）主穴：百会、四神聪、风池、完骨、天柱、水沟、内关、三阴交、委中。

（2）辅穴

①急性期：华佗夹脊、大椎、阴陵泉、足三里、极泉、合谷、外关、太溪、环跳等，另辅以肩髃、曲池等局部阳明经穴。

②恢复期：华佗夹脊、大杼、阳陵泉、绝骨、足三里、血海、大包，佐以局部循经取穴。

③肺热津伤：内关、水沟、三阴交、极泉、尺泽、委中、合谷、曲池、肩髃、足三里、阳陵泉、环跳、风市、华佗夹脊、手足阳明经筋排刺。

④湿热浸淫：内关、三阴交、水沟，风池、完骨、天柱、极泉、尺泽、委中、人迎、曲池、外关、合谷、足三里、太冲，双下肢阳明经排刺。

⑤脾胃虚弱：水沟、涌泉，双侧：下极泉、合谷、上八邪、曲池、手三里、臂臑、肩髃、委中、血海、梁丘、内膝眼、犊鼻、阳陵泉、足三里、三阴交、绝骨、太冲、丘墟。

⑥肝肾阴虚：内关、水沟、三阴交、极泉、尺泽、委中、风池、合谷、太冲、华佗夹脊、肝俞、肾俞、太溪、悬钟、阳陵泉、足三里、丘墟、八髎、环跳等穴。

2.梅花针刺法 督脉旁开0.5寸、1.5寸、3寸、手足阳明经循经、萎缩肌肉局部。

3.电针治疗 对瘫痪肢体肌肉循经取穴或局部选穴。

4.耳针治疗 脾、胃、肺、肾、内分泌等。

5.水针疗法 药物选用维生素B_1、维生素B_{12}、当归注射液等。

6.中药治疗 肺热筋伤者，用清燥救肺汤；湿热浸淫者，用葛根芩连汤；肝肾阴虚者，用补阳还五汤。

7.西药治疗 维生素、肾上腺皮质激素、神经营养药物。

8.康复及饮食 加强体育锻炼，保证充足睡眠，预防感冒及呼吸道感染，杜绝胃肠道感染。以多维生素、高蛋白、多纤维素为主，多进食蔬菜、水果等。

（三）操作

1.针刺法

（1）主穴刺法：先刺双侧内关，直刺0.5～1寸，采用提插捻转泻法；继刺水沟，向鼻中隔方向斜刺0.3～0.5寸，采用雀啄手法，以眼球湿润为度；委中穴，仰卧位抬起患肢取穴，左手握住踝关节，以医者腕部顶住患肢膝关节，刺入穴位后，针尖向外15°，进针1～1.5寸，用提插泻法，以下肢抽动为度。三阴交穴，沿胫骨内侧缘与皮肤呈45°斜刺，针尖刺到原三阴交的位置上，进针0.5～1寸，采用提插补法，针感到足趾，下肢出现不能自控的运动，以患肢抽动为度。百会、四神聪均向后斜刺0.3～0.5寸，施捻转泻法。针刺风池穴，针尖微向下，向鼻尖斜刺0.8～1.2寸。天柱直刺或斜刺0.5～0.8寸，不可向内上方深刺，以免伤及延髓。完骨穴平刺0.5～0.8寸。

（2）辅穴刺法：华佗夹脊针刺向棘突，进针1～1.5寸，施捻转泻法；大椎取坐位低头取穴，稍向上直刺1.5寸，用捻转泻法，使针感向下及两臂扩散为度；阴陵泉沿胫骨后缘进针，直刺2寸，用捻转泻法，令针感放散至腓肠肌为度；极泉直刺1～1.5寸，用提插泻法，使上肢抽动3次为宜；环跳针感要求放散至足心；肩髃抬臂直刺向极泉，进针2.5寸，令针感向前臂放射；外关针感麻散至手腕，上穴均施用提插泻法；合谷直刺1寸，用捻转泻法；曲池直刺1.5寸，用捻转提插相结合泻法。大杼斜刺0.5寸，大包斜刺1寸，均施捻转补法；足三里直刺进针1.5寸，施捻转之补法；绝骨直刺进针0.5～1寸，阳陵泉、血海进针1～1.5寸，施捻转之补法。

2.梅花针刺法 华佗夹脊及膀胱经背部第一、第二侧线为皮肤针常规叩刺部位，自上至下反复轻叩打刺3次。

3.电针治疗 针刺后加脉冲电极，每次10分钟。电流强度以患者能耐受为度。

4.耳针治疗 用0.5～1寸毫针直刺达软骨，施小幅度捻转，每穴1分钟，留针30分钟。

5.水针疗法 用一种药物每次选2～3穴，针刺后有针感可回吸无血推药，每穴注射0.5ml，隔日1次。

（四）疗程

每日均采用上、下午各针刺治疗1次的方法，上午以肢体穴位为主，下午予华佗夹脊刺。2个月为1个疗程。

（五）配方理论

《素问·痿论》所言之"各补其荥而通其俞，调其虚实，和其逆顺"是治疗痿证的一个重要原则，说明了针灸对治疗痿证的重要性，《灵枢·根结》载："太阳为开，阳明为阖，少阳为枢……阖折则气无所止息，而痿疾起矣，故痿疾者取之阳明。"《素问·痿论》中明确提出："治痿独取阳明。"主要是指采用补脾胃的方法治疗痿证，肺之津液来源于脾胃，肝肾的精血以有赖于脾胃的运化，脾胃虚弱者，以益气健脾。故取手足阳明经轮换取穴，阳明经为多气多血之经，主润宗筋，宗筋润而机关利。《灵枢·本神》又云："凡刺之法，必先本于神。"故予醒脑开窍针刺法调神醒脑，调一身之神，改善头部供血，调节全身气血。急性期取内关、水沟，调节脑神，醒脑开窍，三阴交补肾益精、充养脑髓，委中疏通经络。风池、完骨、天柱补益脑髓。华佗夹脊可直接刺激脊神经根，改善神经根的代谢，减轻水肿状态，从而促进脑脊液循环，加速神经功能的恢复。大椎为督脉及手足三阳之会，泻之可清热透邪。阴陵泉为足太阴脾经合穴，泻之可利湿运脾。三阴交通调三阴化湿清热。极泉通经除湿。足三里为胃经下合穴，取之通腑利湿。合谷为手阳明原穴，取之疏通阳明，以宁宗筋。取足少阴肾之原穴太溪，疏利水之下源，兼固筋骨。取局部诸穴疏导阳明以利筋脉。诸穴相伍共奏祛湿逐邪治标之效。恢复期取内关、水沟，调节脑神，以助恢复，三阴交滋补肝肾、充养脑髓，委中疏通经络。风池、完骨、天柱补益脑髓。大杼为骨之会，阳陵泉为筋之会，绝骨为髓之会，血海调血补血，足三里培补后天水谷之海，以化生气血、补虚益损。诸穴可达培元固本、益气养血、生精补髓、强筋健骨、振颓扶痿之效。大包穴为脾之大络，主网罗全身诸络之气，如其不足，则诸络陷下不举，四肢百节尽纵而不收，故取之可督统诸络，强筋利节。诸穴配合，共奏调神扶正治本之功。对肌肉萎缩明显者，可行肌肉、肌群排刺，以改善局部经气运行，从而达到增加肌营养、促进肌肉萎缩恢复的目的。

五、病案

【病案1】

韩某，女，58岁，就诊日期：2011年1月16日。

［主诉］四肢无力麻木疼痛伴右口㖞5天。

［病史］患者于2011年1月12日受凉后突然出现头晕头痛，当时神清，精神弱，四肢无力，双下肢尤甚，咳嗽，发病时因慢性支气管炎急性发作就诊内蒙古巴彦淖尔市医院，查颅脑MRI示：腔隙性脑梗死，治疗后无明显改善，为求进一步治疗今收入我病区。入院时症状：神清，精神弱，语言欠流利，饮水偶呛咳，持续四肢无力，双下肢尤甚，上肢肌力4级，下肢肌力3级，抬离床面困难，足下垂，双侧肢体麻木疼痛，伴右侧周围性面瘫，右额纹消失，鼓腮不能，头痛，头晕，咳嗽咳痰色白，不易咯出，纳可，寐欠安，尿频，大便2日未行。

［检查］双侧腱反射消失，上肢肌力4级，下肢肌力3级。舌暗红，苔白厚，脉弦滑。

［西医诊断］吉兰-巴雷综合征

［中医诊断］痿证（肺热叶焦证）

［治疗］

1.**治疗原则**　醒脑开窍，清热化痰，益气补肾。

2.**针灸取穴**　内关、水沟、三阴交、极泉、尺泽、委中，人迎、合谷、曲池、足三里、太冲、华佗夹脊、手足阳明经筋排刺。

3.**操作**　内关，捻转提插泻法1分钟；水沟，雀啄泻法至眼球湿润为度；三阴交，提插补法至肢体抽动3次为度；极泉、尺泽、委中，提插泻法至肢体抽动3次为度；风池、完骨、天柱，捻转补法。

4.**其他疗法**

（1）西药：免疫球蛋白、非洛地平缓释片、单硝酸异山梨酯缓释片、醋酸泼尼松片、维生素C片、维生素B₁片、甲钴胺片、艾司唑仑片口服，牛痘疫苗接种家兔炎症皮肤提取物注射液静脉滴注等。

（2）穴位拔罐：每日1次。

（3）头皮针：运动区，每日1次。

（4）耳针治疗：每日1次。

5.治疗结果　第5天时，患者呼吸平稳，语声低微，饮水无呛咳，诉四肢无力好转，双下肢自觉温暖，双手掌可握拳，上肢肌力4级，下肢肌力2级+。第8天时，患者下肢可抬离床面约20cm，下肢肌力3级，上肢肌力4级。第10天时，患者双下肢较前有力，能抬离床面30°，但是双手足疼痛。第30天时，患者神清，精神可，语言清晰流利，呼吸系统症状消失，四肢肌力4级，能抬离床面90°，四肢腕踝关节以下发麻，发沉，可在他人帮助下站立，但是不能行走，纳好，寐安，二便调。舌暗红，少苔，脉弦滑。第40天时，患者语言流利，四肢肌力4级，四肢末端仍发麻，发沉，但是可扶助行器迈步。第50天时，患者语言流利，四肢肌力4级，但是可自行行走4~5步，四肢末端仍发麻，发沉，右侧周围性面瘫减轻。第55天时，患者语言流利，双上肢肌力5级，双下肢肌力4级，可独立散步30分钟，右下肢末端发麻，沉重感好转，右侧周围性面瘫减轻。第60天时，患者语言流利，双上肢肌力5级，双下肢肌力4级，可独立散步50分钟，右下肢末端发麻，右侧周围性面瘫减轻，二便调。生活基本能自理，故出院。

【按语】吉兰-巴雷综合征多数为急性或亚急性起病，主要症状为肢体出现对称性迟缓性瘫，通常从双下肢开始，病情急重者，在1~2天内迅速加重，出现四肢完全性瘫，多合并颅神经损伤。偶见呼吸肌麻痹，且多数出现于四肢瘫之后，或与四肢瘫同时出现，目前病因病理尚无定论，可能是神经系统对多种致病因素的一种变态反应，侵犯到运动神经的下运动神经元所致。本例患者以呼吸肌麻痹为首发症状，后出现四肢不完全性、迟缓性瘫，面神经瘫痪，病变部位主要在脊神经和颅神经，实属罕见。而且此病例在发病初，由于主要以呼吸系统症状为主，继而出现神经受损症状，故容易被误诊为呼吸系统疾病。并且本病主诉中有四肢无力，且检查提示有血钾降低，很容易被误诊为周期性瘫痪，殊不知行脑脊液检查时可伴有血清钾降低。故只有正确认识吉兰-巴雷综合征的临床表现的特殊性与多样性，才可避免临床误诊。在诊断困难时候，做肌电图检查有助于早期诊断。

中医治疗本病的重要原则为整体观念，即调整整体的不调和亦是调整局部的不调和，恢复了局部的动态平衡，即恢复了整体的动态平衡，疾病自然而愈。吉兰-巴雷综合征属于中医"痿证"范畴，石学敏院士认为，对于痿证的治疗，应取阳明经穴，因阳明为多气多血之脏，取之可培养后天益气养血，从而润养经脉。但是还应该配合华佗夹脊穴治疗，因刺华佗夹脊可直接刺激脊神经根，改善神经代谢，加速神经功能恢复，同时华佗夹脊穴有疏通经脉，统理阴阳，起到运行气血，营阴阳的作用，刺之可润筋骨。故二者配合可起到整体调理作用，加快患者各种症状的恢复，此病例以中医的整体观念为指导，采用醒脑开窍配合华佗夹脊刺治疗，取得了良好的效果。

【病案2】

郑某，男，38岁，初诊日期：2017年2月10日。

[主诉]四肢麻木无力2个月余。

[病史]患者于2个月余前因饮大量冷水后患肠胃炎，未予诊治，自行热敷后症状好转，后无明显诱因出现四肢末端麻木，就诊于天津市第一中心医院，查肌电图示：周围神经传导速度减慢，F波潜伏期延长，提示脱髓鞘病变，予腰穿行脑脊液检查，结果示：存在蛋白-细胞分离现象。考虑感染性多发性神经根炎，住院期间予营养神经、免疫球蛋白等治疗（具体用药不详），麻木症状反复，以左下肢为甚，且四肢无力症状渐进性加重。患者出院后四肢症状未见缓解，今为求进一步诊治，就诊于我院针灸门诊。刻下症见：神清，精神可，面色萎黄，畏寒，四肢末端麻木，双上肢肢体有轻微震颤，肌力减弱，精细动作不能，双下肢无力，不能独立行走，纳少，寐可，二便调。

[检查]双上肢肌力4级，双下肢肌力3级，肌张力减低，未见明显肌萎缩，肱二头肌肌腱反射及肱三头肌肌腱反射未引出，膝腱反射减弱，四肢末梢感觉麻木，左侧为甚。舌暗红胖大有齿痕，苔薄白，脉沉细无力。

[西医诊断]吉兰-巴雷综合征

[中医诊断]痿证（脾胃虚弱证）

[治疗]

1.治疗原则 疏经通络，补脾益气。

2.针灸取穴 水沟、涌泉，双侧极泉、合谷、上八邪、曲池、手三里、臂臑、肩髃、委中、血海、梁丘、内膝眼、犊鼻、阳陵泉、足三里、三阴交、绝骨、太冲、丘墟。

3.操作 患者取平卧位，穴位常规消毒，选用0.3mm×40mm华佗牌毫针，直刺水沟及涌泉穴，予捻转泻法，针刺下极泉时，嘱患者上肢外展90°，于肱二头肌下缘腋前襞下1寸取下极泉，斜刺45°进针，施以提插手法，以上肢抽动为度，不留针，针刺委中时，嘱患者下肢直腿抬高45°，直刺委中，施提插手法以下肢抽动为度，不留针，手足阳明经穴位常规消毒后，予捻转补法，太冲、丘墟以捻转泻法，其余穴位常规针刺后行平补平泻，留针30分钟，每日1次，每周治疗6次，2周为1个疗程。

4.治疗结果　治疗3次后，四肢麻木症状明显好转，下肢无力症状较前缓解，针刺1个疗程后，患者可独立行走。

【**按语**】本案例患者就诊时面色萎黄，舌体胖大边有齿痕，脉沉细，均为脾胃虚弱之象，且发病前有饮冷史，故考虑病机以脾胃虚弱为主，针刺治疗以疏经通络、补中益气为本。针刺水沟、涌泉以醒脑调神，针刺极泉、委中以疏通四肢经络气血，气机畅顺，百脉皆通，其病可愈。针刺四肢手足阳明经穴位，既加强四肢局部气血流通，还可以补益脾胃，脾胃功能健旺，饮食得增，气血津液充足，筋脉得以濡养，有利于痿证恢复，上八邪疏通局部经络气血，血海、梁丘、三阴交为补益后天之本、先天之本常用穴，内膝眼、犊鼻、阳陵泉、绝谷以疏利关节，治疗下肢痿痹，太冲、丘墟以疏泄肝胆气血。本案例患者肢体无力症状明显，西医治疗无明显效果，针刺治疗可明显改善肢体症状，促进康复。

第二十三章　抑郁症

一、概念

抑郁症亦称抑郁障碍，以显著而持久的心境低落为主要临床特征，可见心境低落与其处境不相称，情绪的消沉可以从闷闷不乐到悲痛欲绝，自卑抑郁，甚至悲观厌世，可有自杀企图或行为。

中医属"郁证"范畴。郁证是由于情志不舒，气机郁滞所引起的一类病证。主要表现为心情抑郁，情绪不宁，胁肋胀痛，或易怒善哭，以及咽中如有异物梗阻，失眠等各种复杂症状。

（一）临床表现

以情绪低落为主要特征，症状持续至少2周，而且至少具有下列9项表现中的4项：兴趣丧失，精力减退，行为迟钝，自轻自责，思维缓慢，消极自杀，睡眠障碍，食欲不振，性欲减退。

（二）诊断

1.中医诊断依据

（1）以忧郁不畅，情绪不宁，胸胁胀满疼痛，或易怒易哭，或咽中如有炙脔为主证。多发于青中年女性。

（2）患者大多数有忧愁、焦虑、悲哀、恐惧、愤懑等情志内伤的病史。并且郁证病情的反复常与情志因素密切相关。

（3）各系统检查和实验室检查正常，除外器质性疾病。

2.西医诊断依据

主要应根据病史、临床症状、病程及体格检查和实验室检查进行诊断，典型病例诊断一般不困难。目前国际上通用的诊断标准有ICD-10和DSM-Ⅳ。国内主要采用ICD-10，抑郁症包括首次发作的抑郁症和复发的抑郁症，不包括双相抑郁。患者通常具有心境低落、兴趣和愉快感丧失、精力不济或疲劳感等典型症状。其他常见的症状：①集中注意和注意的能力降低；②自我评价降低；③自罪观念和无价值感（即使在轻度发作中也有）；④认为前途暗淡悲观；⑤自伤或自杀的观念或行为；⑥睡眠障碍；⑦食欲下降。病程持续至少2周。

（三）鉴别诊断

1.中医鉴别诊断

（1）虚火喉痹：郁证中的梅核气应注意和虚火喉痹相鉴别。梅核气多见于青中年女性，因情志抑郁而起病，自觉咽中有物梗塞，但无咽痛及吞咽困难，咽中梗塞的感觉与情绪波动有关，在心情愉快、工作繁忙时，症状可减轻或消失，而当心情抑郁或注意力集中于咽部时，则梗塞感觉加重。虚火喉痹则以青中年男性发病较多，多因感冒、长期吸烟、饮酒及嗜食辛辣食物引发，咽部除有异物感外，尚觉咽干、灼热、咽痒。咽部症状与情绪无关，但过度辛劳或感受外邪则易加剧。

（2）噎膈：梅核气应当与噎膈相鉴别。梅核气的诊断要点如上所述，噎膈多见于中老年人，男性居多，梗塞的感觉主要在胸骨后的部位，吞咽困难的程度日渐加重，食管检查常有异常发现。

（3）癫病：郁证中的脏躁一证，需与癫病相鉴别。脏躁多发于青中年妇女，在精神因素的刺激下呈间歇性发作，发作时症状轻重常受心理暗示影响，在不发作时可如常人。而癫病则多发于青壮年，男女发病率无显著差别，病程迁延，心神失常的症状极少自行缓解。

2.西医鉴别诊断　　抑郁症最重要的是与精神分裂症鉴别，因为二者都属于原因未明的精神病，症状有时也有交叉，因此对某些不典型的病例，诊断分歧较大，当两者都不能排除时，诊断仍采取"舍轻取重"的原则。

二、病因病机

1.中医病因病机　　中医认为其基本病因是情志不遂，气机郁滞，导致气血阴阳失调，脏腑功能失常，精神异常改变等。其病机的基本核心是气机失调，由此导致了血瘀、痰蕴、精亏、气虚、血虚、阴虚、阳虚等病理表现，并贯穿于抑郁症的全过程。

（1）愤懑郁怒，肝气郁结：厌恶憎恨、愤懑恼怒等精神因素，均可使肝失条达，气机不畅，以致肝气郁结而成气郁，这是郁证主要的病机。因气为血帅，气行则血行，气滞则血瘀，气郁日久，使血液运行不畅而形成血郁。若气郁日久化火，则发生肝火上炎的病变，而形成火郁；津液运行不畅，停聚于脏腑、经络，凝聚成痰，则形成痰郁；郁火耗伤阴血，则可导致肝阴不足。

（2）忧愁思虑，脾失健运：由于忧愁思虑，精神紧张，或长期伏案思索，使脾气郁结，或肝气郁结之后横逆侮脾，均可导致脾失健运，使脾的消磨水谷及运化水湿的功能受到影响。若脾不能消磨水谷，以致食积不消，则形成食郁；若不能运化水湿，水湿内停，则形成湿郁；水湿内聚，凝为痰浊，则形成痰郁；火热伤脾，饮食减少，气血生化乏源，则可导致心脾两虚。

（3）情志过极，心失所养：由于所愿不遂，精神紧张，家庭不睦，遭遇不幸，忧愁悲哀等精神因素，损伤心脾，使心失所养而发生一系列病变。若损伤心气，以致心气不足，则心悸、短气、自汗；耗伤心阴以致心阴亏虚，心火亢盛，则心烦、低热、面色潮红、脉细数；心失所养，心神失守，以致精神惑乱，则悲伤哭泣，哭笑无常。心的病变还可进一步影响到其他脏腑。

综上所述，郁证的病因是情志内伤。但情志因素是否造成郁证，除与精神刺激的强度及持续时间的长短等因素之外，也与机体本身的状况有极为密切的关系。正如《杂病源流犀烛·诸郁源流》所说，"诸郁，脏气病也，其原本于思虑过深，更兼脏气弱，故六郁之病生焉"。说明机体的"脏气弱"是郁证发病的内在因素。其病机主要为肝失疏泄，脾失健运，心失所养及脏腑阴阳气血失调。郁证初起，病变以气滞为主，常兼血瘀、化火、痰结、食滞等，多属实证。病久则易由实转虚，随其影响的脏腑及损耗气血阴阳的不同，而形成心、脾、肝、肾亏虚的不同病变。

2.西医病因病机　本病病因并不清楚，但生物、心理与社会环境等诸多方面因素参与了抑郁症的发病过程。生物学因素主要涉及遗传、神经生化、神经内分泌、神经再生等方面。与抑郁症关系密切的心理学易患素质是病前性格特征，如抑郁气质。成年期遭遇应激性的生活事件可成为抑郁发作的重要触发条件。

三、辨证分型

1.肝气郁结 精神抑郁，情绪不宁，胸部满闷，胁肋胀痛，痛无定处，脘闷嗳气，不思饮食，大便不调。舌淡红，苔薄腻，脉弦。

2.气郁化火 性情急躁易怒，胸胁胀满，口苦而干，或头痛、目赤、耳鸣，或嘈杂吞酸，大便秘结。舌质红，苔黄，脉弦数。

3.血行郁滞 精神抑郁，性情急躁，头痛，失眠，健忘，或胸胁疼痛，或身体某部有发冷或发热感。舌质紫暗，或有瘀点、瘀斑，脉弦或涩。

4.痰气郁结 精神抑郁，胸部闷塞，胁肋胀满，咽中如有物梗塞，吞之不下，咯之不出。舌淡红，苔白腻，脉弦滑。

5.心神失养 精神恍惚，心神不宁，多疑易惊，悲忧善哭，喜怒无常，或时时欠伸，或手舞足蹈，骂詈喊叫。舌质淡，脉弦。

6.心阴亏虚 情绪不宁，心悸，健忘，失眠，多梦，五心烦热，盗汗，口咽干燥。舌红少津，脉细数。

7.肝阴亏虚 情绪不宁，急躁易怒，眩晕，耳鸣，目干畏光，视物不明，或头痛且胀，面红目赤。舌干红，脉弦细或数。

8.心脾两虚 多思善疑，头晕神疲，心悸，胆怯，失眠，健忘，纳差，面色不华。舌质淡，苔薄白，脉细。

四、安全操作

（一）治疗原则

疏调气机、醒脑开窍、补血安神是治疗郁证的基本原则。正如《医方论·越鞠丸》方解中说："凡郁病必先气病，气得流通，郁于何有？"对于实证，首当理气开郁，并应根据是否兼有血瘀、痰结、湿滞、食积，而分别采用活血、降火、祛痰、化湿、消食等法。虚证则应根据损及的脏腑及气血阴精亏虚的不同情况而补之，或养心安神，或补益心脾，或滋养肝肾。对于虚实夹杂者，则又当视虚实的偏重而虚实兼顾。

（二）治法

1.针刺法 取百会、四神聪、印堂、上星、神门、内关、水沟、膻中、足三里、三阴交等。肝气郁结配期门；气郁化火配行间；血行郁滞配膈俞、血海；痰气郁结配丰隆、中脘；心神失养配心俞、少海；心阴亏虚配心俞、肾俞；肝阴亏虚配肝俞、肾俞、太冲、太溪；心脾两虚配心俞、脾俞。

2.耳针法　取耳穴心、枕、皮质下、肝、内分泌、神门，毫针浅刺，施行强刺激手法，留针20分钟。

3.电针法　对督脉循经取穴或局部选穴，如上星、百会等。

4.中药治疗

（1）肝气郁结：证见精神抑郁，胸闷胁痛，腹胀嗳气，不思饮食，脉多弦细。以疏肝理气为主，选用四逆散治之。

（2）气郁化火上逆：证见头痛头晕，胸闷胁胀，口苦咽干。舌红苔黄，脉多弦数，治宜清肝泻火，可选用加味逍遥散。

（3）痰气郁结：证见咽中似有物梗阻，咯之不出，咽之不下。治宜利气化痰，可选用半夏厚朴汤等方。

（4）久郁伤神：证见精神恍惚，悲忧善哭，疲乏无力，治宜养心安神，可选用加味甘麦大枣汤。

（5）阴虚火旺：证见眩晕心悸，心烦易怒，失眠。其治宜滋阴清火，养血柔肝，可选用滋水清肝饮。

5.西药治疗　西医将该病归属于情感障碍，目前治疗以三环类抗抑郁药为首选药，但有许多副作用。

6.心理治疗　对有明显心理社会因素作用的抑郁发作患者，在针刺及药物治疗的同时常需合并心理治疗，以解除致病原因，使患者正确认识和对待自己的疾病，增强治愈疾病的信心，可以促进郁证好转、痊愈。常用的心理治疗方法包括支持性心理治疗、认知行为治疗、人际治疗、婚姻和家庭治疗、精神动力学治疗等。

7.物理治疗　对抑郁严重的患者可采用改良电抽搐治疗。重复经颅磁刺激治疗，主要适用于轻中度的抑郁发作。

（三）操作

1.针刺法　沿督脉走向平刺百会、印堂约0.5寸，施平补平泻法，四神聪进针0.3寸，平补平泻法；神门穴直刺进针约1寸，行捻转补法1分钟，使患者感觉酸胀感，内关施捻转提插泻法，进针0.5寸；水沟进针0.2～0.3寸，雀啄泻法；膻中穴平刺0.3～0.5寸。足三里、三阴交行捻转补法，进针1寸；太溪行捻转补法，太冲行捻转泻法。心俞、膈俞、肝俞、脾俞、肾俞向脊中斜刺进针0.5～1寸。得气后施以捻转补法。留针30分钟。

2. 电针法　将电极分别夹在所选穴的位针柄上(不分正负)，选用疏密波，频率10Hz，逐渐加大电量至患者感觉到震动，电流强度以患者能耐受为度。每次10分钟。

3. 耳针法　用0.5～1寸毫针直刺达软骨，施小幅度捻转，每穴1分钟，留针30分钟。

（四）疗程

每日1次，15天为1个疗程。

（五）配方理论

中医学认为"郁病虽多，皆因气不周流，法当顺气为先"，"凡郁病必先气病，气得流通，郁于何有？"因此，疏通气机为郁证总的治则。督脉为阳脉之海，总督一身之阳气，统领诸经，进而联系五脏六腑，对各经脉脏腑病变均有调整作用。《针灸大成》中谈到："以人之脉络，周流于诸阳之分，譬犹水也，而督脉则为之都纲，故名曰海焉。"督脉为阳脉之海，与诸阳经均有联系，而阳经与阴经会合于头项部；同时通过经脉之间的相互交叉联系奇经八脉，因此具有全身整体调节作用，使得"阴平阳秘，精神乃治"。督脉行人身之背，统一身之阳，其病者，实则脊强反折，虚则头重，大人癫疾。《脉经·平奇经八脉病》曰："大人癫病，小人风痫疾。"《针灸甲乙经》："癫疾……其不呕沫，本神及百会，后顶……主之。"百会为手足三阳经与督脉及足厥阴肝经之会，位居头之巅顶，犹天之极星居北，为百脉聚会之处，可调补中气，健脑宁神，是宁心调神之要穴，《备急千金要方》提出："烦闷恍惚，喜怒无常……次灸百会，一处七壮。"上星位于额上，脑海之前庭，同时又分布在头顶部督脉循行路线上，因此可以治疗抑郁症所致的情绪低落、思维反应迟钝等，《备急千金要方》对此穴治疗作用的描述为"卒癫，又灸督脉三十壮，三报，穴在直鼻中上人发际"。印堂虽为经外奇穴，但却为督脉在前额所过之处，同样具有调神醒脑之功。心主神明，故取心之原穴神门宁心调神；内关为心包经之络穴，可振奋心阳；水沟为督脉、手足阳明之会穴，为人体阳经之总汇，又为诸阳之首，二穴合用可振奋人体阳气，以达醒神之功。另外，内关与气之会穴膻中合用，可疏理气机，宽胸解郁。足三里为阳明经下合穴，阳明经为多气多血之经，针之可补血安神；太冲为肝经原穴，可疏理气机疏肝理气解郁，心俞、肝俞、脾俞、膈俞、肾俞为背俞穴，针之亦可养心补血。华佗夹脊穴禀足太阳与督脉之气，与督脉经穴异穴同功，针感放射更强，其疗效与针刺安全性优于背俞穴。

电针是在针刺基础上加以脉冲电刺激治疗，现代研究表明，抑郁症与脑内5-羟色胺能神经系统功能低下密切相关，电针督脉经穴可使中缝核内5-羟色胺能神经元活动明显增加，黑质、下丘脑等处5-羟色胺含量增加。并且可以改善脑部血液循环，提高脑组织抗氧化能力，改善记忆功能。

耳针是指使用短毫针针刺或其他方法刺激耳穴，以诊治疾病的一种方法。耳郭与人体各部存在着一定的生理联系。望耳的形态、色泽可以辅助诊断疾病，刺激耳部穴位可以防治疾病。《内经》对耳与经脉、经别、经筋的关系做了详细的阐述。手太阳、手足少阳、手阳明等经脉、经别都入耳中，足阳明、足太阳的经脉则分别上耳前、至耳上角。六阴经虽不直接入耳，但都通过经别与阳经相合而与耳相联系。因此，十二经脉都直接或间接上达于耳。奇经八脉中阴阳跷脉脉并入耳后，阳维脉循头入耳。所以《灵枢·口问》说："耳者，宗脉之所聚也"。现代研究证明，耳穴经络感传与体穴经络感传同样具有循经性，感传到达相应的脏腑和五官时能引起该器官功能的显著变化，五脏六腑穴位的功能具有藏象经络学说的特点，皮质下、丘脑、耳穴皮质下具有调节大脑皮层的作用，治疗大脑皮层兴奋和抑制功能所致的疾病。丘脑是自主神经、交感神经、副交感神经的高级中枢，对人体生理活动、内脏活动有一定调节作用，可调节体温、摄食、水钠平衡、内分泌及情绪反应等。

五、病案

【病案1】

罗某，男，60岁，初诊日期：2017年2月24日。

[主诉] 情绪低落、焦虑心烦1个月余。

［病史］患者1个月前因与家人生气后出现心烦，失眠，情绪低落，兴趣减退，多思多虑，不愿与人交流，于附近卫生院服中药治疗未见明显好转，后患者就诊于我院老年病科，予口服"佐匹克隆胶囊7.5mg 每晚1次"及中药治疗，服药睡眠好转，情绪未见明显改善。2周前患者就诊于我院心身科门诊，考虑诊为"抑郁发作"，予口服"草酸艾司西酞普兰片5mg 每日1次，劳拉西泮0.25mg 每日2次、佐匹克隆胶囊7.5mg 每晚1次、舒必利0.05g 每日3次"及中药，服药情绪略平稳，仍焦虑心烦、坐立不安，现为求进一步系统治疗收入病房，现症：患者神清，情绪低落，兴趣减退，懒散乏力，焦虑心烦，坐立不安，多思多虑，不愿与人交流，纳食无味，大便偏干，小便频。

［检查］舌红，苔黄腻，脉弦。

［西医诊断］抑郁发作

［中医诊断］郁证（气郁化火证）

［治疗］

1.治疗原则 疏肝理气，清心除烦，活血化瘀。

2.针灸取穴 神门、大陵、内关、期门、心俞、合谷、太冲、百会、四神聪、行间、内庭等。

3.操作 患者取坐位，常规消毒，取0.25mm×40mm毫针，先刺神门直刺进针约1寸，行捻转补法1分钟，使患者感觉酸胀感。继针刺大陵，进针约0.5寸，行呼吸泻法。再针刺内关，直刺约1寸，得气后施以捻转泻法，期门、四神聪、百会平刺约0.5寸，施平补平泻法，余穴常规刺法，均施捻转泻法。留针30分钟，每日1次。

4.其他治疗 中药治疗以清肝泻火，解郁除烦为治则，处方如下：

柴　胡10g	黄芩片10g	生栀子10g	淡豆豉10g
莲子心6g	清半夏10g	当　归20g	白　芍20g
生薏苡仁30g	佩　兰30g	茯　苓30g	生龙骨30g
生牡蛎30g	炒酸枣仁30g	牡丹皮20g	首乌藤30g

水煎服，日一剂，每次150ml。

5.治疗结果 治疗1周后，患者心烦、情绪低落症状较前明显好转，睡眠时间可到4~5小时。前后共针刺30次，服中药汤剂14剂后，患者情绪情况大幅改善，嘱患者平时调整情志，病情变化随诊。

【按语】中医学认为郁证多由情志不舒、气机郁滞、思虑伤脾所致。肝气郁结则化火，脾气郁滞则生湿，气机失常，郁滞为患，日久则心情愈加抑郁，饮食减少，气血不足，引起脾气虚弱或肾阴亏耗等病理变化。脾气虚则不能为胃行其津液，肾阳虚则不能上济心火，虚火妄动，以致心神不宁，终致五脏气机失和而发病。

在针灸治疗本病的过程中，本病总由心神失调，故取心经原穴神门、心包经原穴大陵宁心安神；心包经之络穴内关宽胸解郁；心之背俞穴心俞补益心气而安神；肝之募穴期门、原穴太冲疏肝理气以解郁；合谷配太冲为"开四关"之法，有醒神开窍作用。

【病案2】

徐某，女，29岁，初诊日期：2017年4月。

[主诉] 情绪低落、主动性言语及活动减少伴睡眠障碍、记忆力下降3年余。

[病史] 患者于2014年离异后出现情绪低落、睡眠障碍、头部沉紧感等症状，于当地某医院精神病科诊断为"抑郁症"，口服盐酸帕罗西汀片等抗抑郁药物，后于当地某中医院治疗并口服中药汤剂，症状未见好转。此次就诊我院时症见：神志清，精神弱，表情严肃，情绪低落，应答反应迟钝，语声低微，做事缺乏主动性。纳少，寐差，小便黄，大便干燥。

[检查] 舌暗红，少苔微黄，脉弦细。

[西医诊断] 抑郁症

[中医诊断] 郁证（肝郁气滞，心脾两虚证）

[治疗]

1.治疗原则　疏肝解郁，健脾理气，清热安神。

2.针灸取穴　百会、头维、印堂、太阳、风池、中脘、内关、合谷、足三里、三阴交、太冲。

3.操作　百会、头维、印堂平刺0.5～1寸，太阳向内下方斜刺0.3～0.5寸，风池向鼻尖方向斜刺0.8～1.2寸，其他穴位直刺0.5～1寸。针刺得气后，各穴均施以泻法，每20分钟行针1次，留针1小时，隔日治疗1次，10次1个疗程。

4.其他治疗　中药以益气健脾，疏肝解郁为治则，处方如下：

太子参10g	生地黄15g	山　药20g	山萸肉10g
白　芍15g	栀　子10g	淡豆豉10g	枸杞子20g
党　参10g	白　术10g	茯　苓15g	陈　皮15g
郁　金15g	茵　陈15g	丹　参20g	红　花15g
甘　草5g			

水煎服，日一剂，每次150ml。

5.治疗结果 针刺1个疗程后患者情绪稍好，虽无主动性言语但回答问题时反应稍快、语声提高，睡眠稍有改善但头部仍有沉紧感，连续治疗2个疗程，患者精神状态良好，主动性言语增多，偶有睡眠障碍。后继续针刺治疗。经上述综合治疗2周，患者精神状态基本好转，经1个月余针刺及中药处方加减治疗后，症状基本消失，期间逐渐停用西医口服药，随访3个月未复发。

【按语】抑郁症属于中医的"郁证"范畴，多为肝气郁结、胃和失降、心神失养所致，病机为情志不畅致使肝失疏泄，横逆犯胃，使脾胃不和，升降失常。治疗多以疏肝解郁、健脾养胃、清心安神为主。针刺方用督脉之穴百会、印堂以健脑安神；针刺头维、太阳等局部穴位以改善头面部气血运行，可振奋精神、醒脑、清热安神；风池、太冲以平肝降火、解郁安神；足三里、中脘穴以健脾散结；合谷配太冲为四关穴，舒肝解郁理气，另加内关、三阴交以疏肝健脾养心安神，诸穴合用共奏疏肝解郁、健脾养心安神之功。

中药方中党参、白术、山药具有益气健脾之功效；太子参、茯苓具有健脾补中、宁心安神的作用；生地黄、枸杞子滋补肝肾之阴；山萸肉、白芍养血柔肝安神；栀子、淡豆豉清热舒肝，安神除烦；丹参、红花活血化瘀。诸药合用共奏舒肝、健胃、安神之功效。

中药汤剂可从整体调节心肝脾，达到疏肝、解郁、安神的目的；针刺则通过直接作用于调节脏腑功能、养心安神的穴位，联合中药汤剂可协同提高疗效。

第二十四章　睡眠障碍

一、概念

睡眠障碍是临床常见病症之一，是由于各种原因引起的人体睡眠和觉醒机制失常，从而造成以睡眠不足和睡眠过多为主要表现的一系列睡眠和觉醒状态有关的疾病，临床主要分为不寐和多寐两种类型。临床上，以不寐发作频率较高。西医学中，不寐多见于焦虑症、抑郁症、围绝经期综合征等疾病，嗜睡多见于原发性睡眠增多症、发作性睡病等疾病。睡眠障碍可引起患者焦虑、抑郁或恐惧，并导致其精神活动效率下降，妨碍社会功能，而随着社会经济的发展，睡眠障碍的发生率不断提高，所以其治疗方法越来越成为人们关注的焦点。临床研究发现，针刺治疗不寐能加强大脑皮质的兴奋和抑制过程，调整中缝核5-羟色胺递质系统，引起运动从属时值增大，即大脑皮质抑制过程加深，恢复大脑皮质神经过程的平衡，从而改善睡眠。针灸治疗失眠无镇静催眠类西药的后遗效应、耐受性、依赖性及呼吸抑制等不良反应，且疗效确切，故针刺成为治疗睡眠障碍的特效方法之一。石学敏院士采用针灸疗法治疗本病，注重标本兼治，局部取穴与远端取穴相配合，临床疗效满意。

（一）临床表现

1.不寐　通常称为"失眠""不得卧"等，是以经常不能获得正常睡眠为特征的一类病症，主要表现为睡眠时间、深度的不足。轻者入睡困难，或寐而不酣，时寐时醒，或醒后不能再寐，重者彻夜不寐，伴精神易兴奋、易疲劳、紧张性疼痛，多为头痛和自主神经功能紊乱症状，如头昏心悸、胸闷等，常影响人们的正常工作、生活、学习和健康。

2.多寐　亦称"嗜睡""多卧""多眠"等，是以不分昼夜，时时欲睡，呼之即醒，醒后复睡为特征的一类病症。这种睡眠发作频率不高，发作时，患者能有意识地阻止其发生，往往伴有摔倒、睡眠瘫痪或入睡前幻觉等症状。

（二）诊断

1.病史 发病前患者可能有一些疾病史（如心血管疾病）、用药史（可卡因、糖皮质激素）、家族史等。

2.体征 患者有难以入睡、维持睡眠困难或早醒，清晨感到心力交瘁，疲乏无力，或者患者白天睡眠过多，或者睡眠时段失眠而在应该清醒的时段出现嗜睡，或者睡眠过程中起床行走，或做一些简单的活动，或者夜间睡眠中出现极度恐惧和惊恐的动作，或者睡眠期反复出现令人恐惧的噩梦，常会被惊醒。

3.主观评估 可诊断睡眠障碍的类型及轻重程度。

4.客观评估 部分可检查出病因，也可评估睡眠障碍轻重程度。如不寐可采用多导睡眠图监测（表现为睡眠潜伏期延长，入睡时间超过30分钟）；睡眠维持障碍表现为觉醒时间增多（每夜超过30分钟，总睡眠时间缩短，通常少于6小时），又如匹兹堡睡眠质量指数评定、阿森斯失眠量表评定。多寐可行实验室检查，如血糖、肝功能、肾功能及甲状腺功能等检测，影像学检查如脑部CT、MRI检查等。

（三）鉴别诊断

1.不寐

（1）生理性少寐：老年人少寐早醒，属于生理状态。

（2）躯体和脑器质性疾病：躯体的慢性感染，慢性中毒，脑的动脉硬化，颅内感染，颅内损伤，颅内占位病变等，都常见类似神经衰弱症状。如果神经衰弱症状发生于上述疾病之后，则应诊断为上述相应的躯体或脑器质性疾病，这是此类疾病鉴别诊断的关键。

（3）精神分裂症：精神分裂症早期和缓解期，可出现神经衰弱症状，但患者对其疾病抱无所谓态度，无迫切求治的要求，并有相应的精神病症状，可资鉴别。

（4）抑郁症：鉴别诊断常很困难，特别是轻度抑郁症患者，常被误诊为神经衰弱。两类症状类似，如忽视检查患者抑郁情绪，往往导致误诊。因此，临床上诊断神经衰弱时，必须排除抑郁症。抑郁症患者特点为：情绪低落，愉快兴趣感丧失，自责自罪，常萌生消极自杀的意念，若能深入了解，则不难做出鉴别。

（5）慢性疲劳综合征：以疲劳为主要表现的，不能休息解决的病程持续半年以上的综合征，其睡眠障碍表现与本病相同。由于有低热、咽喉痛、淋巴结增大等客观体征，因而有助于与神经衰弱鉴别。

（6）环境性失眠：由于环境因素对睡眠过程的干扰而导致睡眠质量的下降。如睡眠环境中的温度、光线、噪声、气味等影响或身居高原产生高原反应；又或处于特定的环境，如看护患者、照料婴儿、身处危险场所等，患者需要保持警惕，往往精神不能放松而致失眠。

（7）围绝经期失眠：由于雌激素水平不断下降导致内分泌功能以及自主神经功能紊乱，且本病与心理因素及社会因素的影响息息相关。主要表现为入睡困难，早睡和睡眠浅等，并伴随月经失调，闭经，午后潮热，心烦意乱，脾气暴躁等。

2.多寐

（1）发作性睡病：该病通常伴有一种或多种附加症状，如猝倒、睡眠麻痹及入睡前幻觉，睡眠发作是无法抗拒的，夜间睡眠是片段的、缩短的。与之相反，多寐在白天发作次数较少，但持续时间较长，患者常能阻止其发生，夜间睡眠通常是延长的。

（2）睡眠窒息症：这类患者除了日间睡眠过多的症状外，还有夜间呼吸暂停，典型的间歇期鼾音、肥胖、高血压病、认知缺损、夜间多汗及多动、晨起头疼与共济失调的病史。

（3）器质性疾病伴嗜睡：脑炎、脑膜炎、脑震荡及其他精神疾病、代谢障碍等都可引起嗜睡症，通过病史、体检、临床观察及相应的实验室检查，明确诊断为器质性疾病引起的嗜睡，则不考虑（非器质性）嗜睡诊断。

二、病因病机

1.中医病因病机 人之寤寐由心神控制，而营卫阴阳的正常运作是保证心神调节寤寐的基础。

（1）不寐：《内经》认为，睡眠与卫气、营阴、阴跷脉及阳跷脉有关。《灵枢·口问》谓："卫气昼日行于阳，夜半则行于阴，阴者主夜，夜者卧……阳气尽，阴气盛，则目瞑；阴气尽而阳气盛，则寤矣。"卫气运行于脉外，有其规律，如昼行于三阳经，夜行于三阴经，各为二十五周。卫气日行于阳则阳经气盛主动，神动出于舍则寤；卫气夜行于阴则阴经气盛主静，神入于舍则寐。《灵枢·营卫生会》谓："夜半而大会，万民皆卧，命曰合阴。"大会是指阳卫阴营之气相会而言。盖卫气、营气的运行，本表里异变，常不相值。惟于夜半子时，阴气已极，阳气将生。这时营气在阴经，卫气亦在阴经，则阴经气盛，而万民皆卧则熟睡。《灵枢·寒热病》谓："足太阳有通项入于脑者……入脑乃别阴跷、阳跷，阴阳相交，阳入阴，阴出阳，交于目锐眦，阳气盛则瞋目，阴气盛则瞑目。"阴跷脉和阳跷脉属奇经八脉，阳跷脉为足太阳膀胱经之别，阴跷脉为足少阴肾经之别，当卫气昼从足太阳膀胱经开始行于诸阳经时，阳跷脉渐盛，故目开而不能睡；当卫气夜从足少阴肾经开始行于诸阴经时，阴跷脉气盛，阳开阴合，故目合而熟睡。阴阳跷脉气之盛衰与寐寤有直接关系。《灵枢·大惑论》说："卫气不得入于阴，常留于阳，留于阳则阳气满，阳气满则阳跷盛，不得入于阴则阴气虚，故目不瞑矣。"《针灸甲乙经》云："胃不和，则卧不安，此之谓也……惊不得卧，善龃水气上下，五脏游气也，三阴交主之。不得卧，浮郄主之。"

　　由上可见，导致不寐的因素有很多，如饮食不节、久病及年迈体虚，禀赋不足，思虑劳倦、情志所伤均可内伤心脾、阳不交阴、心肾不交、阴虚火旺，肝阳扰动、心胆气虚、胃中不和而影响心神，导致不寐。其主要病机为脏腑阴阳失调，气血失和，以致心神失养或心神不安，阳不入阴，阴不涵阳，神不守舍；或跷脉功能失调，阳跷脉亢盛，阴跷脉失于对其的制约，阴不制阳，而致失眠；《灵枢·邪客》指出："今厥气客于五脏六腑，则卫独卫其外，行于阳，不得入于阴。行于阳则阳气盛，阳气盛则阳跷陷，不得入于阴，阴虚，故不瞑。"可见，阴阳失和是失眠的关键所在。

　　（2）多寐：多寐的发生常因感受湿邪、嗜食肥甘厚味、素体虚弱、劳倦过度等因素，导致心窍失荣，心窍蒙塞，不能由静转动而致的多寐病症。本病病位在脑，与脾、肾、心关系密切。多属本虚标实，本虚主要为心、脾、肾阳气虚弱，心窍失荣；标实则为湿邪、痰浊、瘀血等阻滞脉络，蒙塞心窍。其基本病机为湿蒙清窍，或髓海失养，阴不入阳，阳不养阴，神不内守；或跷脉功能失调，阴跷脉亢盛，阳跷脉失于对其的制约，而致多寐。

　　2.西医发病机制　西医学认为，睡眠障碍的发病机制除了与患者自身的性别、个性、年龄及遗传等易感素质有关外，还与其经济条件、生活质量、睡眠环境及人际关系等外界因素有关，其中躯体疾病、外界环境、精神疾病、生活节律不规律、药物不良反应及生理－心理因素等方面因素是主要的发病因素。以上因素会导致人体大脑中的睡眠中枢功能出现异常，或使其产生神经生化变化，进而导致机体的睡眠进程及结构发生变化而引发疾病。目前，临床上对睡眠障碍的发病机制尚未明确，但主要认为和睡眠－觉醒周期有关。

三、辨证分型

（一）不寐

轻者入寐困难或寐而易醒，醒后不寐；重者彻夜难眠。

1.肝火扰心　兼见烦躁易怒，头痛眩晕，面红目赤。舌红，苔黄，脉弦数。

2.痰热扰心　兼见头烦懊忱，头晕目眩，胸闷脘痞，口苦痰多。舌红，苔黄腻，脉滑数。

3.心脾两虚　兼见心悸健忘，头晕目眩，神疲乏力，面色不华，纳呆便溏。舌淡，苔白，脉细弱。

4.心肾不交　兼见手足心热，头晕耳鸣，腰膝酸软，咽干少津。舌红，苔少，脉细数。

5.心胆气虚　兼见易于惊醒，胆怯心悸，气短倦怠。舌淡，苔薄，脉弦细。

（二）多寐

昏昏欲睡，睡眠较常人明显增多，甚则白昼工作时睡意无法抗拒。

1.湿浊困脾　兼见少气懒言，身体重着，形体肥胖。舌胖大有齿痕，苔白腻，脉濡或者细滑。

2.肾精不足　兼见耳鸣目眩，健忘，腰膝酸软，小便频数。舌淡，苔白，脉沉细或弱。

3.气血亏虚　兼见面色萎黄，动则汗出，爪甲不荣，体倦乏力。舌淡，脉细弱无力。

四、安全操作

【不寐】

（一）治则

交通阴阳，宁心安神。

（二）治法

1.针刺法 照海、申脉、神门、印堂、内关、三阴交、安眠、四神聪。配穴：肝火扰心配行间、足窍阴；痰火扰心配丰隆、劳宫；心脾两虚配心俞、脾俞；心肾不交配心俞、肾俞；心胆气虚配心俞、胆俞。

2.耳针 取心、肾、肝、脾、胆、神门、皮质下、交感。

3.皮肤针 取印堂、百会、安眠、心俞、肝俞、脾俞、肾俞。

（三）操作

1.针刺法 患者取仰卧位，皮肤常规消毒后，针刺上述穴位，照海在踝区，内踝尖下1寸，内踝下缘边际凹陷中，针刺时直刺0.5～0.8寸，行提插或捻转补手法；申脉在踝区，外踝尖直下，外踝下缘与跟骨之间凹陷中，针刺时直刺0.3～0.5寸，行提插或捻转泻手法；神门在腕前区，腕掌侧远端横纹尺侧端，尺侧腕屈肌腱的桡侧缘，针刺时避开尺动、静脉，直刺0.3～0.5寸，行提插或捻转泻手法；内关在前臂前区，腕掌侧远端横纹上2寸，掌长肌腱与桡侧腕屈肌腱之间，针刺时直刺0.5～1寸，行提插或捻转补手法；印堂在头部，两眉毛内侧端中间的凹陷中，针刺时提捏进针，从上向下平刺0.3～0.5寸，行提插或捻转泻手法；三阴交在小腿内侧，内踝尖上3寸，胫骨内侧缘后际，针刺时直刺1～1.5寸，行提插或捻转泻手法，孕妇禁针；安眠在颈部，在翳风穴与风池穴连线之中点处，针刺时直刺0.8～1.2寸，行提插或捻转泻手法；四神聪在头部，百会前后左右各旁开1寸，针刺时平刺0.5～0.8寸，行提插或捻转泻手法。余穴常规针刺。每10分钟行针1次，留针30分钟，每日1次。

2.耳针 每次选用3～5穴。操作时，先用2%碘酊消毒耳穴，再用75%酒精消毒并脱碘，或用络合碘消毒。选用30～32号、0.5～1寸毫针。进针时医者压手固定耳廓，刺手拇、食、中指持针刺入耳穴。针刺方向视耳穴所在部位灵活掌握，针刺深度宜0.1～0.3cm，以不穿透对侧皮肤为度。针刺手法与留针时间应视患者的病情、体质及耐受度综合考虑。宜留针15～30分钟，留针期间宜间断行针1～2次。出针时一手固定耳郭，另一手将针拔出，应用无菌干棉球或棉签按压针孔。

3.皮肤针　医者常规消毒皮肤针和叩刺部位，医者持针，令针头对准叩刺部位，运用腕部的弹力，垂直叩刺到皮肤上，并立即弹起，反复进行。叩刺时针尖与皮肤须垂直，部位要准确，强度要均匀。

（四）疗程

每日针灸1次，10天为1个疗程。

（五）配方理论

不寐多为情志所伤、饮食不节、劳逸失调、久病体虚等因素引起脏腑功能紊乱，气血失和，阴阳失调，阳不入阴而发病。病位在心，涉及肝、胆、脾、胃、肾。患者健忘失眠，倦怠乏力、少气懒言、食少便溏，舌淡苔白，脉细无力，属心脾两虚证，故治以补益心脾，养血安神。心藏神，神门为心经原穴；脑为元神之府，印堂可调理脑神，两穴相配可安神利眠。四神聪镇静安神。内关穴为八脉交会穴，通于阴维脉，以养血安神。三阴交为肝、脾、肾经的交会穴，可益气养血安神；安眠为治疗失眠的经验效穴；照海、申脉为八脉交会穴，分别与阴跷脉、阳跷脉相通，阴、阳跷脉主睡眠，补阴泻阳，不眠自愈。《素问·上古天真论》："恬淡虚无，真气从之，精神内守，病安从来？"不寐属心神病变，积极进行精神调摄，喜怒有节，保持心情舒畅，具有重要意义。

【多寐】

（一）治则

醒脑调神，健脾化湿。

（二）治法

1.针刺法　主穴：百会、四神聪、印堂、足三里、丰隆。配穴：湿浊困脾配脾俞、三阴交；肾精不足配关元、肾俞；气血亏虚配脾俞、肾俞。

2.耳针 取缘中、枕、内分泌、脾、肾、心、神门。

3.穴位注射 取百会、风池、足三里、丰隆。

（三）操作

1.针刺法 患者取仰卧位，皮肤常规消毒后，针刺上述穴位，百会在头部，前发际正中直上5寸，针刺时平刺0.5～0.8寸，行平补平泻的手法；四神聪在头部，百会前后左右各旁开1寸，针刺时平刺0.5～0.8寸，行平补平泻的手法；印堂在头部，两眉毛内侧端中间的凹陷中，针刺时提捏进针，从上向下平刺0.3～0.5寸，行平补平泻的手法；足三里在小腿外侧，犊鼻下3寸，胫骨前嵴外1横指处，犊鼻与解溪连线上，针刺时直刺1～2寸，行平补平泻的手法；丰隆在小腿外侧，外踝尖上8寸，胫骨前缘外侧，条口旁开1寸，针刺时直刺1～1.5寸，行平补平泻的手法。余穴常规针刺。

2.耳针 每次选用3～5穴。操作时，先用2%碘酊消毒耳穴，再用75%酒精消毒并脱碘，或用络合碘消毒。选用30～32号、0.5～1寸毫针。进针时医者压手固定耳郭，刺手拇、食、中指持针刺入耳穴。针刺方向视耳穴所在部位灵活掌握，针刺深度宜0.1～0.3cm，以不穿透对侧皮肤为度。针刺手法与留针时间应视患者的病情、体质及耐受度综合考虑。宜留针15～30分钟，留针期间宜间断行针1～2次。出针时一手固定耳郭，另一手将针拔出，应用无菌干棉球或棉签按压针孔。

3.穴位注射 操作时，患者选择舒适、医者便于操作的体位。用75%酒精棉球或棉签在施术部位由中心向外环形擦拭。医者双手常规消毒。用丹参注射液、黄芪注射液或维生素B_{12}注射液，每穴1～2ml。隔1～3天1次。

（四）疗程

每10分钟行针1次，留针30分钟，每日1次。每天针灸1次，10天为1个疗程。

（五）配方理论

本病多因感受湿邪、嗜食肥甘厚味、素体虚弱、劳倦过度等因素，导致心窍失荣，心窍蒙塞，不能由静转动而致，多属本虚标实，本虚主要为心、脾、肾阳气虚弱，心窍失荣；标实则为湿邪、痰浊、瘀血等阻滞脉络，蒙塞心窍。故治疗宜注重醒脑调神，健脾化湿。百会、印堂位居督脉，督脉入络脑，二穴与四神聪相配，可醒脑调神；足三里为胃的下合穴，与化痰湿的要穴丰隆合用，可调理脾胃，化湿醒神。

五、病案

【病案1】

胡某，女，66岁，初诊日期：2017年2月10日。

[主诉]不寐伴头晕1周。

[病史]患者于1周前突然出现夜寐欠安，时有烦躁、盗汗等证。既往无失眠病史，生命体征均正常。就诊时症见：头晕、头痛、口干、口苦，无胸闷憋气、咳嗽咳痰等症。纳食可，小便调、大便干燥。

[检查]舌质红，苔薄白，脉弦细。

[西医诊断]失眠

[中医诊断]不寐（阴虚火旺证）

[治疗]

1.治疗原则 疏肝解郁，益气养阴。

2.针灸取穴 神门、三阴交、百会透四神聪、印堂、合谷、太冲、足三里、太溪。

3.操作 患者仰卧位，常规消毒，取0.25mm×40mm毫针，采用捻转补法，头部及手足穴位进针0.5～1寸、四肢穴位进针1～1.5寸，采用平补平泻法。针风池穴时，针感宜沿两颞侧放射至前额。针刺后留针30分钟，每日1次。

4.其他治疗

柴 胡10g	菖 蒲15g	郁 金10g	远 志10g
羌 活10g	丹 参10g	天 麻10g	钩 藤10g^后下
槐 角10g	黄 芪20g	浮小麦20g	赤 芍10g
白 芍10g	合欢花10g	太子参10g	生龙牡20g^先煎
牛 膝10g	芦 根20g	白茅根20g	生地黄10g

7剂，水煎服，日1剂。

5.治疗结果　首诊治疗并服用汤药2~3日后，夜间烦躁、盗汗程度减轻。继续服用2~3日，头痛、头晕症状减轻。前后共针刺20次，中药汤剂14剂后，失眠痊愈。

【按语】不寐指以入睡困难，或睡眠时间不足，或睡眠不深，严重时彻夜不眠为主要临床表现的一类病证，俗称失眠。不寐在《内经》中被称为"目不瞑""不得眠""不得卧"，其病机是邪气客于脏腑，卫气行于阳，不能入阴。人之寤寐，由心神控制，而营卫阴阳的正常运行是保证心神调节寤寐的基础。因饮食不节、情志失常、劳倦思虑过度及病后体虚等因素，均可引发心神不安，神不守舍，不能由动转静而致不寐。不寐病位主要在心，而与肝、脾、肾密切相关。睡眠由心神所主，神安则寐，神不安则不眠。卫气协和，肝气调达，心肾相交，以维持气血阴阳的平衡协调，使阴与阳交，睡眠正常。心脾两虚、心胆气虚、肝火扰心、心火炽盛均可造成不寐。针刺以及针药并用均对治疗不寐有较好的疗效，但在治疗前应当做各种检查以明确病因。如由于发热、咳喘、疼痛等其他疾病引起者，应同时治疗原发病。老年人因睡眠时间逐渐缩短而容易醒觉，如不影响日常生活，则属生理现象。

【病案2】

李某，女，32岁，初诊日期：2017年3月7日。

［主诉］不寐1周。

［病史］患者自诉1周前因工作压力大出现入睡困难，甚则彻夜难眠，自行服用安眠药物治疗，未奏效，严重影响日常工作生活，故前来求治。现症：夜间入睡困难，时有心悸健忘，易汗出，倦怠乏力，纳差，二便可。

［检查］舌淡，苔白，脉细弱。

［西医诊断］失眠

［中医诊断］不寐（心脾亏虚证）

［治疗］

1.治则　补益心脾，安神利眠。

2.针灸取穴　百会、四神聪、神门、照海、申脉。

3.操作　患者仰卧位，常规消毒，取0.25mm×40mm的毫针，百会、四神聪、神门采用平补平泻法，照海采用补法，申脉用泻法。针刺后留针30分钟，每日1次，6天为1个疗程。

4.治疗结果 首诊治疗后，夜间可入睡，但睡眠时间不足，汗出症状减轻，嘱患者放松心情。针刺1个疗程后可安然入睡，睡眠质量佳，无汗出，未诉倦怠乏力，失眠痊愈。

【**按语**】不寐是指以经常不能获得正常睡眠，或入睡困难，或睡眠时间不足，或睡眠不深，严重者彻夜不眠为特征的病症。本病属于西医学的睡眠障碍，是由于长期过度的紧张脑力劳动、强烈的思想情绪波动、久病后体质虚弱等，使大脑皮层兴奋与抑制相互失衡，导致大脑皮层功能活动紊乱而致。本案取穴中申脉、照海为八脉交会穴，分别与阴跷脉、阳跷脉相通，跷脉上行至目内眦，阴跷脉、阳跷脉主睡眠，阴阳失调，则嗜睡或失眠，若阳跷脉功能亢盛则失眠，故补阴泻阳使阴、阳跷脉功能协调，不寐自愈。针灸治疗不寐效果良好，尤其在下午或晚上针刺治疗，效果更好。若由其他疾病引起不寐者，应同时治疗其原发病。

第二十五章　耳鸣耳聋

一、概念

耳鸣耳聋是各种听力减退症状的总称。耳鸣是以耳内鸣响，如蝉如潮，妨碍听觉为主证；耳聋是以听力不同程度减退或失听为主证。临床上耳鸣、耳聋既可单独出现，亦可先后发生或同时并见。西医的耳部疾病（如中耳炎、鼓膜穿孔）、多急性热性传染病（如猩红热、流行性感冒）、颅内病变（如脑肿瘤、听神经瘤）、药物中毒以及高血压病、梅尼埃病、贫血、神经衰弱等疾病，均可出现耳鸣耳聋。耳鸣耳聋程度不一，严重的耳鸣耳聋可扰人不安，影响工作及睡眠，而临床上又无特效药物和特效治疗方法，所以耳鸣耳聋成为迫切需要解决的难题。目前，中西医均无特效的治疗方法，而针灸治疗以其毒副作用小，标本兼治，疗效良好得到广泛的认同，成为治疗耳鸣耳聋的特效方法之一。石学敏院士采用针灸疗法治疗本病，注重标本兼治，局部取穴与远端取穴相配合，临床疗效满意。

（一）临床表现

1.耳聋　发作前多无先兆，少数有轻度感冒、疲劳或情绪激动史，耳聋发生突然，多为单侧，双侧者耳聋程度不一。此外，可伴有耳闷、胀感及耳鸣、眩晕、头痛等症状。检查时在外耳道、鼓膜、咽鼓管各处常无明显病变，音叉检查属感音性聋。听力计检查结果显示气导和骨导均下降，以高频区下降或高、低频区同时下降者最多，语音频率区听阈平均提高50分贝左右，复响实验约半数（59%）阳性，部分患者有病理性适应。前庭功能检查：部分病例前庭反应减退或消失。

2.耳鸣　患者耳边持续出现低音鸣叫的幻听，后期出现听力障碍，甚至发展为耳聋；或者神经与血管受压迫，出现高音耳鸣，常伴有眩晕感，偶有晕厥现象；或者天气变化时，出现缺氧现象，听力逐渐下降。

（二）诊断

1.病史 发作前多无先兆，少数有轻度感冒、疲劳或情绪激动史，并符合以上临床表现。

2.查体 一般检查，注意智力和神经、精神状态；耳部检查，注意鼓膜有无病变及咽鼓管功能情况（除外中耳疾患）；听力及前庭功能检查，包括音叉、纯音电测听声阻抗及电反应测听，旋转或冷热试验及眼电图检查等。

3.检查 客观性耳鸣可用助听器或者听诊器检查；怀疑有腭肌阵挛者，可利用肌电图检查，将电极放入肌肉内，记录肌肉活动时电位变化与耳鸣的关系；X线血管造影有助诊断血管畸形、动静脉瘘、血管分布等。颈椎X线片可检查有无骨质增生压迫血管。X线断层片、CT头颅扫描以除外颅内病变。

（三）疾病类别

1.耳鸣 由于耳鸣不是一个独立的疾病，造成耳鸣的病因很复杂，因此耳鸣的分类很难统一。常用的分类方法有：

（1）根据病变部位分类：外耳、中耳、内耳、听神经、脑干或中枢听觉通路、全身系统性疾患、局部血管或肌肉，即血管性耳鸣与肌源性耳鸣。

（2）按病因分类：机械性、中毒性、感染性、变态反应性。

（3）根据响度分类：可分为7个等级：0级：无耳鸣；1级：耳鸣响度轻微，若有若无；2级：耳鸣响度轻微，但肯定听得到；3级：中等响度；4级：耳鸣较响；5级：耳鸣很响，有吵闹感；6级：耳鸣极响，相当于患者体验过的最响噪声，如飞机起飞时的噪声。

（4）按音调分类：低调：如刮风、火车或机器运转的轰鸣声；中调：如拍打音，风吹电线音；高调：如蝉鸣、吹哨或汽笛声；无法识别的音调。

2.耳聋 耳聋的分类方式有很多种，按病变部位及性质可分为3类。

（1）传导性聋：外耳、中耳传音机构发生病变，音波传入内耳发生障碍，例如耵聍栓塞、中耳炎等所致的耳聋。

（2）感音神经性聋：指耳蜗螺旋器病变不能将音波变为神经兴奋或神经及其中枢途径发生障碍不能将神经兴奋传入；或大脑皮质中枢病变不能分辨语言，统称感音神经性聋。如梅尼埃病、耳药物中毒、噪声损伤、听神经瘤等。

（3）混合性聋：传音和感音机构同时有病变存在。如长期慢性化脓性中耳炎、耳硬化症晚期、爆震性聋等。

（四）鉴别诊断

1.全身性疾病

（1）老年性聋：常见于60岁以上的老年人，多为双侧性，高音调耳鸣。耳鸣常常是耳聋的先兆。

（2）自主神经功能紊乱：常见于女性青春期或更年期，耳鸣多变，有时高音调、有时低音调，有单耳有双耳交替，有时持续性、有时间断性。另有头晕、失眠多梦等全身症状。

（3）迷路血循环障碍：此系主观性耳鸣中最重的原因，耳鸣为高音调或汽笛声、蝉鸣声。起病突然，可能是由于变态反应、内分泌、贫血等引起的迷路贫血或充血。强度变化大，时强时弱，时有时无，也有为持续性者。

2.外耳道疾病

（1）卡他性中耳炎：常有低音调、不规则的耳鸣，咽鼓管吹张后耳鸣可消失，但易复发。

（2）急、慢性化脓性中耳炎及其后遗症：低音调耳鸣很顽固，治疗困难。

（3）梅尼埃病：多引起低调吹风样耳鸣，常发生在眩晕发作之前，或与耳聋、眩晕同时出现。在疾病的缓解期，耳鸣可以消失或减轻。

3.血管性耳鸣
患者能听到自己动脉中流动的血液搏动声音，与心跳频率同步。大多数情况是单侧的，并且按压同侧颈动脉时耳鸣消失或显著减轻。侧卧时也能减轻耳鸣（侧卧于哪一侧因人而异）。严重者还能听到眼球转动的声音。

4.肌肉收缩性耳鸣
是指在没有任何外界刺激条件下所产生的异常声音感觉，常描述为蝉鸣声、汽笛声、"嘶嘶"声或"嗡嗡"声等。高音肌肉收缩性耳鸣时可使人烦躁不安，影响工作和睡眠，患者非常痛苦。肌肉收缩性耳鸣常常是耳聋的先兆，因听觉功能紊乱而引起。由耳部病变引起的耳鸣常与耳聋或眩晕同时存在。由其他因素引起的，则可不伴有耳聋或眩晕。

二、病因病机

1.中医病因病机
本病在《内经》中早有论述，如《灵枢·脉度》："肾气通于耳，肾和则耳能闻五音矣。"《灵枢·海论》："髓海不足则脑转耳鸣。"《灵枢·决气》："精脱者，耳聋……液脱者……耳数鸣。"《灵枢·口问》："故上气不足，脑为之不满，耳为之苦鸣"；"耳者，宗脉之所聚也，故胃中空则宗脉虚，虚则下溜，脉有所竭者，故耳鸣"。《外台秘要·风聋方》："病源足少阴之经，宗气之所聚，其气通于耳，其经脉虚，风邪乘之，风入于耳之脉，使经气痞塞不宣，故为风聋。"《仁斋直指附遗方论·耳》："肾通乎耳，所主者精，精气调和，肾气充足则耳闻而聪。若劳伤气血，风邪袭虚，使精脱肾惫则耳转而聋。"皆认为耳鸣、耳聋是肾精亏虚，脾胃虚弱，肝火、痰浊上蒙，以及风邪上袭耳窍所致。清代张三锡《医学准绳六要·治法汇》："耳鸣、耳聋，须分新久虚实。"《景岳全书·耳证》："凡暴鸣而声大者多实，渐鸣而声细者多虚，少壮热盛者多实，中衰无火者多虚，饮酒厚味素多痰火者多实，质清脉细素多劳倦者多虚。"则认为耳鸣、耳聋当辨虚实。但病因不论内外，多与精气不足有关，正如《济生方·耳论治》所云："疲劳过度，精气先虚，于是乎风寒暑湿得以从外入，喜怒忧思得以内伤，遂致聋聩耳鸣。"所以劳伤精气也是本病的根本原因之一。

由上可见，耳鸣耳聋的发生常与外感风邪、情志失畅、久病、年老体弱等因素有关。本病病位在耳，耳为胆经所辖，若情志不舒，气机郁结，气郁化火，或暴怒伤肝，逆气上冲，循经上扰清窍；或饮食不节，水湿内停，聚而为痰，痰郁化火，以致蒙蔽清窍发病；素体不足或病后精气不充，恣情纵欲等可使肾气耗伤，髓海空虚，导致耳窍失聪；或饮食劳倦，损伤脾胃，使气血生化之源不足，经脉空虚不能上承于耳发为本病。《内经》有"髓海不足，则脑转耳鸣"，"脑为之不满，耳为之苦鸣"之论，故耳聋耳鸣的基本病机是脑神昏瞀，清窍不利。

2.西医发病机制　耳聋分为器质性和功能性，按部位又把耳聋区分为传导性、感音神经性与混合性。传导性耳聋的损伤部位主要在中外耳，因传音系统发生障碍，影响声波传导所致，其气导听力损失一般是中度，骨导听力通常在正常范围内。感音神经性聋的病变部位可能发生在螺旋器的毛细胞、听神经或听中枢，其病变可导致声音感受与神经冲动传导发生障碍，出现自听增强、重振、语音分辨率低等症状。混合型耳聋既有传导性耳聋的特点又有感音神经性耳聋的特点。耳鸣是神经功能紊乱所致的一种症状，可能与疲劳、睡眠、情绪、头部微循环以及内耳缺氧等有关系。

总之，耳聋耳鸣的发病原因、机制十分复杂，在临床方面因多种因素同时作用、相互影响的情况也很常见，随着病情的反复和加重最终都有可能发展为听觉毛细胞、内耳循环或听神经受损。

三、辨证分型

1.外感风邪 开始多有感冒症状，继之猝然耳鸣、耳聋、耳闷胀，伴头痛恶风，发热口干。舌质红，苔薄白或薄黄，脉浮数。

2.肝胆火盛 耳鸣、耳聋每于郁怒之后突发或加重，兼有耳胀、耳痛，伴头痛面赤，口苦咽干，心烦易怒，大便秘结。舌红，苔黄，脉弦数。

3.肾精亏虚 久病耳鸣或者耳聋时作时止，声细调低，按之鸣声减弱，劳累后加剧，伴头晕，腰酸，遗精。舌红，苔少，脉细。

四、安全操作

（一）实证

1.治则 疏风泻火，通络开窍，醒脑调神。

2.治法

针刺法：

（1）主穴：听会、耳门、听宫、翳风、中渚、侠溪、四神聪。

（2）配穴：外感风邪配外关、合谷；肝胆火盛配太冲、丘墟。

3.操作

患者取仰卧位。常规消毒，取0.30mm×40mm毫针。听会在面部，耳屏间切际与下颌骨髁状突之间的凹陷处，针刺时微张开，直刺0.5~0.8寸，施捻转泻法1分钟；耳门在耳区，耳屏上切际与下颌骨髁状突之间的凹陷处，针刺时微张开，直刺0.5~0.8寸，施捻转泻法1分钟；听宫在面部，耳屏前，下颌骨髁状突的后方，张口时呈凹陷处，针刺时微张口，直刺1~1.5寸，施捻转泻法1分钟；翳风在颈部，耳垂后方，乳突下端前方凹陷处，针刺时张口取穴，斜刺向耳前方向，进针1~1.5寸，施捻转泻法1分钟。听会、耳门、听宫、翳风的针感宜向耳底或耳周传导为佳。中渚在手背，第4、5掌骨间，第

4掌指关节近端凹陷处，针刺时直刺0.5寸，捻转泻法1分钟。侠溪在足背部，当第4、5趾间，指蹼缘后方赤白肉际处，针刺时直刺0.3~0.5寸，捻转泻法1分钟。余穴常规刺，捻转泻法1分钟。

4.疗程 每日针2次，10天为1个疗程，持续治疗3~5个疗程。

5.配方理论 《外科证治全书》云："耳鸣者，耳中有声，或若蝉鸣，或若钟鸣，或若火熠熠然，或若流水声，或若簸米声，或睡着如打战鼓，如风入耳。"耳鸣是肾精亏虚，脾胃虚弱，肝火、痰浊上蒙，以及风邪上袭耳窍所致。总的病机为"脑神昏聩、清窍不利"，故治疗当疏风泻火，通络开窍，醒脑调神，临床上以四神聪等穴醒神聪耳开窍；针灸治疗遵循"经脉所过，主治所及"，耳为手、足少阳经所过，耳门、听会属手、足少阳经穴，有改善局部神经血供，加速血液循环，起到濡养神经的作用；听宫是手太阳与手足少阳经脉的交会穴，气通内耳，具疏风清热、聪耳启闭之功，为治耳疾的要穴；配手少阳经局部的翳风穴，与循经选取的中渚（治疗耳鸣耳聋的常用效穴）、侠溪相配，通上达下，疏导少阳经气，宣通耳窍；诸法合用，收到良好疗效。

（二）虚证

1.治则 补肾养窍。

2.治法

（1）针刺法：取太溪、肾俞、听宫、翳风、四神聪。

（2）耳针：取肝、胆、肾、三焦、内耳、外耳、皮质下。

（3）头针：取双侧颞后线。

（4）穴位注射：取翳风、完骨、肾俞、阳陵泉等穴。

（5）灸法：取听宫、听会、完骨、翳风等穴。

（6）电针：取听宫、翳风、风池、率谷等穴。

3.操作

（1）针刺法：患者取仰卧位。常规消毒，取0.3mm×40mm毫针。听宫在面部，耳屏前，下颌骨髁状突的后方，张口时呈凹陷处，针刺时微张口，直刺1~1.5寸，施捻转补法1分钟，令耳内重胀感；翳风在颈部，耳垂后方，乳突下端前方凹陷处，针刺时张口取穴，斜刺向耳前方向，进针1~1.5寸，施捻转补法1分钟。听宫、翳风的针感宜向耳底或耳周传导为佳。余穴常规刺，捻转补法1分钟。太溪在脚踝区，内踝尖与跟腱之间的凹陷处，针刺时直刺0.5～1寸，肾俞在脊柱区，第2腰椎棘突下，后正中线旁开1.5寸，针刺时直刺0.5～1寸。太溪、肾俞可加温灸或温针灸。

（2）耳针：每次选用3～5穴。操作时，先用2%碘酊消毒耳穴，再用75%酒精消毒并脱碘，或用络合碘消毒。选用30～32号、0.5～1寸毫针。进针时医者压手固定耳郭，刺手拇、食、中指持针刺入耳穴。针刺方向视耳穴所在部位灵活掌握，针刺深度宜0.1～0.3cm，以不穿透对侧皮肤为度。针刺手法与留针时间应视患者的病情、体质及耐受度综合考虑。宜留针15～30分钟，留针期间宜间断行针1～2次。出针时一手固定耳郭，另一手将针拔出，应用无菌干棉球或棉签按压针孔。

（3）头针：操作时，选择患者舒适、医者便于操作的治疗体位，用75%酒精棉球或棉签在施术部位由中心向外环形擦拭。医者双手常规消毒。一般多选用30°左右斜向快速进针，当针尖达到帽状腱膜下层，医者指下感到阻力减小时，将针与头皮平行，快速刺入头皮至一定深度，快速捻转约1分钟，留针30分钟。隔日1次。

（4）穴位注射：操作时，患者选择舒适、医者便于操作的体位。用75%酒精棉球或棉签在施术部位由中心向外环形擦拭。医者双手常规消毒。用丹参注射液、黄芪注射液或维生素B_{12}注射液，每穴0.5～1ml。隔1～3天1次。

（5）灸法：治疗采用清艾条1根距耳道口3cm处进行熏灸，另一手将耳郭向后上轻提，同时顺着艾条燃烧端向耳道内轻吹气，以患者内耳部有温热感为宜。或用菖蒲、郁金、半夏、冰片、姜汁制成直径4cm，厚0.5cm的药饼，置耳周听宫、听会、完骨、翳风等穴上，再在其上放置艾炷，每穴各灸6壮，治疗耳鸣耳聋疗效显著。

（6）电针：接6805电针治疗仪，选连续波（50Hz），电流强度以患者能耐受为度。

4.疗程　每日针1次，10天为1个疗程，持续治疗3个疗程。

5.配方理论　《灵枢·海论》："髓海不足，则脑转耳鸣。"《灵枢·口问》："上气不足……耳为之苦鸣"。《景岳全书》言："肾气充足，则耳目聪明，若多劳伤血气，精脱肾惫，必致聋聩。故人于中年之后，每多耳鸣，如风雨，如蝉鸣，如潮声者，是皆阴衰肾亏而然。"中医认为肾与耳关系密切，肾为先天之本，藏精生髓，上通于脑，开窍于耳。耳为肾之窍，为肾所主，又与其他脏腑经络有着广泛的联系，因此，五脏六腑、十二经脉之气血失调皆可导致耳鸣，其中，虚证耳鸣多为肾阴精不足、肾元阳亏虚、脾气虚弱、心脾血虚。故取足少阴经原穴太溪、足太阳经背俞穴肾俞以补肾填精，上荣耳窍；听宫为手太阳经与手、足少阳经的交会穴，气通耳内，具有聪耳启闭之功，为治耳疾的要穴，与手少阳经翳风相配，可疏导少阳经气，宣通耳窍。

五、病案

【病案1】

郭某，男，34岁，初诊日期：2011年3月22日。

[主诉] 双侧耳鸣16年伴耳聋5年余。

[病史] 患者16年前由于身体训练负荷过大偶尔出现耳鸣，此后10年间工作环境非常嘈杂，耳鸣症状一直未引起重视。2005年发现听力下降，于某医院检查，诊断为神经性耳聋，未进行系统治疗。2006年耳聋、耳鸣逐渐加重，先后曾至多省市求医均诊断为神经性耳聋，治疗均未见明显效果。现症：双耳聋伴耳鸣及耳内闷塞感，右耳较左耳重，纳可，寐欠安，二便可。

[检查] 舌深红，苔略黄而腻，脉弦滑。

[西医诊断] 神经性耳聋

[中医诊断] 耳鸣耳聋（肝火上扰型）

[治疗]

1.治疗原则 清肝泻火，安神定志，补脾益肾，清利耳窍。

2.针灸取穴 四神聪、上星、印堂，耳门、听宫、听会、翳风、中脘、曲池、合谷、外关、液门、中渚、内关、神门、后溪、足三里、太溪、三阴交、太冲、侠溪。除中脘外，以上均双侧取穴。

3.操作 百会、四神聪平刺0.3寸，捻转泻1分钟；上星、印堂平刺0.5寸，捻转泻法1分钟；耳门、听宫、听会张口，直刺0.5~1寸，捻转泻法1分钟；翳风直刺0.5~1寸，捻转泻法1分钟；中脘直刺2寸，呼吸补法1分钟；合谷、曲池、太冲、侠溪、外关（双）、液门（双）、中渚（双）直刺

0.8～1寸，捻转泻法1分钟；内关、神门直刺0.3～0.5寸，捻转补法1分钟；足三里、太溪直刺1寸，捻转补法1分钟；后溪直刺0.5～1寸，捻转泻法1分钟，留针30分钟。每日1次。

4.治疗结果　治疗1周后患者自觉双耳耳鸣程度减轻，左耳耳鸣时间明显减少，从每日耳鸣20小时左右减至每日12小时左右。2周后患者自述针刺时耳内闷塞感消失，可渐渐听清公交车报站声，自觉听力抗干扰能力增强。2个月后患者左耳耳鸣基本消失，右耳从原来的持续耳鸣减少至每日3~4小时，与熟人交流可较为顺畅。3个月后患者自述与相同地域人交流可较为顺畅，与其他地域人交流尚有一些困难。6个月后听力较治疗3个月时未见进一步提高，左耳耳鸣消失，右耳轻度耳鸣，每日上、下午各发作30分钟左右。

【**按语**】患者经过6个月的治疗，左耳耳鸣完全消失，右耳耳鸣发作时间短、程度轻，耳内闷塞感基本消失，听力水平提高，左右耳均可达到中度听力损失水平。该患者素体肝胆郁热，兼之耳鸣耳聋日久，虚实夹杂，在清泻肝胆热的基础上，辅以安神定志，补脾益肾，补泻兼施，标本兼治。针刺治疗取太冲、侠溪清肝胆火；百会、四神聪、上星、印堂、内关、神门安神定志；外关、液门、中渚疏利三焦，升清降浊；耳门、听宫、听会、翳风局部取穴，疏通足少阳胆经、手少阳三焦经和手太阳小肠经局部经脉瘀滞，后溪既为小肠经输穴，又是八脉交会穴，通督脉，有舒经利窍、宁神之功；合谷、曲池清经泄热，足三里补气养血，三阴交、太溪补肾益髓，中脘调畅气机。诸穴相合，肝胆实火得以清泄，耳窍得以濡养，听力得以恢复。

第二十六章　不孕症

一、概念

不孕症又称绝子、无子，女子婚后，配偶生殖功能正常，夫妇同居2年以上未避孕而不怀孕者，称原发性不孕；曾孕育过，并未采取避孕措施，又间隔2年以上未再孕者，称继发性不孕。统称不孕症。

（一）临床表现

不孕症多数没有特异的临床表现，同居2年以后没有避孕措施，性生活正常，依然没有怀孕才能诊断不孕。可能有流产史、经期同房、反复的妇科炎症没有及时治疗、月经不调，或有肥胖、多囊卵巢综合征等容易导致排卵障碍的病症。

（二）诊断

1.在育龄期的女性，并且拥有正常的性生活，而且没有采取避孕措施，2年以上没有怀孕的，称为原发性不孕症，有过怀孕史，2年内没有怀孕的，称之为继发性不孕症。

2.对女性进行系统的检查，对男性生殖系统也要进行系统的检查，如果男性精子畸形率超过60%，可以确定为诱发不孕的因素在于男方，要进一步的进行诊断检查以及治疗。

3.对子宫内膜进行活检，并且对基础体温进行监测，对阴道脱落细胞涂片以及宫颈黏液进行检查，确定患者是否有排卵的情况，同时也要进一步排除女性患者有子宫内膜结核的症状。

4.借助输卵管通气、通液检查，来确定输卵管情况，以有针对性地进行治疗。

女性在患有不孕症时，也会有其他的异常症状出现，比如说月经不调、下腹部疼痛等，所以在日常生活当中要多加注意，及早发现，及早治疗。

（三）鉴别诊断

1.先天生理及解剖缺陷所致不孕症　不孕有因女子先天生理或解剖缺陷导致者，如阴道狭窄、处女膜肥厚、阴道有横隔等而致不孕者，古人称为"五不女"，应予手术治疗。

2.内分泌失调所致不孕症　受孕的前提是必须有正常发育的卵子和精子，且精子和卵子能在输卵管内相遇而受精，受精卵能及时种植于子宫内膜中，并有正常的内分泌以维持胚胎的发育。因此卵巢内分泌失调及卵子生成异常，均可导致不孕症。可通过各种内分泌检查及B超检查予以鉴别。

3.精子、卵子结合通路受阻所致不孕症　输卵管阻塞而致通路障碍所致不孕与子宫内膜异位症之鉴别应借助实验室诊断。可采用输卵管通气术、通液术和子宫输卵管碘油造影术等检查输卵管通畅情况。

二、病因病机

1.中医病因病机　中医对本病的研究较为深入，认为本病病因病机较复杂，因虚因实均可致病。病机主要与肾及冲任二脉有关，因肾主藏精，为先天元气之本，主生殖；冲为血海，任主胞胎。故肾精肾气虚弱，或冲、任失调，或痰湿阻胞，或气滞血瘀，均可致不孕症。本证治疗应以调经为主，并宜根据虚、实之异，分别配合补气、滋阴、祛湿、理气、化瘀诸法。

2.西医发病机制　西医学认为导致不孕症的原因包括输卵管、卵巢、子宫、宫颈、阴道等因素，而以输卵管因素最常见。

（1）输卵管阻塞：受孕的前提是有正常发育的卵子和精子，且精子和卵子能在输卵管内相遇而受精，受精卵能及时种植于子宫内膜中，并有正常的内分泌以维持胚胎的发育。因此就女方而言，不孕症的出现主要由卵巢内分泌失调及卵子生成异常，精子、卵子结合通路受阻以及孕卵着床障碍等3方面因素所导致。

（2）子宫内膜异位症：子宫内膜异位症是指子宫内膜生长在子宫腔以外的组织。这种异位的内膜在组织学上不仅有内膜的腺体，而且有间质的围绕，在功能上随着卵巢激素的周期性变化而发生增殖、分泌与出血。临床分两种类型，即外在型与内在型。外在型指子宫内膜异位在子宫以外的组织内，最常见的部位是卵巢（约占80％），其次为子宫直肠窝及子宫骶骨韧带。在卵巢内可随月经周期变化而逐渐增大，形成囊肿，又称巧克力囊肿。在子宫直肠窝的病灶则可形成致密粘连硬结，有时可侵犯直肠或膀胱，虽非恶性肿瘤但有恶性生长行为。内在型指子宫内膜样组织出现在子宫肌层，呈弥散性分布者称子宫肌腺病，亦有局限性分布呈肿瘤样，称子宫肌腺瘤。

三、辨证分型

1.肾虚

（1）肾气虚：婚久不孕，月经不调或停经，经量或多或少，色黯；头晕耳鸣，腰膝酸软，精神疲倦，小便清长。舌淡，苔薄，脉沉细，两尺脉弱。

（2）肾阳虚：婚久不孕，月经迟发，或月经后推，或停闭不行，经色黯淡，小腹冷，带下量多，清稀如水。或子宫发育不良；头晕耳鸣，腰膝酸软，夜尿多；眼眶暗，面部黯斑，或环唇暗。舌质黯淡，苔白，脉沉细尺弱。

（3）肾阴虚：婚久不孕，月经常提前，经量少或月经停闭，经色较鲜红；或行经时间延长甚则崩中或漏下不止；形体消瘦，头晕耳鸣，腰膝酸软，五心烦热，失眠多梦，眼花心悸，肌肤失润，阴中干涩。舌质稍红略干，苔少，脉细或细数。

2.肝郁气结　婚久不孕，月经或先或后，经量多少不一，或经来腹痛；或经前烦躁易怒，胸胁乳房胀痛，精神抑郁，善太息。舌暗红或舌边有瘀斑，脉弦细。

3.瘀滞胞宫　婚久不孕，月经多推后或周期正常，经来腹痛，甚或呈渐进性加剧，经量多少不一，经色紫有血块，块下痛减；有时经行不畅，淋漓难净，或经间出血；或肛门坠胀不适，性交痛。舌质紫黯或舌边瘀点，苔薄白，脉弦或弦细涩。

4.痰湿内阻　婚久不孕，多自青春期始即形体肥胖，经行延后，甚或闭经；带下量多，质黏稠，无臭；面色虚浮㿠白，头晕心悸，胸闷泛恶。舌淡胖，苔白腻，脉滑。

四、安全操作

（一）实证

1.治则　疏肝解郁、调经种子；或祛湿化痰、理气启宫；或活血化瘀、理气调经。

2.治法针刺法

（1）主穴：神庭、百会、上星、神门、肝俞、归来、子宫、丰隆、三阴交。

（2）配穴：肝气郁结配曲泉、太冲；痰瘀互结配阴陵泉、膈俞；胸胁胀痛配内关、膻中；经行涩滞配血海、合谷；白带量多配次髎、水分；纳差脘闷配中脘、足三里、肝俞。

3.操作 神庭、百会沿皮斜刺0.5寸，上星平刺0.3～0.5寸；神门避开尺动、静脉，直刺0.3～0.5寸，毫针泻法；肝俞直刺0.8寸，毫针泻法；归来、子宫均直刺，可刺1～2寸，施捻转泻法；丰隆直刺，进针1～1.5寸，施提插泻法；三阴交直刺，进针1寸，太冲直刺，进针0.5～0.8寸，均施捻转泻法。

4.疗程 每日1次，10日为1个疗程。

5.配方理论 针灸治疗不孕症有一定疗效，但治疗时应分清虚实，辨证施治，方能取得良好效果。本病多为实证，部分为本虚标实证，临床应以辨证为准。总的来说，不孕症的病机离不开机体阴阳失调，气血逆乱，神失所养。醒脑开窍针刺法能平衡阴阳，调和气血，能使脑及五脏六腑功能恢复正常，收获"阴平阳秘，精神乃治"的效果。因此，对于不孕症，可以在一般取穴疗效不好的时候配合醒脑开窍针刺法，常获奇效。神庭、百会、上星、神门以调神，肝俞疏肝理气。归来、子宫可化瘀而通胞络。丰隆化痰祛浊。三阴交健脾疏肝，理气化痰。肾藏精，主生殖，肾气旺盛，精血充足，冲任调和，乃能摄精成子。

（二）虚证

1.治则 补益肝肾，温通胞脉。

2.治法

针刺法：

（1）主穴：神庭、百会、上星、神门、关元、气海、归来、子宫、肾俞、三阴交。

（2）配穴：肾虚配太溪、命门；头晕、耳鸣配百会、然谷；腰膝酸软配腰眼、阴谷。

3.操作 神庭、百会沿皮斜刺0.5寸，上星平刺0.3～0.5寸；神门避开尺动、静脉，直刺0.3～0.5寸，毫针泻法；归来、子宫用平补平泻法，余穴毫针泻法。可用艾灸或隔附子饼灸。

4.疗程 每日1次，15日为1个疗程。

5.配方理论 神庭、百会，上星、神门以调神，关元、肾俞、气海，可益肾固本，调补冲任。归来、子宫可化瘀而通胞络。三阴交可补益肝肾脾。

本病多为实证，部分为本虚标实证，临床应以辨证为准。疏肝解郁法中取中极为任脉要穴，功同冲任，四满为肾经穴，与中极相合能理气通经。太冲为足厥阴肝经原穴，可疏肝解郁，配三阴交可养血调经。祛痰化湿法取气冲，其虽为足阳明经穴，然冲脉起于气冲，与中极相配，可调理冲任，理气调经。丰隆为足阳明之络穴，阴陵泉为足太阴之合穴，均为祛湿化痰之要穴。配三阴交可调理三阴，理气和血。诸穴相合，共收理气化痰、调经种子之效。活血祛瘀法用中极能助气化，理冲任，调胞宫，化瘀通经。归来具有活血化瘀之功。配三阴交可和血调经。子宫、气穴均为治疗不孕症的经验穴。

6.日常调护

（1）一般护理：注意生活习惯，戒烟戒酒；注意饮食均衡，加强营养；注意工作节律，避免精神紧张和过度劳累，保持心情舒畅；坚持体育锻炼，增强体质。

（2）心理护理：家属应关心、体贴、理解患者，耐心倾听患者的诉说，开导患者，使他们能正确对待生育问题。

（3）用药护理：遵医嘱服用药物，合理用药，严密观察不良反应。

（4）其他：性交次数适当（每周2～3次），避免过频或过稀；夫妇双方注意生活及卫生习惯，生活要有规律。

五、病案

【病案1】

吴某，女，34岁，初诊日期：2003年9月12日。

[主诉] 未孕8年。

[病史] 8年前为患者婚后第2年，本已怀孕，因工作繁忙于妊娠50天时行人工流产术。自此虽未避孕，而再难于子嗣，心情焦急，今来就诊。月经

14岁来潮，经期3天，周期为24天，量少，色鲜红而淡。

［检查］现形体消瘦，面色晦暗少泽，发育正常。心肺（－）。舌红，苔少，脉弦，尺细。B超示：腹部生殖系统未见阳性体征。

［西医诊断］不孕症

［中医诊断］不孕症（肝肾不足，脾胃不和证）

［治疗］

1.治法　滋阴养血调经。

2.处方　合谷、三阴交、神门、太溪。

3.操作　合谷直刺0.8寸，捻转泻法1分钟；三阴交直刺0.5～1寸，捻转补法；神门直刺0.5寸，捻转补法；太溪直刺0.5～0.8寸，提插补法。间日1次，2周为1个疗程。

4.治疗结果　针刺治疗的同时，于每次月经后服用丹地四物汤加减，日1剂，连服10剂。并嘱患者劳逸适度，养心安神。治疗2个疗程后，月经来潮时，色、量正常；又继续针刺3个疗程后，停止治疗。观察半年后来我院复诊，述已怀孕。

【**按语**】患者不孕，且体虚消瘦，系人工流产术后气血受损，又兼调养不当，阴血之源不足，而使肾精、肾气虚弱，冲任失调，气虚血少所致。神门以调神，合谷、三阴交调血，太溪滋肾阴，诸穴合用，共奏滋阴养血调经之效。

【**病案2**】

杨某，女，39岁，初诊日期：2018年3月12日。

［主诉］不孕10余年。

［病史］10年前因不孕在外院检查提示：双侧输卵管迂曲，不通畅。于外院行人工助孕手术，移植胚胎未成功着床，后继发巧克力囊肿，于北京同仁堂中医医院口服中药调理将近半年，现欲寻求针灸治疗，遂于我院就诊。患者头昏沉，倦怠乏力，夜寐不安，月经量少，色暗红。

［检查］妇科彩超示：子宫肌瘤；双侧卵巢非纯囊性包块，双侧卵泡少，盆腔少量积液。舌质暗红，苔白，脉弦细。

［西医诊断］不孕症

［中医诊断］不孕（肝肾不足，脾胃不和证）

［治疗］

1.治疗原则 疏肝健脾补肾。

2.针灸取穴 神庭、百会、足三里、丰隆、天枢、子宫、归来、关元、气海、梁丘、阳陵泉、太冲、合谷（双侧）。

3.操作 神庭、百会沿皮斜刺0.5寸，足三里、丰隆、梁丘、阳陵泉、太冲、合谷直刺1~1.5寸，提插捻转手法至患者得气，天枢、子宫、归来、关元、气海直刺1.5~2寸，平补平泻，在双侧子宫穴、双侧足三里行温针灸，留针半小时，隔天1次，经期停止治疗，1个月后复查。

4.治疗结果 患者自觉头昏沉减轻，乏力好转，身体轻松，仍月经量少，色转红，复查妇科彩超见双侧卵泡数量增加（治疗前左侧2个卵泡，右侧1个卵泡，治疗后左侧3个卵泡，右侧5~6个卵泡）

【按语】患者属于先天不足，加上后天手术及心理压力后出现顽固性不孕，现欲行综合治疗后行第2次人工助孕手术，经过1个月的针灸及温针灸，患者的疲乏症状明显好转，妇科彩超结果也比较理想，针灸作为一种辅助治疗起到了非常良好的效果。

【病例3】

某女，39岁，美国人。初诊日期：2008年9月25日。

［主诉］不孕伴全身乏力8年。

［病史］患者于2001年10月被诊断为淋巴癌，治疗期间使用了大量激素，导致子宫萎缩，被专家宣布为不治之症、不可再孕。于2006年3月至2007年11月期间为怀孕接受3次激素刺激及试管婴儿治疗，均失败，且2007年11月份被诊断为宫外孕，行手术后，加重了淋巴癌所致的全身乏力症状，自2006年开始接受激素疗法后出现月经不调，自用避孕药调整月经周期（具体不详）。2008年9月25日特来我院求治。入院时：时有乏力，月经不调，不孕。

［检查］舌淡胖，苔白，脉沉弱。

［西医诊断］①不孕症；②淋巴管恶性肿瘤

［中医诊断］①不孕（肾阳虚证）；②癥瘕

［治疗］

1.治疗原则 理气健脾补肾。

2.针灸取穴 神庭、百会、足三里、丰隆、天枢、子宫、归来、关元、气海、梁丘、合谷（双侧）。

3.操作　神庭、百会沿皮斜刺0.5寸，足三里、丰隆、梁丘、合谷直刺1～1.5寸，提插捻转手法至患者得气，天枢、子宫、归来、关元、气海直刺1.5～2寸，平补平泻，在双侧子宫、足三里行温针灸，留针半小时，每日1次，经期停止治疗，1个月后复查。

4.治疗结果　在经过近1个月的治疗后，患者精神和身体状况有了明显的好转，体重明显减轻，月经来潮，色、量正常，停止治疗，出院回国。随访至2009年3月，述已怀孕，2009年12月5日生下一子。

第二十七章 慢性疲劳综合征

一、概念

慢性疲劳综合征是一组症候群，以极度疲劳反复发作或持续6个月以上为主要临床表现，休息后不能缓解，各项实验室检查及体格检查均无异常，并未发现引起疲劳的相关内科或精神疾病，可同时伴有低热或自觉发热、头痛、咽喉痛、肌痛、淋巴结肿大、注意力不集中、记忆力差、睡眠障碍、抑郁和认知损害等非特异性症状。大多数疲劳综合征研究者倾向于其是多种病因病理综合作用的结果，可能与病毒感染、免疫功能异常、抑郁等精神因素以及神经内分泌异常、遗传等因素密切相关。

疲劳综合征属于中医学"虚劳""郁证""脾胃内伤病""百合病""脏躁症"等病证范畴。石学敏院士结合西医学紧紧抓住心、肝、脾、肾(脑)的功能失调来探求本病的治疗途径。

(一)临床表现

1.持续或反复出现的原因不明的严重疲劳，时间超过6个月，充分休息后疲劳不见缓解，活动水平比正常状态减少50%以上。

2.下述症状中同时出现至少4项：①短期记忆力或集中注意力的明显下降；②咽痛；③颈部或腋下淋巴结肿大、触痛；④肌肉痛；⑤没有红肿的多关节疼痛；⑥一种类型新、程度重的头痛；⑦不能解乏的睡眠；⑧运动后的疲劳持续超过24小时。

3.除外由明确病因如甲状腺功能减退、痴呆、恶性肿瘤等引起的疲劳症状。

(二)诊断

1.**主要标准** ①严重虚弱性疲劳，持续至少6个月；②没有发现引起疲劳的内科或精神类病症，如恶性肿瘤、自身免疫性疾病、感染性疾病、神经肌肉疾病、药物成瘾、中毒等。

2.客观标准　至少具有以下的2项：低热、非渗出性咽喉炎、咽喉部疼痛、持续时间长、颈部或腋下淋巴结轻度肿大、有压痛。

3.次要标准　要求至少有以下症状中的8种症状：广泛的头痛、肌肉痛、关节痛、发热、咽喉痛、颈部或腋窝淋巴结疼痛、肌肉无力、轻度劳动后持续2~4小时以上的倦怠感、精神神经症状（如易激动、健忘、注意力不集中、思维困难、抑郁等）、睡眠障碍、突然发生的疲劳等。

体格及实验室检查一般可无异常。

颅脑MRI可见以额叶为主的多发性小斑片状长T_2信号影，这可能与患者认知功能下降相关；可有自主神经功能紊乱症状，表现为直立和倾斜位时心率增加，副交感神经功能测试中吸气呼气比值和快慢心率均下降，在交感神经功能测试中，倾斜时收缩压、舒张压均下降。

（三）鉴别诊断

1.原发病的存在能够解释的慢性疲劳，如：甲状腺功能减退症、失眠、药物不良反应所致的医源性疲劳。

2.临床诊断明确，现有医疗条件下治疗困难的一些疾病持续存在引起的慢性疲劳，如乙型肝炎病毒或丙型肝炎病毒感染患者。

3.过去或现在主要诊断为精神抑郁性情绪失调或具有抑郁性特征的双极情绪失调，各类精神分裂症、妄想症、痴呆、神经性厌食或神经性贪食。

4.病前2年至今有各种不良嗜好，嗜烟、酗酒等。

5.严重肥胖，BMI=体重(kg)/身高$(m)^2$>45。

疲劳综合征的诊断应在确信排除了其他疾病的基础上进行，不能以病史、体格检查或实验室检查作为特异性诊断依据。

二、病因病机

1.**中医病因病机**　按中医藏象学说，本病与肝、脾、肾三脏有直接的关系，如《素问·示从容论》："肝虚肾虚脾虚，皆令人体重烦冤。"脾主肌肉及四肢，为后天之本，为气血生化之源，主运化水谷精微。饮食不节或思虑过度损伤脾胃，脾失健运，则气血生化乏源，清阳不升、浊阴不降，四肢肌肉失养故见四肢困倦、头晕头痛、食欲不振等。肝主筋,《说文解字》中对"筋"的解释为"筋,肉之力也",若筋力不健,运动不利,则易出现疲劳。肾主骨生髓,腰为肾之府,若肾虚,骨失所养,则出现腰膝酸软,行走无力。

按气血津液及病因辨证分析,神疲乏力为气虚机的表现,而肢体、关节的酸困、倦怠也与湿邪困阻、气机不畅有关。

2.西医发病机制

(1)病毒微生物感染:与慢性疲劳综合征发生有关的病毒主要有EB病毒、肠道病毒、巨细胞病毒、流感病毒、伯尔纳病毒以及人类疱疹病毒6型等。曾有报道称感染流感病毒引起极度的疲劳倦怠感,并持续很长时间不缓解。

(2)免疫功能异常:研究表明,多数慢性疲劳综合征患者存在免疫系统功能紊乱,因此慢性疲劳综合征也被称为"慢性疲劳免疫功能障碍综合征"。慢性疲劳综合征患者的T淋巴细胞效应细胞功能、淋巴细胞增殖功能和单核细胞吞噬抗原能力下降,自然杀伤细胞数目和活性降低,说明慢性疲劳综合征患者的非特异性免疫功能低下。还有研究表明慢性疲劳综合征患者存在细胞因子表达异常,在慢性疲劳综合征患者血清中可检测到TNF-α、IL-6的释放增多,而TNF-α、IL-6被认为是疲劳诱导的细胞因子,此外,高水平的IL-6还可能与中枢疲劳相关。

(3)内分泌功能异常:慢性疲劳综合征患者所具有的疲劳、疼痛与睡眠障碍等症状与肾上腺皮质功能降低的表现相同,因此内分泌功能异常,尤其是下丘脑-垂体-肾上腺轴(HPA轴)功能的异常可能是慢性疲劳综合征发病的机制之一。肾上腺皮质超微结构的改变主要表现为脂质空泡较少、线粒体管型疏松、轻度肿胀等,进而使HPA轴活动受影响。机体应激能力下降,这可能是疲劳产生的原因之一。此外,HPA轴中的促肾上腺皮质激素(ACTH)水平与慢性疲劳综合征密切相关,有研究发现ACTH在应激反应中的曲线与慢性疲劳综合征的持续时间、慢性疲劳综合征疲劳程度呈负相关关系。

(4)乙酰肉毒碱代谢异常:研究发现,慢性疲劳综合征患者血清中乙酰肉毒碱(ACR)含量明显降低,ACR是脂肪酸的线粒体载体,具有将长链脂肪酸从细胞浆转运到线粒体的作用,和能量产生系统具有密切的关系。如果体内ACR含量降低,可能会导致ATP生成量的降低。

（5）神经系统功能异常：慢性疲劳综合征患者中枢神经系统的细胞代谢、形态结构、生理功能明显异常。有研究显示，脑内血流量的异常很可能是导致患者睡眠障碍，伴随头痛等症状的神经机制。

三、辨证分型

1.肝气郁结 若疲乏不适，生气后加重，活动后减轻，心烦易怒，善太息，胁腹胀痛。舌红苔薄，脉弦。

2.脾气虚弱 若神疲乏力，劳则加重，纳呆懒言，面色萎黄。舌淡苔薄，脉细弱。

3.心肾不交 若心烦少寐，惊悸多梦，头晕耳鸣，腰膝酸软，口干舌燥。舌红苔少或无苔，脉细数。

四、安全操作

（一）治则

补益气血，调理气机。

（二）治法

1.针刺法 取百会、四神聪、印堂、风池、完骨、天柱、心俞、脾俞、肝俞、关元、气海、神门、足三里、三阴交。配穴：肝气郁结配膻中、太冲、期门；脾气虚弱配中脘、太白；心肾不交配内关、太溪；失眠、心悸配内关、太溪；头晕、注意力不集中配四神聪、悬钟；气虚明显可加温针灸；头痛加太阳或风池；咽痛取合谷或曲池；关节痛取阿是穴；肾虚加太溪或肾俞等。

2.灸法 选穴以五脏背俞穴、百会、关元、足三里为主穴。

3.拔罐法 足太阳膀胱经的循行线。

4.耳针 常用主穴为神门、交感、内分泌、皮质下、枕，另据辨证配以心、肝、脾、肾、胃等穴。

（三）操作

1.针刺法 五脏背俞穴直刺1寸，施捻转补法1分钟。风池、完骨、天柱直刺1~1.5寸，百会、四神聪向后平刺1寸，均用小幅度高频率（小于90°、

120转/分钟以上）捻转补法；印堂横刺0.3寸，施雀啄手法1分钟；膻中，向心尖部斜刺0.5~1寸，捻转泻法1~3分钟；气海直刺1~2寸，施呼吸补法1分钟；关元直刺1~2寸，施呼吸补法1分钟；足三里直刺1.5寸，施捻转补法1分钟；三阴交直刺1~1.5寸，施用提插补法1分钟。余穴针用补法或平补平泻手法。

方义：百会为督脉穴，位于颠顶，可清利头目，健脑益神。心俞、脾俞、肝俞、肾俞分别为心、脾、肝、肾的背俞穴，通条脏腑气机，善治本脏虚证。关元为任脉与足三阴经的交会穴，乃大补元气的保健要穴。神门宁心养神。胃经合穴足三里与脾经三阴交相配，健运脾胃，益气养血。

2.灸法　施以温针灸、艾炷灸、温和灸等。

3.拔罐法　由于脏腑背俞穴均位于人体背部足太阳膀胱经循行线的第一侧线上，故在背部沿足太阳膀胱经的循行线从上至下施以闪罐或走罐法。

（五）疗程

针刺每日1次，10次为1个疗程。灸法每次选5~7个穴，每穴灸10分钟。拔罐每次留罐10~15分钟，隔日1次。可在耳穴上采用针刺、埋针或压豆的方法调节人体的功能，隔日1次。各法均10次为1个疗程。

（六）配方理论

本病是多种病因作用于人体，引起脏腑气血阴阳的亏虚，日久不复而致。治疗上选用五脏背俞穴，五脏背俞穴为五脏之气输注于背腰部的腧穴，针刺五脏背俞穴可直接针对慢性疲劳综合征五脏气化功能失调的病机而通调五脏气机，五脏气机条达则气血运行正常，四肢百骸得到营养濡润则疲劳不复。颈部的天柱、风池、完骨及四神聪、百会、印堂共奏醒脑开窍之功，起到调理脑神的作用。膻中、气海既升胸中郁闷之气，又益全身之元气，共同调理一身之气机。关元、足三里、三阴交益气补虚、养阴活血，补益全身之气血。以五脏背俞穴、百会、关元、足三里为主穴，施以温针灸、艾炷灸、温和灸等。以上述穴位所具有的通调脏腑气机、补益人体正气的作用，结合艾灸的温通、补益作用，补益气血、调理脏腑，使得气血充沛、脏腑气机条达，从而缓解慢性疲劳综合征患者的疲劳、肌痛、睡眠障碍等症状。闪罐或走罐法，可借助火罐的温热及负压等物理刺激，激发脏腑气机，调节脏腑功能，鼓舞气血运行，从而可以解除以疲劳为主的慢性疲劳综合征的诸多症状。同时闪罐或走罐可造成局部皮肤潮红、充血、轻微皮下淤血，皮下淤血的吸收、清除过程激发人体的免疫功能，增强人体的抗疲劳能力。耳与脏腑经络有着密切的联系，分布于耳郭上的穴位能够调节脏腑经络的功能，治疗人体的各种疾病。

中医认为，人体的健康全赖阴阳平衡，脏腑协调，气血充沛。这些不良因素导致人体经络、脏腑、阴阳平衡失调，人体的精、气、神受到较大伤耗，导致精血不足，元气虚弱，脏腑亏虚，成为虚劳，又称虚损。《医宗金鉴·虚劳总括》："虚者，阴阳、气血、荣卫、精神、骨髓、津液不足是也；损者，外而皮、脉、肉、筋、骨，内而肺、心、脾、肝、肾消损是也。成劳者，谓虚损日久，留连不愈，而成五劳、七伤、六极也。"

根据中医整体观念，无论劳倦伤脾，劳伤气血，过劳筋疲，劳极伤肾，都必然累及五脏六腑。如肝转输的精华是脾胃消化水谷精微产生的，若劳倦伤脾，中宫受遏，脾胃运化失司，势必导致精血生化乏源。中医认为只有"脾气旺，才能气血充"，血的运输必须依靠气的推动，气行血行，气滞血瘀。所以脾的虚损必然累及气血的虚损。再则肾藏精，主骨生髓，肝肾同源，无论肝病殃肾，还是肾病及肝，同样影响精血转化，影响到肝主筋的功能，表现为不同程度的乏力疲劳，运动能力降低，甚至卧床不起。针灸作为一种传统疗法，疗效好、成本低、不良反应小，应该予以推广应用。醒脑开窍针刺法能平衡阴阳，调和气血，能使脑及五脏六腑功能恢复正常，收获"阴平阳秘，精神乃治"的效果。因此，对于慢性疲劳综合征，可以在一般取穴疗效不好的时候配合醒脑开窍针刺法，常获奇效。

五、病案

【病例1】

吴某，男，54岁，初诊日期：2014年6月15日。

［主诉］头痛、失眠、记忆力减退10天。

［病史］患者于2014年6月5日因工作劳累过度突然出现头痛、失眠、记忆力减退，伴食欲不振，体重减轻3kg，周身不适，为进一步诊治，特来我

院门诊治疗。现症：神志清楚，精神欠佳，头隐隐作痛、失眠、记忆力减退，伴食欲不振，体重减轻，疲乏无力，小便正常，大便略干，2日1行。

［检查］舌淡红苔白，脉细无力。血压130/80mmHg。颅脑CT（2014年6月20日）：未见明显异常。

［西医诊断］慢性疲劳综合征

［中医诊断］头痛（气虚证）

［治疗］

1.治疗原则 补益气血，健脾调神。

2.针灸取穴及操作 百会、四神聪、水沟、气海、中脘；双神门、内关、天枢、足三里、三阴交、太冲、风池。捻转补法，留针20分钟。每日1次。配合督脉及双侧膀胱经走罐法，以皮肤潮红为度，隔日1次。

3.治疗结果

治疗后5天：食欲增强，失眠改善，头痛缓解，偶有疲乏无力。

治疗后15天：精力充沛，头痛消失，记忆力恢复，食欲正常，体重增加2kg，二便正常。舌淡红苔白，脉细。血压130/80mmHg。

【按语】疲劳综合征为当今社会常见病症，常与压力、紧张、疲劳因素有关，中医治疗疲劳综合征疗效显著，无副作用。采用针刺任脉、脾胃经及心、心包经穴位，以健脾调神，补益脾胃气血；配合背部督脉、膀胱经走罐法，可激发督脉、膀胱经经气，振奋阳气，调理五脏六腑之气，故而可以治疗疲劳综合征。

【病例2】

崔某，男，38岁，初诊日期：2013年12月8日。

［主诉］疲乏无力，四肢酸软1年余。

［病史］疲乏无力，四肢酸软1年余，曾多方就诊症状未见明显缓解。就诊时症见自觉腰背及四肢酸然无力，颈项僵硬，稍有运动则汗出不至，睡眠后得不到缓解，精神萎靡不振。伴心情烦躁，注意力不集中，对任何事物都缺乏兴趣。

［检查］血液检查：丙氨酸氨基转移酶：43.6U/L；γ-谷氨酰胺转氨酶：51.2U/L；甘油三酯：3.87mmol/L。类风湿因子：阴性。舌淡，苔薄白，脉沉细弦。

［西医诊断］慢性疲劳综合征

［中医诊断］郁证（脾气虚弱证）

［治疗］

1.治疗原则 镇静安神，益气升阳。

2.针灸取穴 四神聪、百会、神门、三阴交、膻中、中脘、气海。

3.操作 百会毫针直刺0.3～0.5寸，四神聪针尖均向百会方向斜刺0.3～0.6寸，施平补平泻手法，以患者感觉酸麻胀痛为度。神门直刺0.2～0.5寸，行提插捻转手法。膻中平刺0.3～0.5寸；中脘、气海直刺1～1.2寸，配合呼吸补法。以上诸穴留针30分钟，每日1次。

4.其他治疗 走罐：通走后，重点在心俞和脾俞闪罐10次，使皮肤微红，再进行心区（T_3~T_6）和脾区（T_9~L_1）走罐。在督脉、足太阳膀胱经第一侧线和第二侧线3条线上走罐，采用轻吸快移的方法，垂直推拉走罐，并且重点在两侧心俞和脾俞之间横向推拉走罐，反复操作。

5.治疗结果 经5次治疗上述症状有所改善，治疗20次后基本痊愈。

【按语】慢性疲劳综合征是现代快节奏生活方式下出现的一组以长期极度疲劳为突出表现的全身性症候群，主要是由于长期的过度劳累，生活不规律以及心理压力过重引起肝气郁结，心火偏亢，日久致脏腑功能衰减，心、肝、肾功能失衡，故治疗以调和心脾，疏肝解郁。全身之气不外乎清气、水谷之气和元气，针刺膻中、中脘、气海使三气互生，通补全身之气。配合背部走罐，前后对应，整体调节人体气机。三阴交是足三阴经交会穴，肝、脾、肾三脏关系精血，故又有"精血之穴"之称，配合心经原穴神门，以填精补血，安神定志。四神聪、百会，升阳益气，安神镇静。另外选用心区和脾区走罐可调整相应脏腑和机体功能，恢复气血阴阳平衡。